全国中医药行业高等教育"十三五"创新教材

骨骼肌肉运动解剖学

（供康复治疗学、运动康复等专业用）

主编 王 艳

全国百佳图书出版单位

中国中医药出版社

·北京·

图书在版编目（CIP）数据

骨骼肌肉运动解剖学 / 王艳主编 . —北京：中国中医药出版社，2021.3（2023.2 重印）
ISBN 978 - 7 - 5132 - 6518 - 8

Ⅰ . ①骨… Ⅱ . ①王… Ⅲ . ①肌肉骨骼系统—运动解剖—高等学校—教材
Ⅳ . ① R322.7

中国版本图书馆 CIP 数据核字（2020）第 234905 号

中国中医药出版社出版

北京经济技术开发区科创十三街 31 号院二区 8 号楼
邮政编码　100176
传真　010-64405721
河北省武强县画业有限责任公司印刷
各地新华书店经销

开本 787 × 1092　1/16　印张 21.5　字数 417 千字
2021 年 3 月第 1 版　2023 年 2 月第 3 次印刷
书号　ISBN 978 - 7 - 5132 - 6518 - 8

定价　108.00 元
网址　www.cptcm.com

服 务 热 线　010-64405510
购 书 热 线　010-89535836
维 权 打 假　010-64405753

微信服务号　zgzyycbs
微商城网址　https://kdt.im/LIdUGr
官 方 微 博　http://e.weibo.com/cptcm
天猫旗舰店网址　https://zgzyycbs.tmall.com

如有印装质量问题请与本社出版部联系（010-64405510）

《骨骼肌肉运动解剖学》编委会

编写说明

  为适应我国高等医学院校康复治疗学专业、运动康复专业的教育教学改革和临床发展需求，我们组织了全国 13 所高等院校相关专业的知名专家、教授编写了本教材。在编写过程中，我们力求内容的科学性、准确性、系统性、规范性和实用性；前期认真调研、论证，明确教材定位，即培养临床实用型康复医学专业人才；在坚持"三基"（基础理论、基本知识、基本技能）、"五性"（思想性、科学性、先进性、启发性、适用性）的基础上，从内容到形式都力求符合康复治疗、运动康复的教学需求，旨在使学生更好地将专业知识应用到临床。

  本教材得到全国 13 所高等院校的大力支持，参编人员长期从事康复教学和临床工作，经验十分丰富。编写分工如下：绪论由王艳编写，第一章、第二章由朱翔宇编写，第三章、第四章的第三节、第五章的第三节由陈彦文编写，第四章由于美玲编写，第五章第一节（上）由杨禹珺编写，第五章第一节（下）由徐宁编写，第五章第二节（上）由刘长辉编写，第五章第二节（下）由裴飞编写，第六章第一节由刘琦编写，第六章第二节（上）由姜雪梅编写，第六章第二节（下）由高玲莉编写，第六章第三节、第七章第三节由杨忠华编写，第七章第一节（上）由董仁卫编写，第七章第一节（下）由王剑雄编写，第七章第二节（上）由秦爽编写，第七章第二节（下）由周予婧编写，神经系统部分图片由陈彦文提供，其他图片由姜城伊绘制。

  各位编委在日常工作十分繁忙的情况下，不辞辛苦，团结协作，圆满完成了编写任务，在此致以衷心的感谢！康复医学的基础知识与临床知识不断更新，虽然我们努力做到最好，但难免有不完善之处，敬请读者提出宝贵意见，以便再版时修订。

《骨骼肌肉运动解剖学》编委会

2020 年 9 月

目 录
CONTENTS

上篇　基础理论

上 篇　基础理论

第一章　骨与骨连结

学习目的

1. 掌握骨和骨连结的分类，以及影响骨连结关节活动范围的因素。
2. 熟悉骨和骨连结的构造和影响因素，以及骨的功能。
3. 理解骨和骨连结的生理学特征，为将来学习各骨和骨连结打下基础。

学习要点

①骨和骨连结的分类、构造及影响因素。②影响骨连结关节活动范围的因素。

第一节　骨

骨（bone）是运动系统（locomotor system）的重要组成部分之一，主要起支持体重、保护脏器和运动等作用。全身骨可分为中轴骨（axial skeleton）和附肢骨（appendicular skeleton），其中，中轴骨包括颅骨和躯干骨，主要起保护脏器和支持等作用；附肢骨包括上肢骨和下肢骨，主要作为人体的运动杠杆，参与完成各种复杂的运动。

一、骨的分类

正常成人有 206 块骨（图 1-1），其分类方法多种多样，通常根据骨的部位和形态来区分。

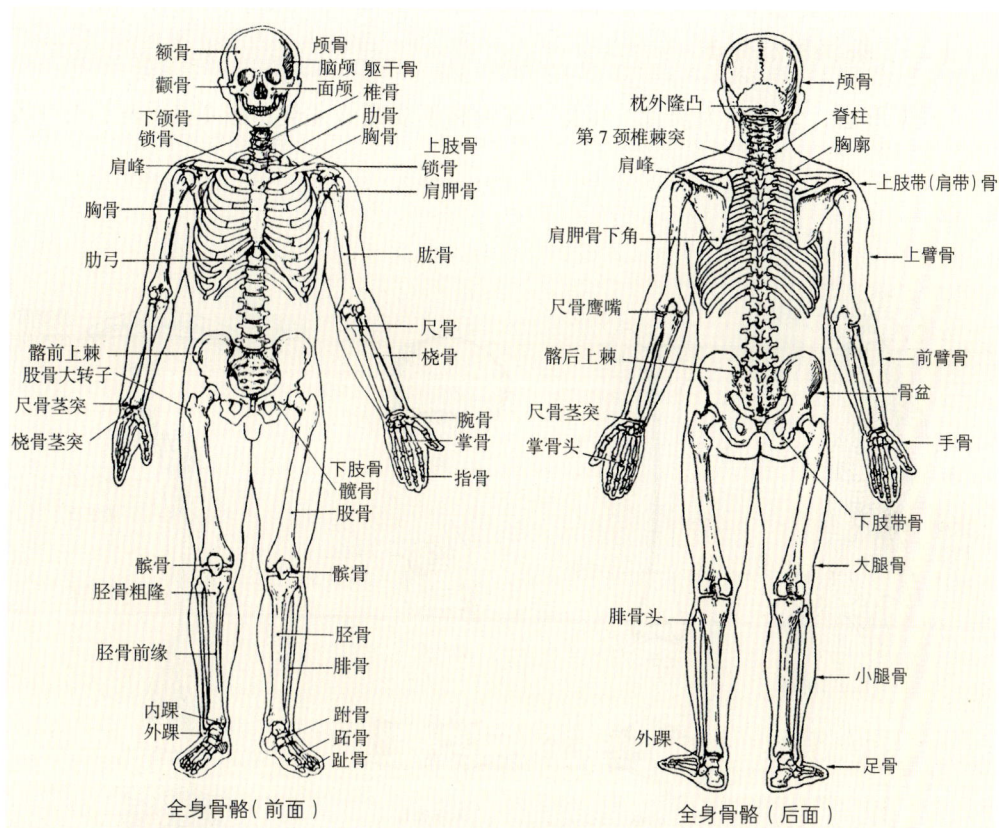

全身骨骼（前面）　　　　　　　全身骨骼（后面）

图 1-1　全身骨

（一）根据部位分类（图 1-2）

根据部位，骨可分为中轴骨（表 1-1）和附肢骨（即四肢骨，表 1-2）。

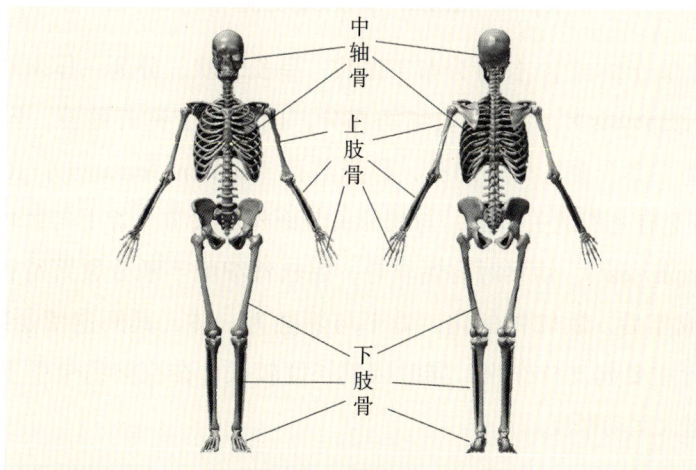

图 1-2　骨按部位分类

（二）根据形态分类

根据形态，骨可分为长骨、短骨、扁骨和不规则骨 4 类（图 1-3、表 1-1 ～ 表 1-3）。

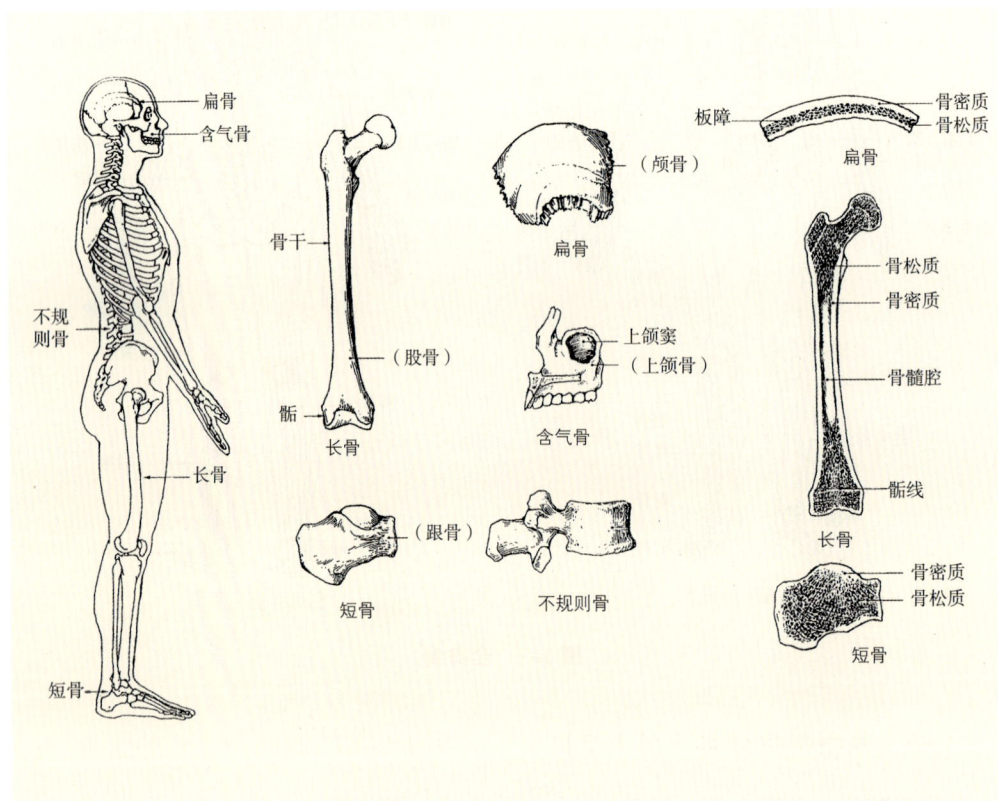

图 1-3　骨按形态分类

1. 长骨（long bone） 长骨分布于四肢，呈长管状，分为一体两端。体又称骨干（骨体）（diaphysis），为中间较细的部分，内有空腔称骨髓腔，容纳骨髓。体的表面常有 1 ～ 2 个血管出入的孔，称滋养孔（nutrient foramen）。两端膨大称骺（epiphysis），上有光滑的关节面，与相邻关节面构成关节。骨干与骺相邻的部分称干骺端（metaphyseal），幼年时有骺软骨，骺软骨细胞不断分裂繁殖和骨化，使骨不断加长。成年后，骺软骨骨化，骨干与骺融为一体，其间遗留骺线（epiphysis line）。此类骨主要起支持作用，同时因其长度较长，在肌肉的牵引下杠杆作用明显，有利于增大运动幅度。

2. 短骨（short bone）　多成群分布于手腕部和足跗部，近似立方形，常有多个关节面。短骨间彼此连接牢固，分散压力，且使局部运动灵活。

3. 扁骨（flat bone）　呈板状，面积较大，薄而坚固，多分布于人体中轴和上肢带处。其主要构成颅腔和胸腔的壁，起保护和增大肌肉附着面积的作用，如脑颅骨和肋骨。

4. 不规则骨（irregular bone）　形状不规则，功能多样，多分布于躯干和颅骨处。有些不规则骨内有腔洞，称含气骨（pneumatic bone），如上颌骨。

此外，从骨的发生角度讲，将位于某些肌腱内，且由肌腱或韧带钙化而成的骨称为籽骨（sesamoid），体积较小，在运动中有减少摩擦和改变肌肉牵引方向和力矩的作用。髌骨是人体最大的籽骨。

表 1-1　中轴骨

名称		组成	数量	形态分类
颅骨（29）	脑颅骨	成对：顶骨、颞骨	8	扁骨或不规则骨
		不成对：额骨、枕骨、蝶骨、筛骨		
	面颅骨	成对：上颌骨、鼻骨、泪骨、颧骨、下鼻甲骨、腭骨	15	不规则骨
		不成对：犁骨、下颌骨、舌骨		
	听小骨	成对：锤骨、砧骨、镫骨	6	不规则骨
躯干骨（51）	椎骨	颈椎（寰椎、枢椎、第3～7颈椎）	26	不规则骨
		胸椎（第1～12胸椎）		
		腰椎（第1～5腰椎）		
		骶骨（幼年时为5块骶椎）		
		尾骨（幼年时为3～4块尾椎）		
	胸骨	胸骨	1	扁骨
	肋骨	肋骨（第1～12对肋骨）	24	扁骨

表 1-2　附肢骨

名称			组成	数量	形态分类
上肢骨（64）	上肢带骨		锁骨	2	长骨
			肩胛骨	2	扁骨
	自由上肢骨	上臂骨	肱骨	2	长骨
		前臂骨	尺骨、桡骨	4	长骨
		手骨	腕骨（近侧列：手舟骨、月骨、三角骨和豌豆骨；远侧列：大多角骨、小多角骨、头状骨和钩骨）	16	短骨
			掌骨（第 1～5 掌骨）	10	长骨
			指骨（第 1～5 指骨：拇指为近节和远节指骨，其余各指为近节、中节和远节指骨）	28	长骨
下肢骨（62）	下肢带骨		髋骨（幼年时分为髂骨、耻骨和坐骨）	2	不规则骨
	自由下肢骨	大腿骨	股骨	2	长骨
		髌骨	髌骨	2	籽骨
		小腿骨	胫骨、腓骨	4	长骨
		足骨	跗骨（距骨，跟骨，足舟骨，内侧、中间和外侧楔骨，骰骨）	14	短骨
			跖骨（第 1～5 跖骨）	10	长骨
			趾骨	28	长骨

表 1-3　骨的形态分类特点

分类	形态特征	分布	功能
长骨	呈长管状，一体两端	四肢	支持，杠杆
短骨	近似立方形	腕部和跗部	承受压力、灵活运动
扁骨	板状	颅腔与胸腔的壁、上肢带	保护、供肌肉附着
不规则骨	不规则	颅底、躯干及下肢带	保护、支持、运动

二、骨的构造

活体的骨由骨膜、骨质和骨髓以及血管、神经等组成（图1-4）。枯骨主要由骨质构成。

（一）骨膜（periosteum）

骨膜包括骨外膜和骨内膜两部分。

1. 骨外膜（periosteum）　骨外膜由致密结缔组织构成，被覆于除关节面以外的新鲜骨的表面，含有丰富的神经和血管，对骨的营养、再生和感觉有重要作用。骨外膜可分为内、外两层。

（1）外层致密，有许多胶原纤维束穿入骨质，使之固着于骨面。

（2）内层疏松，分布有成骨细胞和破骨细胞。成骨细胞（osteoblast）有产生新骨质的功能，而破骨细胞（osteoclast）有破坏原骨质的功能。

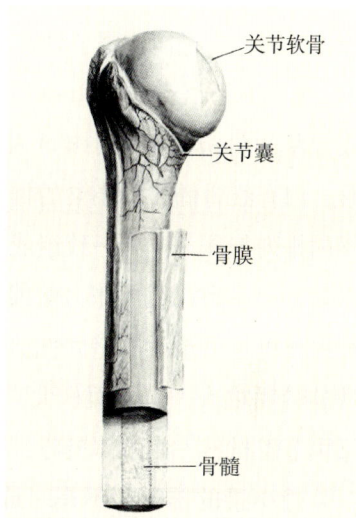

图1-4　骨的构造

2. 骨内膜（endosteum）　骨内膜由薄层结缔组织构成，衬在髓腔内面和骨松质间隙内，也含有成骨细胞和破骨细胞，有造骨和破骨的功能。

（二）骨质

骨质（bony substance）是构成骨的主要成分，主要由坚硬的骨组织构成，分骨密质和骨松质两种（图1-5）。

1. 骨密质（compact bone）　活体状态下呈白色，质地致密如象牙，分布于长骨、短骨、扁骨以及不规则骨等所有骨质的表面。内有血管穿行，骨板绕血管排列。长骨骨干的骨密质特别厚，形成长骨骨干的管壁。

骨密质由排列紧密而规则的骨板构成。其中，呈同心圆式围绕骨干表面排列的为外环骨板，位于骨髓腔周围亦呈同心圆式排列的为内环骨板。在外环骨板与内环骨板之间有许多哈

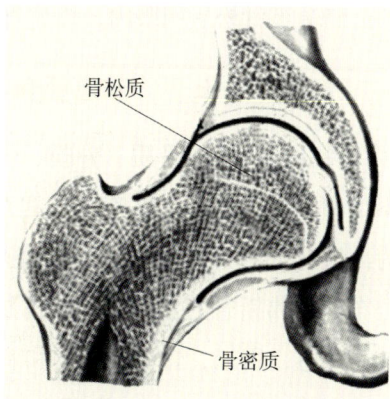

图1-5　骨松质和骨密质

弗系统，即骨单位（osteon）。哈弗斯系统由若干呈同心圆式排列的哈弗斯骨板及居中的哈弗斯管组成，在哈弗斯管内有血管和神经行走。各哈弗斯系统之间有不太规则排列的间骨板。骨密质的上述构造特点，使其具有抗压、抗拉、抗弯以及抗扭转等力学特性，进而增强了骨密质的支持和保护等功能。

2. 骨松质（spongy bone）　骨松质呈大空隙的蜂窝状结构，由相互交织的针状或片状的骨板（即骨小梁）排列而成，配布于骨的内部。骨松质之间的间隙称网眼，内有红骨髓。骨小梁的排列与骨所承受的压力和张力的方向一致，一部分骨小梁的排列与压力方向一致组成压力曲线（force curve）；另一部分骨小梁与骨所受的张力方向一致，组成张力曲线（tension curve）。骨小梁的这种配布，使骨以最少的材料便可达到最大的坚固性。骨受到压缩负荷时，是通过两端传递压力的。长骨两端的骨骺粗大，受力面积大，所受压强相对变小；骨干中空，既不影响负载能力，又可节省材料，使肢体轻巧，运动时耗能减小。

骨小梁的排列并不是一成不变的，当压力（重力）和肌肉拉力方向发生变化时，骨小梁的排列也发生适应性的变化。

（三）骨髓（bone marrow）

骨髓是充填于骨髓腔和骨松质间隙内的软组织，分为红骨髓和黄骨髓两种。

1. 红骨髓（red bone marrow）　具有造血作用，因含发育阶段不同的红细胞、血小板和某些白细胞，呈红色，称红骨髓。胎儿和幼儿的骨髓皆是红骨髓。

2. 黄骨髓（yellow bone marrow）　5岁以后，长骨骨干内的红骨髓逐渐被脂肪组织代替，呈黄色，称黄骨髓，失去造血力。但在慢性失血过多成重度贫血时，黄骨髓可转化为红骨髓，恢复造血功能。而在椎骨、髂骨、肋骨、胸骨及肱骨和股骨的近侧端等骨松质网眼内，终生都是红骨髓。

（四）骨的血管、淋巴管和神经

骨的血管滋养骨质、骨膜、骨髓和骺软骨。因骨的种类不同，其血管的分布也不尽相同。骨膜的淋巴管很丰富，骨质内是否存在淋巴管尚有争论。骨的神经主要为内脏运动神经和躯体感觉神经两种纤维。内脏运动神经伴滋养血管进入骨质内，分布到哈弗斯管的血管壁；躯体感觉神经多分布在骨膜，骨膜对张力或撕扯的刺激较为敏感，所以，骨受到冲击和刺激时可引起剧痛。

三、骨的功能

骨的结构特点使骨具有以下功能。

1. 支持负重　骨与骨连结构成骨骼，形成人体的支架，具有支持人体的软组织（如肌肉、脏器等）和承担身体局部及全身重量的功能。

2. 运动杠杆　骨在骨骼肌收缩时被牵引，绕关节运动轴转动，使人体产生各种运动。在运动过程中，骨起着杠杆的作用。

3. 保护功能　骨借助骨连结形成腔隙，保护人体重要的器官。例如，颅腔保护脑，椎管保护脊髓，胸腔保护心脏和肺等重要器官。

4. 造血功能　骨髓具有造血的功能。

5. 钙磷仓库　骨是人体内钙磷的储备仓库。在人体的脏器与组织中，钙磷的含量以牙齿和骨组织为最高。

四、骨的化学成分和物理性质

骨的化学成分和物理性质皆指活体骨，而不是实验室用的枯骨。

（一）骨的化学成分

骨的化学成分由有机质（organic components）和无机质（inorganic components）组成。有机质主要是骨胶原纤维束（protein collagen）和黏多糖蛋白（protein polysaccharides）等，构成骨的支架，赋予骨的形态，使骨具有弹性和韧性。无机质除水分外，主要是碱性磷酸钙、碳酸钙、氟化钙及氯化钙等钙盐，沉积在骨胶原纤维内，使骨坚硬挺实。

（二）骨的物理性质

用酸脱去骨的无机质，称为脱钙骨，仍具原骨形状，但非常柔软而有弹性。通过煅烧可去除骨的有机质，称为煅烧骨，虽形状不变，但脆而易碎。上述实验证明：骨的有机质使骨具有弹性和韧性，而无机质使骨具有硬度。

无机质和有机质两种成分的比例，随年龄的增长而发生变化。幼儿的骨中有机质和无机质各占约1/2，故骨的弹性和可塑性较大，易发生变形，在外力作用下不易骨折或折而不断（即青枝骨折）。成年人的骨有机质和无机质的比例约为3：7，最为合适，可使骨具有很大硬度和一定的弹性，较坚韧。老年人的骨无机质所占比例超过 75%，脆性较大而弹性较小，当受到外力作用时，易发生骨折。

五、骨的发生、生长发育和影响因素

（一）骨的发生和生长发育

骨发生于中胚层的间充质，包括膜化骨和软骨化骨两种形式。约从胚胎第 8 周开始，间充质或先分布成膜状，以后在膜的基础上骨化，称为膜化骨；或者先发育成软骨，之后再骨化，称为软骨化骨。

1. 膜化骨　这种成骨的形式多见于扁骨。在间充质膜内有些间充质细胞分化为成骨细胞，产生骨胶原纤维和基质，基质中逐渐沉积钙，构成骨质。开始成骨的部位，称骨化点（或骨化中心）（ossification center），由此向外呈放射状增生，形成海绵状骨质。新生骨质周围的间充质膜即成为骨膜。骨膜下的成骨细胞不断产生新骨，使骨不断加厚；骨化点边缘不断产生新骨质，使骨不断加宽。同时，破骨细胞将已形成的骨质破坏吸收，成骨细胞再将其不断改造和重建，此过程反复进行，最终达到成体骨的形态。

2. 软骨化骨　间充质内先形成软骨性骨雏形，软骨外周的间充质形成软骨膜，膜下的一些间充质细胞分化为成骨细胞。围绕软骨体中部产生的骨质，称骨领（bone collar）。骨领处的软骨膜即成为骨膜。骨领生成的同时，有血管侵入软骨体，间充质也随之而入，形成红骨髓。

（二）骨的影响因素

骨和所有的器官一样，它的生长、维持和重建受多种因素的影响，如遗传、种族、机械应力、神经、内分泌、营养、疾病及其他物理、化学因素的影响。

1. 遗传和种族因素　遗传和种族因素是影响骨生长发育的内在因素，但是骨的生长发育也可以通过外在因素逐渐改变。

2. 神经系统　神经系统可调节骨的营养过程。

3. 内分泌激素　内分泌对骨的发育有很大作用，如果成年以前，垂体生长激素分泌亢进，促使骨过快过度生长，可形成巨人症；若分泌不足，则发育停滞导致侏儒症。成年人垂体生长激素分泌亢进，出现肢端肥大症。

4. 维生素　维生素 A 对成骨细胞和破骨细胞的作用进行调节与平衡，保持骨的正常生长。维生素 D 促进肠道对钙、磷的吸收，缺乏时体内钙、磷减少，影响骨的钙化，在儿童可造成佝偻病，在成年人可导致骨质软化。

5. 机械应力　在骨的骨化过程中，稳定的张力会促进骨的生成。如骨由于受肌肉的牵引或其他器官的压迫而造成骨面的结节、压迹或沟、凹等。正常的体力活动和科学的体育锻炼可使骨骼强壮结实，不良的生活方式和习惯可以使骨发生形变，甚至使骨畸形，如网球运动员持球拍的手臂骨可较对侧粗壮。

第二节　骨连结

按照骨与骨之间连结的结构与活动情况的不同，骨连结（articulation）可以分为直接连结和间接连结两大类。

一、直接连结

骨与骨之间借纤维结缔组织、软骨或骨组织直接相连，称为直接连结（immovable articulation）。因两骨之间无间隙，亦称为无隙骨连结。此类连结比较牢固，活动幅度很小或完全不能活动，多见于颅骨和躯干骨间的连结。

直接连结可分为纤维连结、软骨连结和骨性结合三类。

二、间接连结——关节

间接连结（movable articulation）又称关节（joint）或滑膜关节（synovial joints），是骨连结的最高分化形式。此类连结的特点是关节的相对骨面相互分离，借助周围的结缔组织膜性囊连结，其间有间隙，并充以滑液，活动性比较大。关节是人体骨连结的主要形式，多见于四肢，以适应肢体灵活多样的活动。

（一）关节的结构

关节的结构分为主要结构和辅助结构两个部分。

1. 主要结构　关节的主要结构包括关节面、关节囊和关节腔。

（1）关节面（articular surface）　关节面是指参与组成关节的各相关骨的接触面。每个关节至少包括两个关节面，一般为一凸一凹，凹者称为关节窝（female surface），凸者称为关节头（male surface）。所有的关节面上盖有一层软骨，称为关节软骨。关节软骨大多数为透明软骨，少数为纤维软骨。关节软骨具有减轻冲击、吸收震荡、减少摩擦和保护关节面等作用，此外关节软骨还可使各关节面之间更加适应。关节软骨本身既无神经亦无血管，其营养主要由滑液和关节囊滑膜层周围的动脉分支供应。

（2）关节囊（articular capsule）　关节囊由附着于关节面周缘及其附近骨面上的结缔组织膜囊构成，密闭关节腔。从结构上可分为内外两层：①外层为纤维层，由致密结缔组织构成，厚而坚韧，含有丰富的血管和神经；②内层为滑膜层，为薄层的疏松结缔组织膜，光滑而柔润，紧贴纤维层内面，附着于关节软骨周缘，包被着关节内除关节软骨、关节唇和关节内软骨以外所有结构。滑膜表面有时形成许多小突起，称为滑膜绒毛，多见于关节囊附着部的附近，滑膜层富含血管网，可分泌滑液。滑液是透明的蛋白样液体，呈弱碱性，其为关节内所提供的液态环境，不仅可润滑关节面，减少摩擦，增加关节的灵活性，而且亦保证了关节软骨和半月板等软骨组织的新陈代谢。

（3）关节腔（articular cavity）　关节腔为关节囊滑膜层和关节面共同围成的密闭腔隙。腔内含有少量滑液，关节腔内呈负压，使关节面相贴，对维持关节的稳固有一定的作用。

2. 辅助结构　关节除了具备上述主要结构外，某些关节为适应其特殊功能而分化出一些特殊结构，以增加关节的灵活性或稳固性，这些结构统称为关节的辅助结构（accessory structures）（图1-6）。

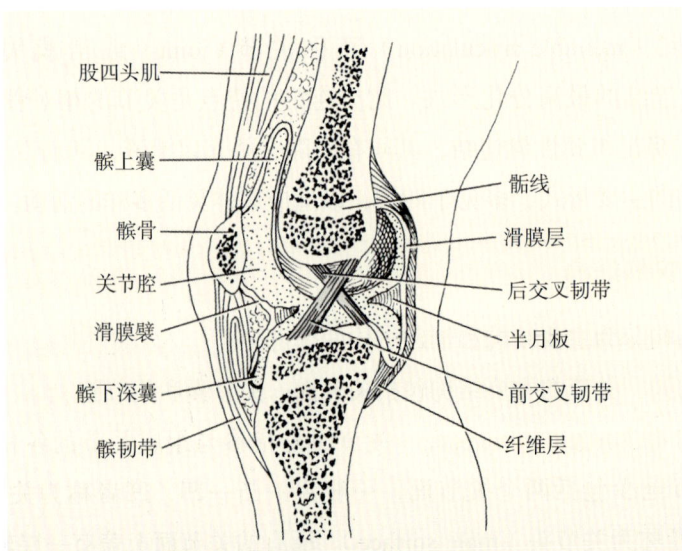

图1-6　膝关节辅助结构示意图

（1）韧带（ligaments） 韧带位于关节周围或关节腔内，连于相邻两骨之间，由致密结缔组织构成。大多数韧带位于关节囊外面，称为囊外韧带。囊外韧带有的与囊相贴，为囊的局部纤维增厚，如髋关节的髂股韧带；有的不与囊相贴，分离存在，如膝关节的腓侧副韧带等；还有的是关节周围肌腱的直接延续，如膝关节的髌韧带。也有少数韧带存在于关节囊内，如膝关节的交叉韧带。韧带具有连接加固关节、限制关节运动等作用。

（2）关节内软骨 存在于关节腔内的软骨称为关节内软骨，由纤维软骨构成。关节内软骨有两种形状：一种是圆盘形，称为关节盘（articular disc），位于构成关节骨的关节面之间，其周缘附着于关节囊，可将关节腔分成两部分；另一种为月牙形，称半月板（articular meniscus），位于膝关节内。关节内软骨均可加深关节窝，使两骨关节面彼此相互适应，减缓外力对关节的冲击和震荡，可改变关节的运动形式和增大关节的运动范围。

（3）关节唇（articular labrum） 关节唇为附着于关节窝周缘的纤维软骨环，可增大关节面和加深关节窝，从而使关节更加稳固，在盂肱关节和髋关节中皆有关节唇。

（4）滑膜襞（synovial fold） 有些关节囊的滑膜层面积大于纤维层，以致滑膜折叠，并突向关节腔而形成滑膜襞，其内含脂肪和血管。在关节运动中，当关节腔的形状、容积和压力改变时，滑膜襞可起到填充或调节作用，并可扩大滑膜的面积，有利于滑液的分泌和吸收作用。

（5）滑膜囊（synovial bursa） 关节囊的滑膜层从纤维层的薄弱或缺如处作囊状向外膨出称为滑膜囊，可与关节囊相连或不相连。滑膜囊多位于肌腱与骨面之间，可减少运动时与骨面之间的摩擦。

（二）关节的分类

关节可根据关节运动轴的数目与关节面的形状、构成关节的骨数目以及关节的运动方式等进行分类。

1. 根据关节运动轴的数目和关节面形状分类 根据关节运动轴的数目，关节可分为单轴关节、双轴关节和多轴关节3种（图1-7）。

（1）单轴（one axis）关节 此类关节只能绕一个运动轴在一个平面内运动，包括滑车关节（hinge joint）和车轴关节（pivot joint）两种。

（2）双轴（two axis）关节 此类关节能绕两个运动轴在两个相互垂直的平面内

运动，包括椭圆关节（condyloid joint）和鞍状关节（saddle joint）。

（3）多轴（three axis）关节　多轴关节有 3 个或 3 个以上的运动轴，可做多方向的运动，包括球窝关节（ball joint）和平面关节（planar joint）。

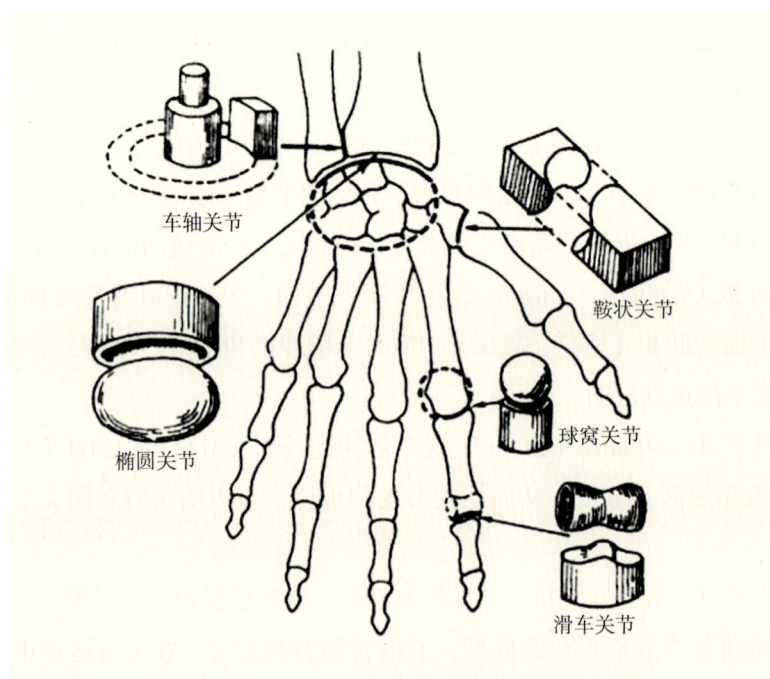

图 1-7　手部各关节类型示意图

2. 根据构成关节的骨数目分类　关节根据构成其的骨数目，可分为单关节和复关节。

（1）单关节　由两块骨组成，即一个关节头和一个关节窝，如肩关节和髋关节。

（2）复关节　由两块以上的骨构成，多个单关节包在一个关节囊内，每块骨或每个单关节都能单独活动，如肘关节。

3. 根据关节的运动方式分类　根据关节的运动方式，可分为单动关节和联合关节。

（1）单动关节　能单独进行活动的关节称为单动关节，绝大多数关节属于此类关节，如肩关节和踝关节。

（2）联合关节　两个结构上独立的关节，同时进行活动，共同完成一个动作。例如，前臂的桡尺近侧关节和桡尺远侧关节，它们共同运动完成前臂的旋内或旋外运动。此类关节，在结构上是独立的，但在运动时必须同时进行。

（三）关节的血管、淋巴和神经

1. 关节的血管 关节的动脉很丰富，主要来自关节周围的动脉分支。

2. 关节的淋巴管 关节囊各层均有淋巴管网，彼此借助小淋巴管相互吻合，并与附近骨膜的淋巴管吻合。关节囊的淋巴液经输出管汇入附近的淋巴结。

3. 关节的神经 关节的神经支配来自运动该关节肌肉的神经分支，称为关节支，分布于关节囊和韧带。承受较大负荷或运动范围较大的关节及韧带等，其神经分布均较丰富。

（四）关节的运动及影响因素

1. 关节的运动 人体的运动是由身体各个运动环节在相应关节处产生的运动所构成的。能绕关节运动的人体的一部分（如躯干、上肢和下肢等）或肢体的一部分（如上臂、前臂和大腿等）称为运动环节（movement link），简称环节（link）。

关节的运动与关节面的形状关系密切，后者决定了关节运动轴的数目和位置，进而决定了关节的运动形式和范围。关节的各种运动都是环节绕着关节的 3 个互相垂直的基本轴进行的转动。根据关节运动轴的方位，关节运动的基本形式有以下几种（图 1-8）。

（1）屈（flexion）和伸（extension） 通常指环节在矢状面内、绕额状轴进行的运动。在标准解剖学姿势下，向前运动为屈，向后运动为伸。但膝关节及其以下关节则相反。

（2）外展（abduction）和内收（adduction） 环节在额状面内、绕矢状轴的运动。运动时，使环节向正中面靠拢的运动为内收；反之，远离正中面的运动为外展。

（3）回旋（rotation） 回旋是环节在水平面内、绕垂直轴，或绕环节自身的长轴进行的旋转。运动时整个环节的运动轨迹呈圆柱形。当环节由前面向内侧旋转称内旋（medial rotation），而由前面向外侧旋转为外旋（lateral rotation）。

（4）水平屈伸 上臂在肩关节处外展 90º 位置、绕垂直轴在水平面内运动时，向前运动为水平屈，向后运动为水平伸。

（5）环转（circumduction） 环节以近侧端为支点在原位转动，绕额状轴、矢状轴以及它们之间的中间轴进行连续的运动，环节的远侧端做圆周运动，整个环节的运动轨迹是一个圆锥体，这种运动称为环转。

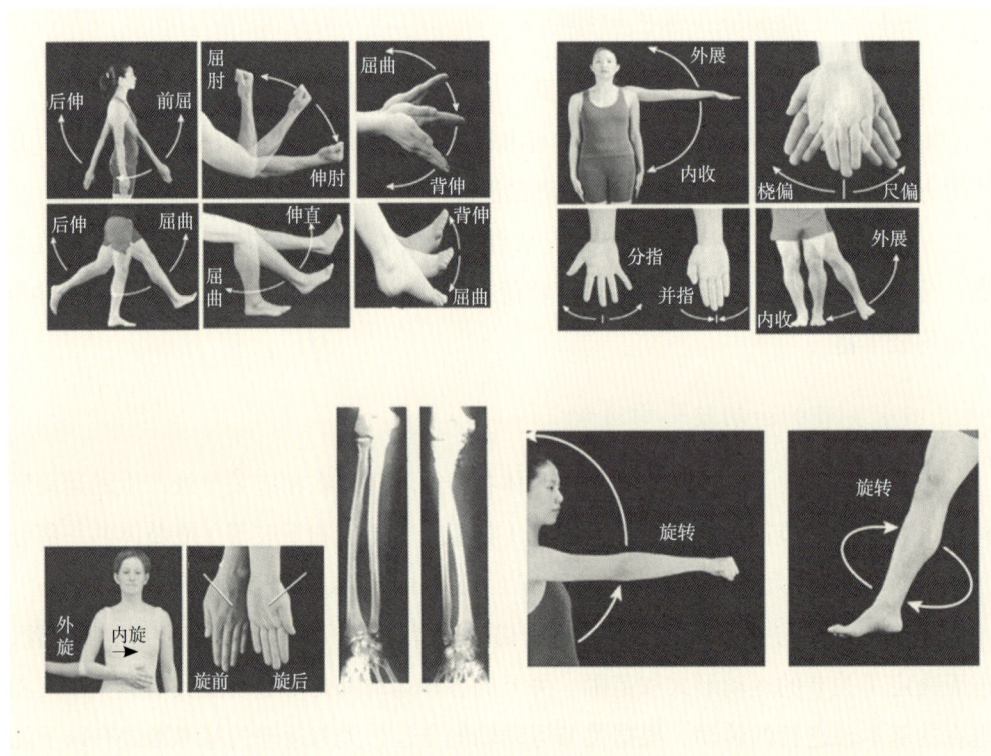

图 1-8　关节运动的基本形式

2. 影响因素　影响关节运动幅度的因素包括以下几点。

（1）相对关节的两关节面面积差（弧度差）　先天决定的因素。两个关节面面积大小差别越大，关节运动幅度就越大，如盂肱关节。反之，关节运动幅度就越小，如髋关节。

（2）关节囊厚薄与松紧度　关节囊薄而松弛，关节运动幅度就大。反之，关节运动幅度就小。

（3）关节周围韧带的多少与强弱　关节韧带多而强，关节稳固性就好，但关节运动幅度就小。反之，关节运动幅度就大。

（4）关节周围的骨结构　关节周围的骨性突起，常阻碍环节的运动，影响灵活性，减小关节运动幅度。

（5）关节周围肌肉的伸展性和弹性　肌肉的伸展性和弹性大，关节运动幅度大；肌肉收缩力强，则关节稳固。

（6）体育运动　体育运动项目不同，对关节柔韧性的影响也不相同。

（7）年龄　儿童、少年因软组织中水分较多，弹性好，所以关节运动幅度大；而老年人软组织中水分减少，弹性下降，关节运动幅度亦逐步下降。

（8）性别　女性软组织中水分和脂肪较多，弹性较男性好，因而关节运动幅度亦较大。

第二章　骨骼肌

学习目的

1. 掌握骨骼肌的组成及影响因素、工作特点。
2. 理解骨骼肌的生理学特征，为将来学习各骨骼肌打下基础。

学习要点

①骨骼肌的构造、分类、物理特性、影响因素。②骨骼肌工作原理、性质以及条件。

第一节　骨骼肌的构造

　　人体的肌肉绝大多数附着于骨骼上，故称为骨骼肌。全身肌肉呈对称分布，共有 600 余块，其数目可因统计方式不同而有所差异。每块肌肉均为一个器官，都具有一定的形态结构、丰富的血液供应和神经支配，并执行一定的功能。

一、主要结构

　　大多数骨骼肌借肌腱附着在骨骼上，每块肌肉就是一个器官，主要由肌腹、肌腱、血管和神经构成（图 2-1）。

　　1. 肌腹　肌腹位于肌肉中部，由肌纤维（肌细胞）借结缔组织结合而构成。其主要功能是通过肌纤维的收缩和舒张，来产生和调节人体运动的动力。肌纤维为肌腹的实质部分，每条肌纤维长度在 1～150mm 之间。每条肌纤维的外面均包有一层结缔组织膜，称肌内膜。由 100～150 条肌纤维集合在一起形成肌束，外面包有肌束膜。由若干肌束集合成整块肌腹，外面包有肌外膜。由结缔组织构成的肌内膜、肌束膜和肌外膜除有支持、连接、营养和保护肌纤维的作用外，对单条肌纤维的活动，乃至对肌束和整块肌肉的肌纤维群体活动也起着调节作用。

2. 肌腱　肌腱是肌肉两端的呈银白色的部分，主要由大量的胶原纤维束构成，一端连于肌腹，另一端附着于骨。长肌的腱多呈条索状，扁肌的腱呈薄膜状，称腱膜。肌腱由腱纤维、腱纤维束、腱束膜和腱外膜等构成。肌腱没有收缩能力，却有很强的坚韧性和抗张力性能，故不易疲劳。它可以将肌腹产生的收缩力传导至骨，以产生杠杆运动。

图 2-1　骨骼肌的主要结构

3. 肌肉中的血管　肌肉中含有丰富的血管，尤其是毛细血管特别丰富。在安静时，肌肉中毛细血管并不是全部都开放，一般每平方毫米只有约 100 条毛细血管开放。而在激烈运动时，肌肉中的毛细血管才有可能全部开放（表 2-1）。

表 2-1　安静和运动时肌肉中毛细血管的变化（依克洛夫 1992）

状态	每平方毫米肌肉中毛细血管开放数（条）	每平方厘米肌肉中开放毛细血管的表面积（cm^2）	开放毛细血管容积/肌容积（%）	毛细血管直径（μm）
安静	31～85	3～8	0.02～0.06	3
按摩	1400	200	2.8	4.6
运动	2500	360	5.5	5
最大运动	3000	750	15	8

4. 肌肉中的神经　肌肉中分布的神经有躯体运动神经、躯体感觉神经和内脏运动神经三类。

（1）**躯体运动神经**　支配肌肉的运动。

（2）**躯体感觉神经**　起于肌梭和腱梭等本体感受器，主要向神经中枢传导肌肉的张力状态。另外，还传导肌肉的痛觉、温度觉、触觉和压力觉等一般感觉。

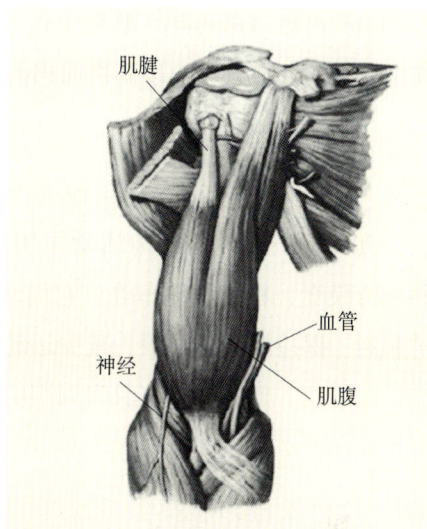

（3）内脏运动神经 肌肉中还分布着内脏运动神经中的交感神经，可以调节肌肉中血管的开放状态，以调控肌肉的血液供应。

二、辅助结构

具有保护和辅助肌肉活动作用的结构，称为肌肉的辅助结构，包括筋膜、腱鞘、滑膜囊、籽骨和滑车等。它们均由肌肉周围的结缔组织转化而来，分别具有保护肌肉、保持肌肉的位置、减少运动时的摩擦以及提高运动效率等功能。

1. 筋膜 筋膜为包在肌肉周围的结缔组织膜（图 2-2），分为浅筋膜和深筋膜。

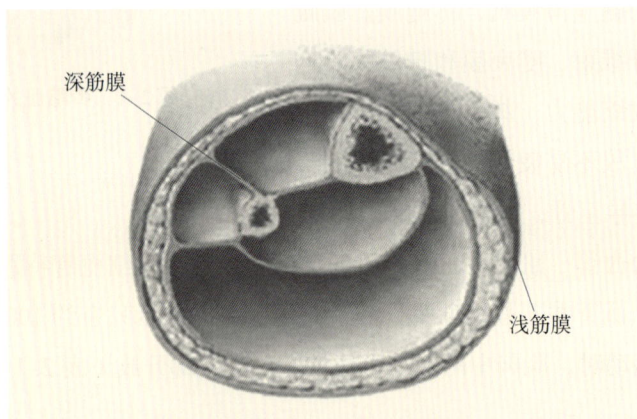

深筋膜

浅筋膜

图 2-2 浅筋膜和深筋膜

（1）浅筋膜 位于皮下，又称皮下筋膜，由疏松结缔组织构成。浅筋膜内含有脂肪、血管和神经等，对肌肉有保护作用，并有助于维持体温。

（2）深筋膜 又称固有筋膜，位于浅筋膜深面，由致密结缔组织构成。深筋膜包裹肌肉或肌群，形成各块肌肉或各层肌肉的肌鞘，约束肌肉的牵引方向，分隔各块肌肉或肌群，保证每块肌肉或肌群能单独活动，互不干扰。深筋膜还可以成为肌肉的附加支撑点，扩大肌肉的附着面积，有利于增强肌肉收缩时的力量。由深筋膜形成的各鞘管，在病理情况下具有限制炎症扩散的作用。

2. 腱鞘 腱鞘是包在长肌腱周围的结缔组织鞘，主要分布于手、足等活动性较大的部位。

腱鞘呈双层套管状，由外层和内层组成（图 2-3）。外层厚而韧，称腱纤维鞘。内层称腱滑膜鞘，其又分为壁层和脏层，脏层贴于肌腱表面，壁层贴于腱纤维鞘内面，内、外两层在鞘的两端互相移行，形成一个密闭的腔隙，内含少量滑液，可减少肌腱活动时与骨面之间的摩擦，并具有固定肌腱的作用。在腱滑膜鞘脏层和壁层的移行处，形成腱系膜，腱的血管、神经由此出入。

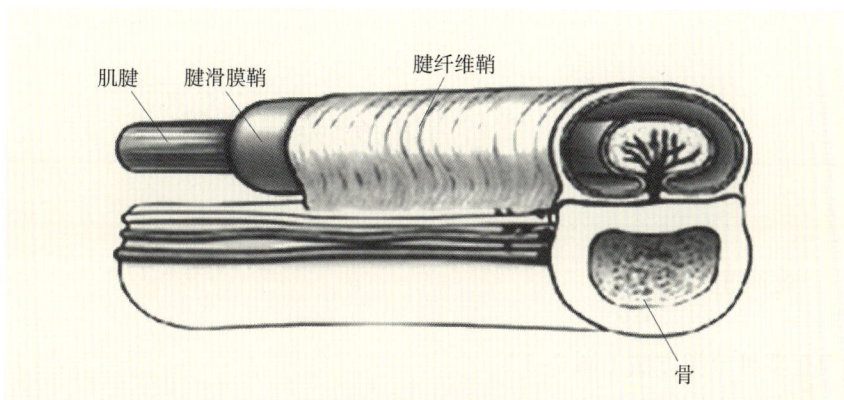

肌腱　腱滑膜鞘　腱纤维鞘　骨

图 2-3　腱鞘

3. 滑膜囊　滑膜囊为扁形封闭的结缔组织小囊，内含滑液，多位于肌肉或韧带和骨面接触处，可减少两者间的摩擦，有肌下滑膜囊、腱下滑膜囊和皮下滑膜囊等（图 2-4）。滑膜囊有的密闭，单独存在；有的邻近关节，并与关节腔相通。滑膜囊炎症时可致局部疼痛和功能障碍。

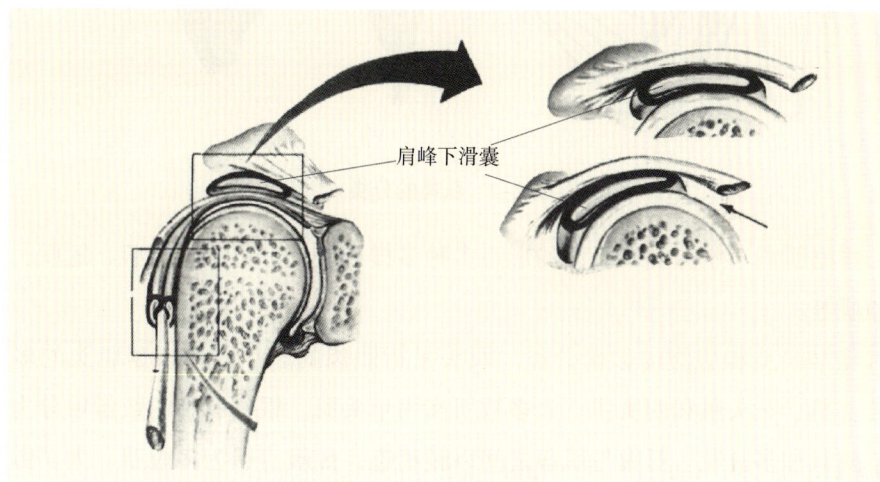

肩峰下滑囊

图 2-4　肩峰下滑囊

4. 籽骨　籽骨由肌腱骨化而成，通常位于肌肉止点腱与骨之间。籽骨可以增大肌肉的肌拉力角，从而加大了肌肉工作的力臂，有利于提高肌肉工作的效率。

5. 滑车　滑车有两种：一种是骨性滑车，即骨性槽，滑车表面覆以软骨，有肌腱或籽骨在此滑动。如股骨下端前面的髌面，就是骨性滑车，髌骨在此滑动。另一种滑车是由结缔组织构成的环，有肌腱从环中通过。滑车可以防止肌腱向旁边移位和改变拉力方向。

第二节　骨骼肌的分类与命名

一、肌肉的分类

肌肉有多种分类方法（图 2-5）。

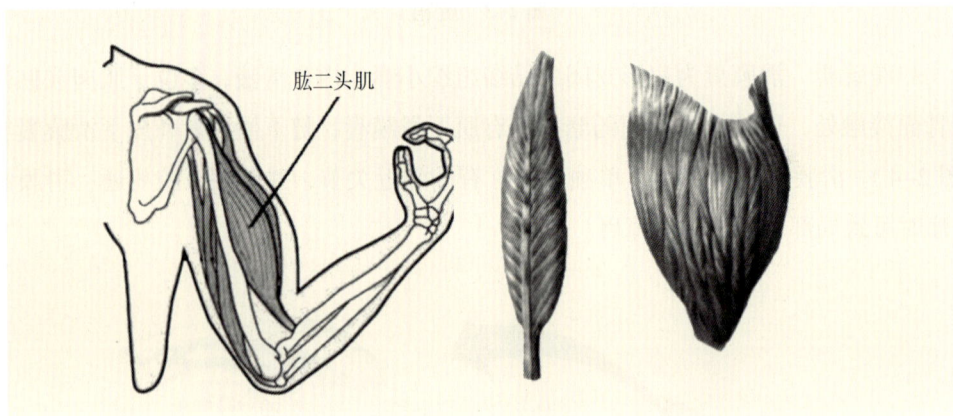

图 2-5　肌肉的分类

1. 根据肌肉形状分类　肌肉的形态多种多样，按外形可分为长肌、短肌、扁肌和轮匝肌等。

2. 根据肌头和肌腹的数量分类　肌头是指肌肉的起点腱，根据肌头的多少可分为二头肌、三头肌和四头肌。大多数肌肉为单头肌。根据肌腹的数量可分为单腹肌、二腹肌和多腹肌。肌腹与肌腹之间以腱相连，如腹直肌为多腹肌。大多数肌肉为单腹肌。

3. 根据肌纤维排列方式分类　根据肌纤维排列的方向，肌肉可分为直肌、斜肌和横肌等。根据肌束与肌肉长轴的关系，还可分为梭形肌、单羽状肌、双羽状肌和多羽状肌。

4. 根据肌肉的运动机能分类 根据运动机能，肌肉可分为屈肌、伸肌、展肌、收肌、旋前肌、旋后肌、括约肌、开大肌、提肌和降肌等。

5. 根据肌肉跨过的关节数目分类 根据跨过关节的数目多少，肌肉可分为单关节肌、双关节肌和多关节肌。跨过一个关节的肌肉，称为单关节肌，跨过两个关节的肌肉，称为双关节肌，跨过两个以上关节的肌肉，称为多关节肌。

二、肌肉的命名

肌肉的命名与其形态、位置、起止点和功能有关，如斜方肌和三角肌等是按其形状命名的，冈上肌和冈下肌等是按其位置命名的，而肱桡肌和胸锁乳突肌等是按起止点命名的，大收肌和肩胛提肌等是按功能命名的。

第三节　骨骼肌工作的基本特征

一、骨骼肌的物理特性

肌肉的主要物理特性为张力的可变性、伸展性、弹性和黏滞性。

1. 张力的可变性 张力的可变性是肌肉的重要特性，表现为肌肉内部的张力会随着肌纤维的收缩或舒张而产生变化。由肌纤维收缩而导致的肌肉张力的增加构成了人体各种动作的动力来源。肌纤维长度最多可缩短 $1/3 \sim 1/2$，即使在静息状态，也会有少量运动单位轮流收缩，使肌肉保持一定的张力，以维持某种姿势。

2. 伸展性 肌肉在外力作用下可被拉长的特性叫做伸展性。一块正常的肌肉可延展其安静时长度的 $1/3 \sim 1/2$，也能缩短其安静长度的 $1/3 \sim 1/2$，一块肌肉的伸展长度对缩短长度之比，叫做这块肌肉的振幅比（冲程比），振幅比的大小也反映了肌肉所跨过的关节的允许活动范围。与其他弹性体一样，在弹性限度内，作用的外力愈大，肌肉长度的伸展也愈大。各种肌肉的伸展性有所不同，红肌的伸展性大于白肌，平行纤维的肌肉，其伸展性大于羽状肌。

3. 弹性 当拉长肌肉的外力作用解除后，肌肉可恢复其原有长度的性质叫弹性。肌肉的弹性取决于肌肉的结缔组织成分。

肌肉的伸展性和弹性与柔韧性密切相关。适当地提高肌肉的伸展性和弹性，对肌肉工作很有利。在体育运动中，有目的、有计划地发展肌肉的伸展性，对于加大运动幅度、增强关节柔韧性和预防肌肉拉伤有着重要的意义。

4. 黏滞性　肌肉的黏滞性是肌肉收缩或被拉长时，其内部各种物质分子之间相互摩擦产生的内部阻力的外在表现。它使肌肉在收缩或被拉长时会受到阻力的作用，并额外消耗一定的能量。肌肉黏滞性的大小与温度有关。温度低时黏滞性大，反之则小。因此，在气温低的季节进行训练与比赛，必须首先做好充分的准备活动，以增加体温，从而降低肌肉的黏滞性，提高肌肉收缩和舒张的速度，这对提高成绩、减少损伤具有重要意义。

二、骨骼肌的配布规律

全身有数百块肌肉参与躯体的随意运动，而每一块肌肉在运动中发挥着不同的作用。

1. 肌肉配布与骨和关节有关　绝大多数肌肉都至少附着在两块或两块以上的骨上，中间必须跨过一个或一个以上的关节。跨过一个关节的肌肉为单关节肌，如肱肌等。跨过多个关节的肌肉则称为多关节肌，如肱二头肌等。许多关节的周围既配布有单关节肌，又配布有多关节肌，它们互相协作，以完成复杂的随意运动。

2. 肌肉配布与关节运动轴有关　环节绕每个运动轴都可做方向相反的两种运动，所以必须配布两组作用相反的肌群。因此，单轴关节必须配布作用相反的两群肌肉，双轴关节应有作用不同的四群肌肉，而多轴关节必然就有作用不同的六群肌肉（表2-2）。

表 2-2　肌肉群与关节运动轴的关系

项目	关节面形状	运动轴	肌群配布
单轴关节	滑车关节 车轴关节	额状轴 垂直轴	屈肌群、伸肌群 内旋肌群、外旋肌群
双轴关节	椭圆关节 鞍状关节	额状轴 矢状轴	屈肌群、伸肌群 内收肌群、外展肌群
多轴关节	球窝关节	额状轴 矢状轴 垂直轴	屈肌群、伸肌群 内收肌群、外展肌群 内旋肌群、外旋肌群

3. 肌肉配布与直立行走及劳作特点有关　人体各部肌肉的体积、数量及灵活性，都与各肢体所承受的负荷和机能活动有密切关系。由于适应直立行走的缘故，下肢肌较上肢肌发达得多，而且下肢的伸肌比屈肌明显发达。躯干的伸肌也较屈肌发达得多。由于长期劳作的影响，上肢的屈肌较伸肌发达，支配手指运动的肌肉数目多，且都细小而灵活。

三、骨骼肌与关节的运动关系

（一）肌拉力作用线的概念

肌拉力作用线（简称肌拉力线）是指连接肌肉起点、止点中心且与肌肉的长轴一致的连线，代表该肌的合力作用线。若某些肌肉在跨过关节时或绕过骨时走行方向改变了（如缝匠肌），则走行方向改变前的肌拉力线为动点中心到拐点中心的连线，而肌肉在拐点后部分的肌拉力线则为拐点中心到定点中心的连线（此处拐点视为另一动点）。

（二）肌拉力的分解和合成

肌拉力分解与合成的知识可帮助我们进一步了解肌肉的作用。

1. 肌拉力的分解　可用平行四边形法则将肌拉力分解为两个相互垂直的分力，即转动分力和加固分力（图 2-6），并规定几个术语如下。

（1）**肌拉力角**　肌拉力线与动点中心和关节中心连线（有时把这条线叫做骨杠杆）之间的夹角叫肌拉力角，可用拉丁字母 α 来表示。

（2）**转动分力**　与骨杠杆垂直的分力叫转动分力或切向分力，转动分力 = 肌力 $\times$ 肌拉力角的正弦，用公式表示为 $A=F \times \sin\alpha$。

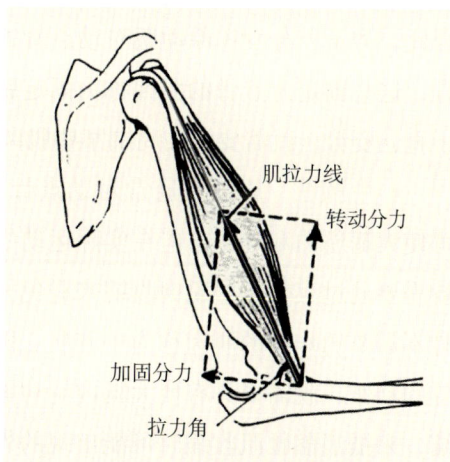

图 2-6　肌拉力的分解

（3）**加固分力**　沿着骨杠杆指向关节中心的分力叫加固分力或法向分力，加固分力 = 肌力 $\times$ 肌拉力角的余弦，用公式表示为 $B=F \times \cos\alpha$。

由分析可知，肌拉力在一个基本平面内作用时，有两个基本作用：一个是把动点所在骨拉向关节，对关节起加固的作用，另一个是使动点所在骨围绕着关节中心转动。通常所说的肌肉在完成一个动作时的力量就是指使动点骨转动的转动分力。

2. 肌拉力的合成　当两块或两块以上的肌肉作用在一块骨上时，这块骨的运动将是按照这两块（或多块）肌拉力的合力作用而运动。

四、协作关系

即便是最简单的动作，也不可能只由一块肌肉收缩发力就能完成，需要多块肌肉的协同配合。根据肌肉在同一动作中的作用不同，可以将其区分为原动肌、拮抗肌、固定肌和中和肌。

1. 原动肌　当一块或一组肌肉收缩产生的力是引起环节运动的主要动力来源时，这块或这组肌肉称为原动肌。例如，向前屈大腿时，髂腰肌就是原动肌。

2. 拮抗肌　在某一动作中，与原动肌作用相反的肌群称为拮抗肌。从相对于关节运动轴的关系来讲，拮抗肌位于原动肌的对侧。因此，只要确定了某个动作的原动肌后，拮抗肌也就明确了。例如，在向前踢腿动作中，使大腿屈的髂腰肌是原动肌，那么，位于它对侧的伸肌——臀大肌、股后肌群等就是拮抗肌。

3. 固定肌　肌肉主动收缩发力，应具有使它的两端向中心靠拢的作用趋势，但在实际运动中，为保证运动的确定方向，通常不需要这种两端都相向运动的动作。因此，为了充分发挥原动肌对动点骨的作用，必须有其他肌肉来固定原动肌的定点骨，这些固定定点骨的肌肉称为固定肌。例如，在做向前踢腿动作时，为了保持躯干直立姿势，就需要脊柱周围某些肌肉收缩，固定髂腰肌的定点骨。

4. 中和肌　原动肌通常对动点骨有数种作用，例如，髂腰肌在近固定收缩时可使大腿屈曲和外旋，但在实际运动中，多数时只需表现出其中某一个作用，因此就需要通过其他一些肌肉收缩来避免另外一些作用的出现，这种抵消原动肌对动点骨不需要的作用的肌肉称为中和肌。例如，在做正踢腿动作时，不需要出现大腿外旋的动作，就需要具有使大腿内旋功能的肌肉收缩发力，如臀小肌、臀中肌前部收缩，来抵消髂腰肌收缩时可能出现的外旋动作，这时臀小肌、臀中肌前部就起中和肌的作用。

五、多关节肌

跨过一个关节的肌肉称为单关节肌，跨过两个或两个以上关节的肌肉称为多关节肌，如臀大肌、臀中肌、大收肌等只跨过髋关节，属于单关节肌，而股直肌跨过髋关节和膝关节，属于多关节肌。

（一）多关节肌的功能性"主动不足"

多关节肌作为原动肌工作时，其肌力充分作用于一个关节后，就不能再充分作用于其他关节，这种现象叫多关节肌的功能性"主动不足"，其实质是肌力相对不足。例如，在大腿屈的情况下，再伸直小腿，由于股直肌已在髋关节处屈，要再使小腿伸就感到力量不足，因此感到较难完成动作。

肌肉收缩产生的张力变化与肌肉的长度变化有关，肌肉在缩短过程中其张力会逐渐降低，直到最后不能再产生张力。在一定范围内，肌肉收缩前的长度越长，肌肉收缩产生的张力越大。根据这个特点，如果要使多关节肌在某个关节上充分发挥其张力，则可让这块肌肉在另外的关节上被拉长。跑动时腿的动作反映了这一原理：在向后蹬地时，髋关节要伸，这时膝关节的伸使股后肌群在膝关节处拉长，有利于它在髋关节处充分发挥张力，使髋关节伸。

（二）多关节肌的功能性"被动不足"

当多关节肌在一个关节处被拉长以后，就不能在其他关节被充分拉长，这种现象叫多关节肌的功能性"被动不足"，其实质是肌肉的伸展性不足。例如，体前屈时（即髋关节屈），如果膝关节伸直，使股后肌群在膝关节处先被拉长，那么由于股后肌群的被动不足，再做体前屈就会感到股后肌群的伸展性不够，很难使手掌碰地，如果屈膝（这是大多数伸展性欠佳者易犯的毛病），由于股后肌群没有在膝关节处先被拉长，则不出现被动不足的现象。

第四节　骨骼肌的工作

一、骨骼肌的工作原理

人体运动中，骨的作用相当于杠杆，它在肌拉力的作用下能够绕关节转动，并克服阻力做功，故称其为骨杠杆。骨、关节和肌肉所产生的多数运动是符合杠杆原理的，是可以用杠杆原理加以说明的。

人体内的骨杠杆根据支点、动力点和阻力点三者的位置关系不同，可分为三种类型（图 2-7）：平衡杠杆、速度杠杆和省力杠杆。

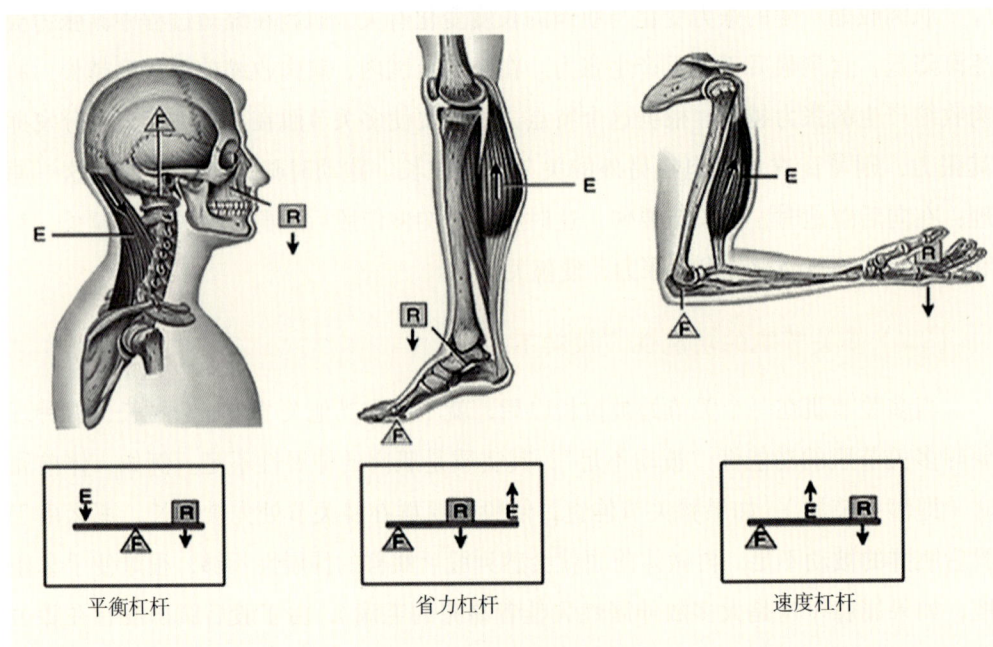

平衡杠杆　　　　　　　　省力杠杆　　　　　　　　速度杠杆

图 2-7　人体内的骨杠杆

1. 平衡杠杆　这类杠杆的支点在动力点和阻力点之间。人体上的这类杠杆表现为关节中心位于肌肉的动力点与运动环节的阻力点之间，如头在寰枕关节的运动，支点在寰枕关节，肌力点在寰枕关节的后方，即斜方肌的起点枕外隆突和项韧带，阻力点在寰枕关节的前方，即头的重心形成的向下作用的阻力点。

2. 省力杠杆　这类杠杆的阻力点在支点和动力点之间。人体上的这类杠杆表现为运动环节的阻力点在关节中心与肌肉的动力点之间，如人站立提踵时，足在跖趾关节的运动，支点在跖趾关节，动力点为小腿三头肌在跟骨上的止点，人体重力通过距骨体向下为阻力点。省力杠杆的特点是肌肉工作省力，但杠杆运动速度较慢。

3. 速度杠杆　这类杠杆的动力点在支点和阻力点之间。人体上这类杠杆表现为肌肉的动力点在关节中心与运动环节的阻力点之间，如髂腰肌屈大腿时，髋关节为支点，髂腰肌的止点小转子为动力点，阻力点在膝关节上方。速度杠杆的特点是肌肉工作费力但杠杆运动速度较快。

二、骨骼肌的工作术语

（一）肌肉附着点的区分

肌肉一般以两端附着于骨面上，中间越过一个或几个关节。这样，肌肉收缩发力时，才会牵引骨环节绕关节运动。对肌肉附着点有以下分类。

1. 起点和止点　起点通常是指靠近身体正中面或在四肢上处于近侧端的附着点。止点是指远离身体正中面或在四肢上处于远侧端的附着点（图2-8）。肌肉起止点是固定不变的，主要用于确定肌肉在身体上的位置和作用。

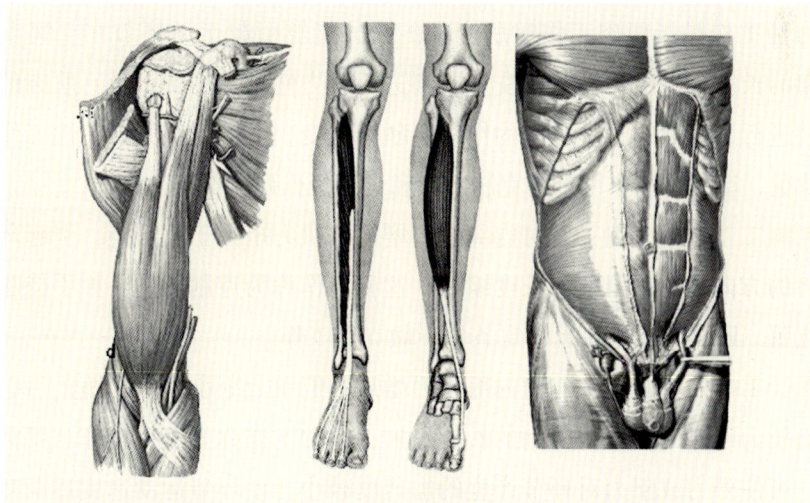

图 2-8　肌肉起止点

2. 定点和动点　肌肉收缩时，大多数动作是其附着的某一块骨的位置相对固定，而其附着的另一块骨相对移动。肌肉收缩时相对固定的一端附着点称为定点，相对移动的一端附着点称为动点。

（二）肌肉的工作条件

1. 近固定和远固定　在四肢肌肉收缩时，肌肉的近侧端附着点相对固定的工作条件称近固定（或近侧支撑），而肌肉的远侧端附着点相对固定的工作条件称远固定（或远侧支撑）。

2. 上固定和下固定　在躯干和头颈肌肉收缩时，肌肉的上端附着点相对固定的工作条件称上固定（或上支撑），而肌肉的下端附着点相对固定的工作条件称下固定（或下支撑）。

3. 无固定　在躯干和头颈肌肉收缩时，肌肉两端的附着点都不固定的工作条件称无固定（或无支撑）。

三、骨骼肌的工作性质

根据肌肉工作是否引起运动环节在空间中产生移动，可将肌肉工作区分为两种性质，即动力性工作和静力性工作。

（一）动力性工作

动力性工作是指肌肉工作时所产生的力，能够引起运动环节在空间中产生移动，肌肉的长度也发生明显的改变。肌肉进行动力性工作的特点是：肌肉的收缩和舒张交替进行，肌肉的长度和力的作用不断地改变。根据肌肉做动力性工作时对抗阻力的状况，动力性工作可分为克制工作和退让工作两种类型。

1. 克制工作　若肌肉工作时内部张力增加，肌力矩大于阻力矩，引起环节朝向肌肉拉力的方向运动，肌肉的长度缩短，这种工作称为克制工作。如手持哑铃屈肘动作，肱肌、肱二头肌是在近固定条件下做克制工作。

2. 退让工作　若肌肉工作时内部张力增加，但肌力矩小于阻力矩，引起环节向背离肌肉拉力的方向运动，肌肉的长度增加，这种工作称为退让工作。肌肉进行退让工作，可使外力或阻力对环节产生的加速度减小，使环节运动速度逐渐减慢，以至最终停止，即表现为缓冲、制动的作用。如两手侧平举后慢慢放下，三角肌是在近固定条件下做退让工作。

（二）静力性工作

若肌肉工作时内部张力增加，但肌力矩与阻力矩相等，使环节保持在固定的位置，关节角度不变，肌肉的长度不发生变化，这种工作称为静力性工作。肌肉做静力性工作时的特点是：肌肉较长时间处于持续性的收缩紧张状态，肌肉长度和力的作用比较恒定。根据肌肉做静力性工作所产生的作用，静力性工作又包括支持工作、加固工作和固定工作三类。

四、影响骨骼肌功能的解剖因素

从解剖学的角度，影响肌肉力量发挥的因素包括肌肉的生理横断面、初长度、肌纤维类型、肌拉力角、肌肉的起止点、年龄和性别等。

（一）肌肉的生理横断面

决定肌肉力量大小最重要的解剖学因素是肌肉发达程度。衡量肌肉发达程度的指标是肌肉的生理横断面。肌肉的绝对肌力取决于该肌肉的生理横断面积。肌肉的生理横断面积愈大，肌肉收缩时产生的力就可能愈大。

肌肉的生理横断面可说明肌肉中肌纤维的数量和肌纤维的粗细，即代表肌肉的发达程度。肌肉的生理横断面说明肌肉绝对力量的大小。

（二）肌肉的初长度

人的肌力的大小与肌肉收缩前的初长度有关。在一定范围内，肌肉的初长度增加或弹性拉长后，则肌肉收缩时产生的张力和缩短程度就增大。

肌肉收缩前的长度称为肌肉的初长度。在生理范围内使肌肉的初长度拉长，除能增加肌肉收缩的速度和幅度外，还能增加肌肉的收缩力量。运动实践中这种现象很多，如起跳前的预蹲，可以增大起跳的力量、速度，以增大起跳的高度，投掷技术中的"超越器械"，主要是对原动肌进行充分拉伸，创造良好的用力条件以增大投掷力量、获得更大的器械出手速度。

（三）肌肉的牵拉角度

肌肉牵拉骨骼进行杠杆式的运动，在整个运动过程中，随着骨杠杆的移动，肌肉在不同位置、不同角度上牵拉，其力量效果的大小是不一样的。

肌拉力角大，则力臂就大。力臂增大，肌肉的做功效率就高。作为进化的结果，一些大块肌肉通过突起的骨结构，如籽骨、结节、粗隆、嵴等，来增大肌拉力角，这样就增大了肌肉做功的效率，即增大了转动力矩。

（四）肌肉的起止点位置

肌肉起止点的位置决定了肌肉在身体上的位置，也决定了肌肉在骨杠杆上的作用点。研究证明，止点离关节中心远的肌肉，容易启动骨杠杆，但在使骨杠杆转动的速度和幅度方面则较差。止点离关节中心近的肌肉，则使骨杠杆的运动速度快、幅度大。此规律只适用于起动角度小于180°的条件下。

（五）不同类型肌纤维在肌肉中的比例

肌纤维通常分为白肌纤维、红肌纤维及中间肌纤维三种类型。肌肉力量的大小取决于不同类型的肌纤维在肌肉中所占的比例。白肌纤维的无氧代谢能力比红肌纤维大得多。另外，支配白肌纤维运动的神经元传导速度快，使白肌纤维达到最大张力的时间只需红肌纤维的1/8，所以白肌纤维又叫快肌纤维，适合于进行短距离、高强度的运动。红肌纤维又叫慢肌纤维，其有氧代谢的能力强于白肌纤维，故适于强度小、时间长的耐力性运动项目。人体肌肉中红、白肌纤维的比例受遗传因素的影响，后天无法更改。

（六）年龄和性别

肌力的大小与年龄有一定的关系。在30岁左右肌力达到最高峰。肌力的大小与性别也有一定的关系，女子肌力一般小于男子。

第三章　神经系统

学习目的

1. 掌握神经系统的组成及基本活动方式；脑、脊髓的位置与基本功能。
2. 熟悉主要脑神经和脊神经的分布概况及功能。
3. 了解感觉与运动的基本神经传导通路，理解神经与运动系统的功能关系，为理论学习及临床实践提供必要的理论指导。

学习要点

①神经组织。②脊髓的位置、形态及脊髓节段与椎骨的位置关系。③脑的组成及各组成部分的位置及主要功能。④脊神经前支的分布概况。⑤脑神经的分布概况。⑥神经传导通路。

神经系统（nervous system）由中枢神经系统和周围神经系统两部分组成。中枢神经系统（central nervous system）包括位于颅腔内的脑和椎管内的脊髓两部分。周围神经系统（peripheral nervous system）包括 12 对脑神经和 31 对脊神经（图 3-1）。

根据神经的分布范围，可将其分为躯体神经和内脏神经。躯体神经（somatic nerve）是指分布于运动系统和皮肤的神经；内脏神经（visceral nerve）是指分布于内脏、心血管和腺体的神经。

根据神经的功能，可分为运动神经和感觉神经。运动神经（motor nerve）是指支配骨骼肌、平滑肌和腺细胞的神经；感觉神经（sensory nerve）分布于全身各部的感受器，将机体接受内、外刺激产生的神经冲动向中枢传递。

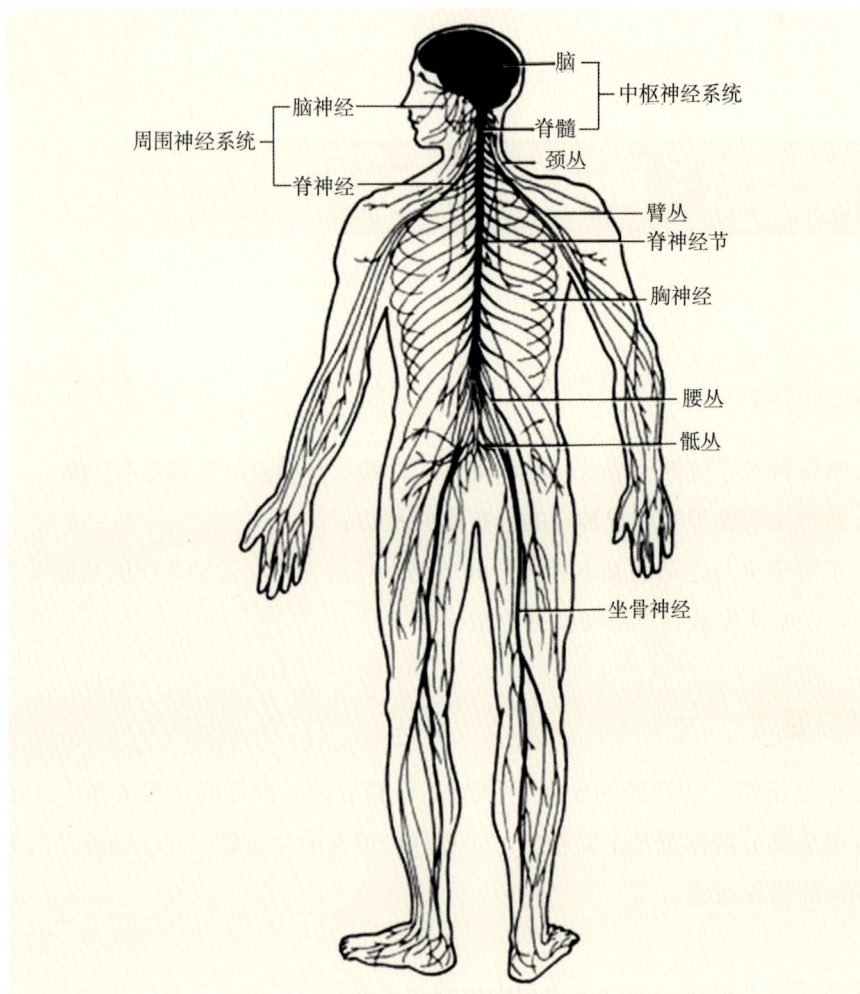

图 3-1　神经系统组成

第一节　神经组织的基本结构

一、神经组织

　　神经组织（nervous tissue）是由神经细胞和神经胶质细胞组成，是人和高等动物的基本组织之一，是神经系统的主要构成成分。神经细胞（nerve cell）是神经活动的基本结构与功能单位，也称神经元（neuron），数目约为 10^{12}，具有接受刺激、整合信息和传导冲动的能力。神经胶质细胞（neuroglial cell）的数量为神经元的10～50倍，对神经元不仅起支持、保护、营养和绝缘等作用，也参与神经递质和活性物质的代谢，对神经组织的生理和病理等方面都有重要的影响。

（一）神经细胞

1. 神经元的结构 神经元的形态不一，但均包括胞体、树突和轴突三部分（图3-2）。

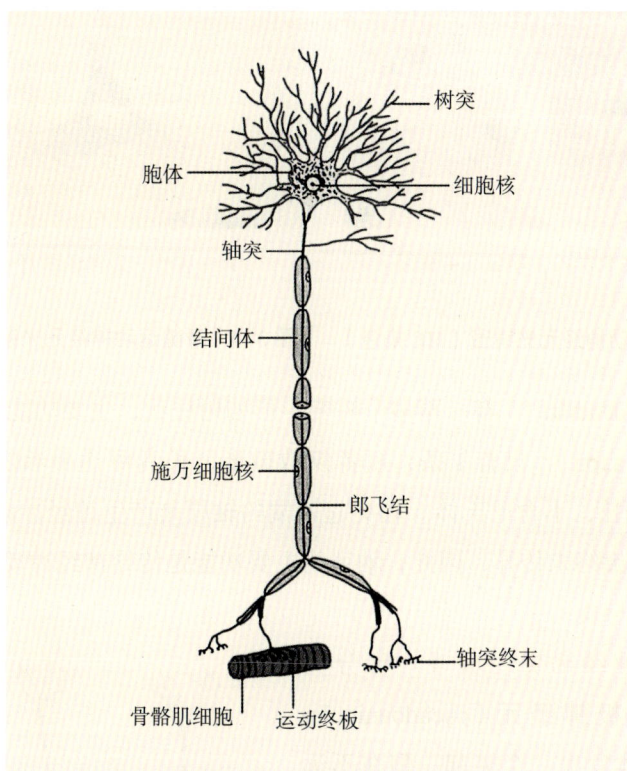

图 3-2 运动神经元结构模式图

（1）胞体 为神经元的营养和代谢中心，位于中枢神经的灰质区及周围神经的神经节。神经元胞质内有特征性的尼氏体和神经原纤维；神经元细胞膜是可兴奋膜，具有接受刺激、处理信息、产生和传导神经冲动的功能。神经元主要的胞质结构是：①尼氏体（Nissl body）（图3-3），位于神经元胞体和树突的胞质内，由发达的粗面内质网和游离核糖体构成，主要功能是合成更新细胞器所需的结构蛋白、合成神经递质所需的酶类以及肽类的神经调质。神经递质（neurotransmitter）是神经元向其他神经元或效应细胞传递信息的化学载体，主要在胞体部合成后以突触小泡的形式贮存于神经元的轴突终末端。神经调质（neuromodulator）能增强或减弱神经元对神经递质的反应，起调节作用。②神经原纤维（neurofibril）（图3-4），为神经元胞质内的丝网状结构，由神经丝和微管构成，主要功能是构成神经元的细胞骨架，参与神经元胞质内的物质运输。

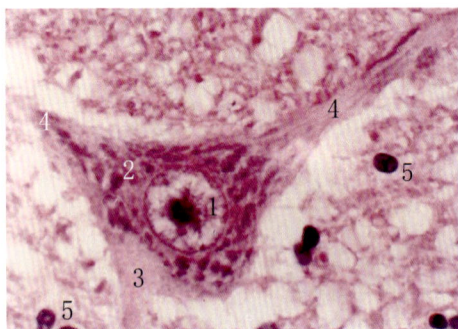

1 细胞核　2 尼氏体　3 轴丘　4 树突
5 神经胶质细胞

图3-3　脊髓运动神经元光镜图（HE 染色）

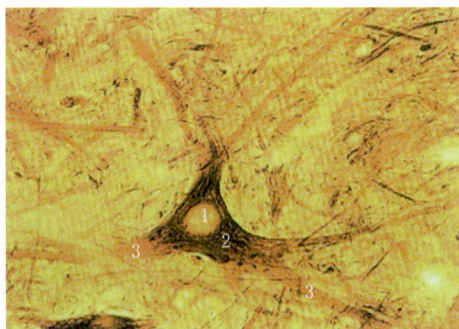

1 细胞核　2 神经原纤维　3 突起

图3-4　脊髓运动神经元光镜图（镀银染色）

（2）**树突（dendrite）**　有一至多个树突，形如树枝状，主要功能是接受刺激。

（3）**轴突（axon）**　只有 1 条，短者仅数微米，长者可达 1 米以上。胞体发出轴突的部位称轴丘，不含尼氏体。轴突起始端的轴膜是产生神经冲动的部位，神经冲动沿轴膜向轴突终末传导，因此，轴突的主要功能是传导神经冲动。

2. 神经元的分类

（1）**根据神经元突起数量**　可分为三类：①假单极神经元（pseudounipolar neuron），从胞体发出一个突起，但在不远处呈"T"形分为两支，一支进入中枢神经，称中枢突；另一支分布至周围的感受器，称周围突。中枢突传出神经冲动，是轴突；周围突接受刺激，具有树突的功能。②双极神经元（bipolar neuron），有树突和轴突各 1 个。③多极神经元（multipolar neuron），有 1 个轴突和多个树突（图 3-5）。

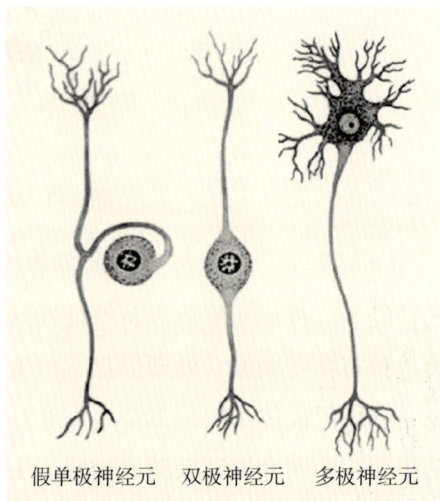

假单极神经元　双极神经元　多极神经元

图3-5　神经元的分类

（2）按神经元的功能 可分为三类：①感觉神经元（sensory neuron），又称为传入神经元（afferent neuron），多为假单极神经元，能接受体内外各种刺激，并向中枢传递。②运动神经元（motor neuron），又称为传出神经元（efferent neuron），一般为多极神经元，功能是把神经冲动向肌细胞、腺细胞的效应细胞传递。③中间神经元（interneuron），主要为多极神经元，在前两种神经元之间起联系作用，人类的中间神经元占神经元数目的99%以上，在中枢神经系统内形成复杂的神经网络，是学习、记忆、思维活动的结构基础。

3. 突触 突触（synapse）是神经元与神经元之间，或神经元与效应细胞（肌细胞、腺体）之间传递信息的结构（图3-6），可分为化学突触、电突触两类。

（1）**化学突触（chemical synapse）** 以神经递质为传递信息媒介，基本结构包括突触前成分（presynaptic element）、突触间隙（synaptic cleft）和突触后成分（postsynaptic element）三部分（图3-6）。突触前、后成分彼此相对的胞膜，分别称突触前膜和突触后膜，两者之间有宽15～30nm的突触间隙。突触前成分一般是神经元的轴突终末端，内含许多包裹有神经递质或神经调质的突触小泡（synaptic vesicle）。突触后膜上有特异性的神经递质和调质的受体及离子通道。当神经冲动沿轴膜传导到轴突终末时，可使突触前膜通过出胞作用释放神经递质到突触间隙，

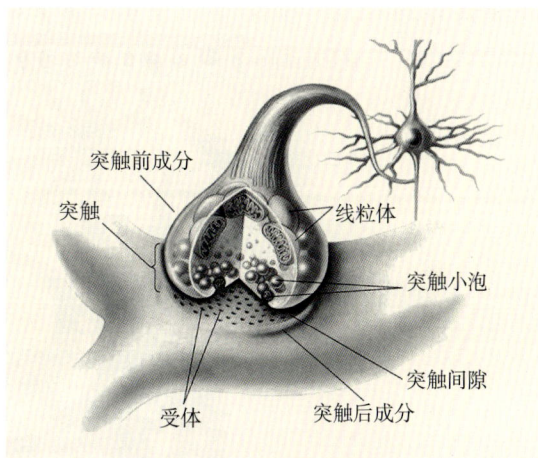

图3-6 突触结构模式图

并与突触后膜上的受体结合，引起突触后膜内离子通道开放，改变突触后膜内外侧的离子分布，使突触后神经元（或效应细胞）出现兴奋性或抑制性突触后电位。

（2）**电突触（electrical synapse）** 即缝隙连接，以电流作为信息载体，存在于中枢神经系统和视网膜内的同类神经元中，促进神经元同步活动。

（二）神经胶质细胞

神经胶质细胞广泛分布于神经元与神经元、神经元与非神经细胞之间，除了突触部位以外，一般都被神经胶质细胞分隔、绝缘，功能是对神经元起支持、保护、

营养等作用，并保证信息传递的专一性和不受干扰。

1. 中枢神经系统的神经胶质细胞

（1）星形胶质细胞（astrocyte）　是最大的一种神经胶质细胞，又可分为原浆性星形胶质细胞和纤维性星形胶质细胞两类，前者主要位于脑脊髓的灰质区，后者主要位于脑脊髓的白质区。星形胶质细胞的胞体呈星形，从胞体发出的突起伸展充填在神经元胞体及其突起之间，起支持和绝缘作用。有些突起末端扩展形成脚板，在脑和脊髓表面形成胶质界膜，或贴附在毛细血管壁上，构成血-脑屏障的神经胶质膜（图3-7）。星形胶质细胞能分泌神经营养因子（neurotrophic factor）和多种生长因子，对神经元的分化、功能的维持，以及创伤后神经元的可塑性变化，有重要影响。

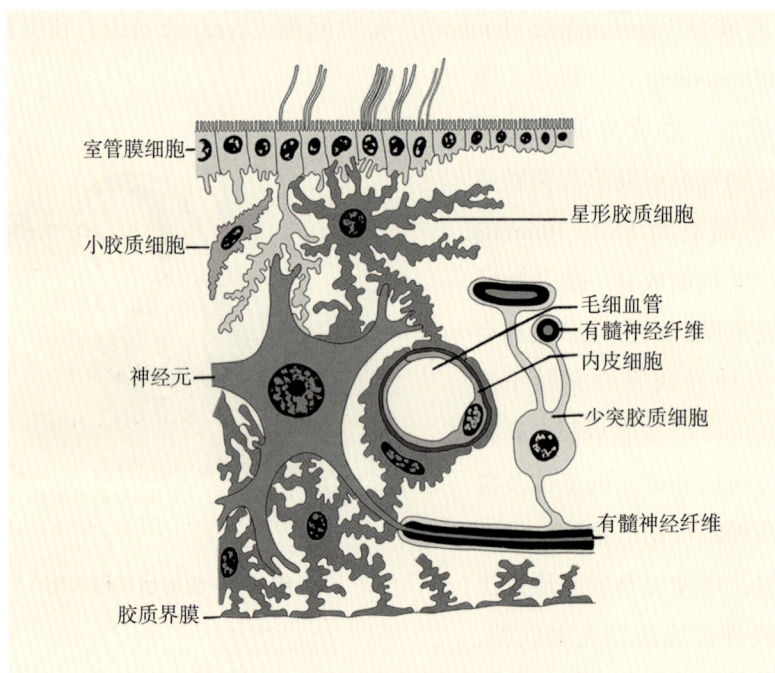

图 3-7　中枢神经系统胶质细胞模式图

（2）少突胶质细胞（oligodendrocyte）　分布于神经元胞体附近及轴突周围，其突起末端扩展成扁平薄膜，包裹神经元的轴突形成髓鞘，少突胶质细胞是中枢神经系统的髓鞘形成细胞。

（3）小胶质细胞（microglia）　由血液单核细胞迁入神经组织后演化形成，当神经组织损伤时，可转变为巨噬细胞，吞噬死亡细胞的碎屑。

（4）室管膜细胞（ependymal cell）　为衬在脑室和脊髓中央管腔面的一层单层

上皮样细胞，在脉络丛的室管膜细胞可产生脑脊液。

2. 周围神经系统的神经胶质细胞

（1）施万细胞（Schwann cell）　参与周围神经系统中神经纤维的构成，能分泌神经营养因子，促进受损伤的神经元存活及其轴突再生。

（2）卫星细胞（satellite cell）　位于周围神经系统的神经节内，为包裹神经元胞体的一层扁平或立方形细胞。

（三）神经纤维和神经

1. 神经纤维（nerve fiber）　由神经元的长轴突及包绕它的神经胶质细胞构成。根据神经胶质细胞是否形成髓鞘，可将其分为有髓神经纤维（myelinated nerve fiber）和无髓神经纤维（unmyelinated nerve fiber）。

（1）有髓神经纤维

1）周围神经系统的有髓神经纤维：由施万细胞包卷神经元的长轴突构成（图3-8 A、B、C）。施万细胞呈较长的卷筒状，包裹于神经元长轴突周围，形成的同心圆状的质膜板层，称髓鞘（myelin sheath）。施万细胞一个接一个套在轴突外面，相邻施万细胞间无髓鞘的狭窄部位，称郎飞结（Ranvier node），相邻两个郎飞结之间的一段神经纤维称结间体（internode）（图3-2）。

2）中枢神经系统的有髓神经纤维：由少突胶质细胞伸出多个突起，突起末端呈扁平薄膜状，可同时包卷多个轴突，形成同心圆状的髓鞘板层，因而其胞体位于神经纤维之间。

（2）无髓神经纤维

1）周围神经系统的无髓神经纤维：其施万细胞为不规则的长柱状，表面有数量不等、深浅不同的纵行凹沟，纵沟内有较细的轴突，不形成髓鞘（图3-8 D）。

2）中枢神经系统的无髓神经纤维：轴突外面没有特异性的神经胶质细胞包裹，轴突裸露走行于有髓神经纤维或神经胶质细胞之间。

神经纤维的功能是传导神经冲动，有髓神经纤维的神经冲动在郎飞结处跳跃式传导，故传导速度快，无髓神经纤维因无髓鞘，神经冲动沿轴膜连续传导，故传导速度慢。

2. 神经　周围神经系统的神经纤维集合形成神经纤维束，若干条神经纤维束连同包被于其周围的致密结缔组织共同构成神经（nerve）。较粗的神经（如坐骨神经）可含数十条神经纤维束，分布在组织内的细小神经常常仅由一条神经纤维束构成。

有些神经只含感觉神经纤维或运动神经纤维，多数神经同时拥有这两类神经纤维。

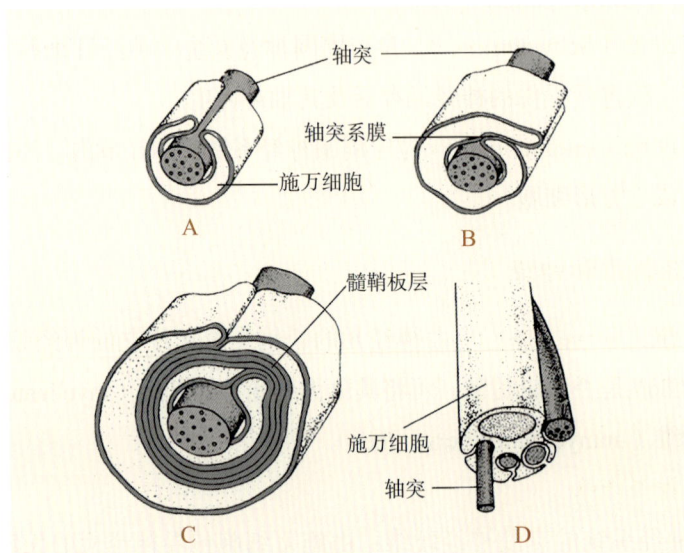

A B C 有髓神经纤维形成过程   D 无髓神经纤维

图 3-8   周围神经系统神经纤维结构模式图

（四）神经末梢

周围神经纤维的终末部分止于全身各种组织或器官内，形成各式各样的神经末梢，按其功能可分为感觉神经末梢和运动神经末梢。

1. 感觉神经末梢（sensory nerve ending） 为感觉神经元周围突的终末部分。

（1）游离神经末梢（free nerve ending） 感觉神经元周围突的终末以裸露的细支广泛分布在表皮、角膜等部位。可引起冷、热、痛、轻触觉等感觉信息。

（2）触觉小体（tactile corpuscle） 分布于皮肤的真皮乳头处，手指掌侧最多，呈卵圆形。可引起精细触觉。

（3）环层小体（lamellar corpuscle） 分布于皮下组织、腹膜、肠系膜、韧带、关节囊，体积较大，圆形或卵圆形。可引起压觉和振动觉。

（4）肌梭（muscle spindle） 分布于骨骼肌，呈梭形，表面有结缔组织被囊，内含若干条较细的梭内肌纤维。感觉神经末梢包绕梭内肌纤维中段，运动神经末梢分布在梭内肌纤维两端。肌梭属于本体感受器，可引起本体感觉（位置觉、运动觉），并调控骨骼肌运动。

2. 运动神经末梢（motor nerve ending） 运动神经元轴突分布于肌组织和腺体

内的终末部分，支配肌纤维的收缩，调节腺细胞的分泌。

（1）**躯体运动神经末梢**　分布于骨骼肌。躯体运动神经纤维反复分支，抵达骨骼肌时脱去髓鞘，每一分支进一步分支形成葡萄状终末，与骨骼肌细胞建立突触连接，连接处呈板状隆起，称为运动终板（motor end plate）或神经肌接头（neuromuscular junction）。一个运动神经元可支配的骨骼肌数目不恒定，少的仅支配数条，多者可达上千条。一个运动神经元连同其支配的全部骨骼肌纤维，组成一个运动单位（motor unit）（图3-9）。

（2）**内脏运动神经末梢**　分布于心肌、内脏及血管平滑肌和腺体。

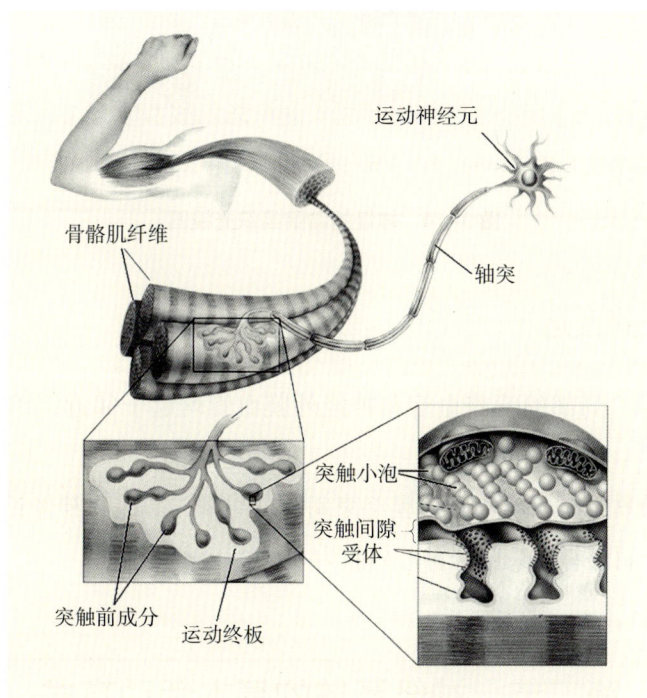

图3-9　神经肌肉接头结构模式图

二、神经的结缔组织

神经是若干条神经纤维束聚集而成的，包裹在神经表面的致密结缔组织称神经外膜（epineurium）。神经外膜的结缔组织延伸到神经纤维束间，构成束间结缔组织，并在神经纤维束表面形成数层扁平的上皮样细胞，称神经束膜（perineurium），这些细胞间有紧密连接，对进入神经纤维束的大分子物质起屏障作用。在神经纤维束内，神经束膜的组织再分隔包裹每一条神经纤维，形成包被于神经纤维表面的薄层结缔组织，称神经内膜（endoneurium）。血管和淋巴管则依次经上述被膜的结缔组织，到达每一条神经纤维周围（图 3-10）。

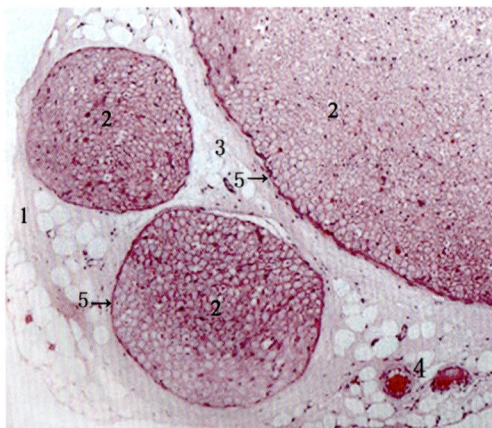

1 神经外膜　2 神经束　3 束间结缔组织　4 血管　5 神经束膜

图 3-10　神经的结缔组织光镜图

三、神经的血运

1.血管来源　局部的营养血管和神经外膜血管均起于邻近组织、器官血管的分支。

2.神经内分布形式　经神经外膜至束间结缔组织，形成与神经长轴一致、纵行走向的微血管，再经神经束膜至神经内膜内。

第二节　神经系统的基本活动方式

神经系统的基本活动方式是反射（reflex），反射是机体对内、外环境刺激做出的适当反应。反射弧（reflex arc）是机体执行反射活动的结构基础，包括感受器、感觉神经元（传入神经元）、反射中枢（中间神经元）、运动神经元（传出神经元）和效应器 5 个部分（图 3-11）。任何一个环节的损伤，都可导致反射活动减弱或消失。

反射以效应器的不同可区分为躯体反射和内脏反射，以骨骼肌作为效应器的反射称躯体反射（如肱二头肌屈肌反射），以内脏、心血管和腺体为效应器的反射称内脏反射（如血压调节反射）。躯体反射又可分为浅反射和深反射，浅反射为刺激分布于皮肤的浅感受器引起的躯体反射（如肱二头肌屈肌反射），深反射为刺激分布于运动系统的深感受器（本体感受器）引起的躯体反射（如膝跳反射）。

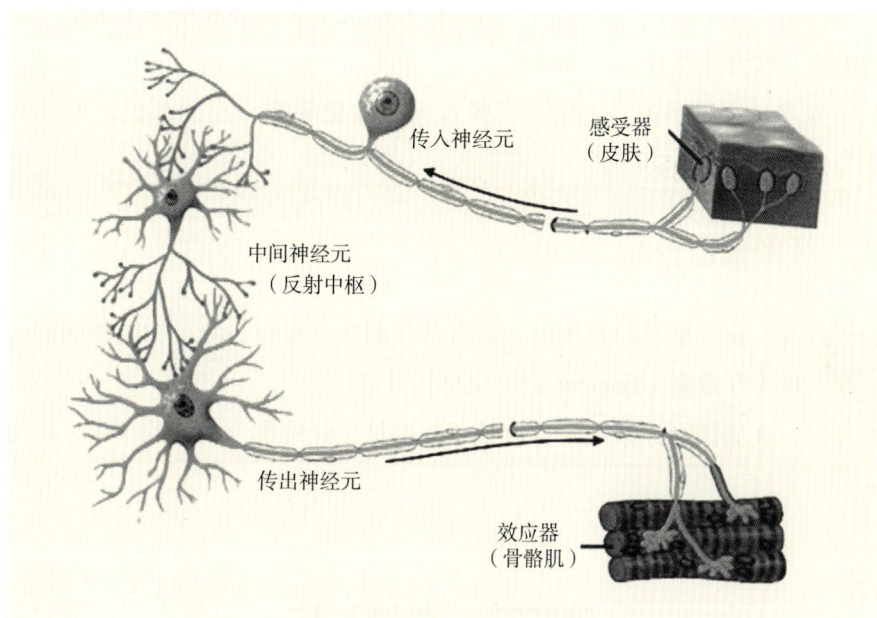

图 3-11 反射弧

第三节 神经系统的常用术语

一、灰质、白质

1. **灰质** 中枢神经系统内，神经元的胞体及其树突集中在一起的部位，其色泽灰暗，称为灰质（gray matter）。

2. **白质** 中枢神经系统内，神经元的轴突集中在一起的部位，因轴突构成的有髓神经纤维，其髓鞘折光性较强，色泽苍白，称为白质（white matter）。

二、皮质、髓质

1. **皮质** 分布于大脑和小脑表层的灰质，称皮质（cortex）。

2. 髓质   位于大脑和小脑内部的白质，称髓质（medulla）。

三、神经核、神经节

1. 神经核   在中枢神经系统内，功能相同的神经元胞体和树突聚集在一起形成的灰质团块，称为神经核（nucleus）。

2. 神经节   在周围神经系统中，神经元胞体聚集在一起的部位，形状略微膨大，称为神经节（ganglion）。

四、纤维束、神经

1. 纤维束   在中枢神经系统内，具有共同起止、走行一致、功能相同的一系列神经纤维，称为纤维束（fasciculus），也称传导束。

2. 神经   在周围神经系统中，数量不等的神经纤维集合构成的条索，称为神经（nerve）。

第四节   脊髓与脑

一、脊髓

（一）脊髓的位置与形态

1. 脊髓的位置   脊髓（spinal cord）位于椎管内，上端平枕骨大孔处与延髓相连，下端在成人平第 1 腰椎体下缘，在新生儿平第 3 腰椎体下缘。

2. 脊髓的形态   脊髓呈前后略扁的圆柱状，下端逐渐缩细形成脊髓圆锥（conus medullaris），脊髓圆锥末端以下延续为终丝（filum terminale），连至尾骨，对脊髓起固定作用。脊髓全长粗细不等，有两处梭形膨大，上部位于 $C_4 \sim T_1$ 的膨大称为颈膨大（cervical enlargement），下部位于 $L_1 \sim S_3$ 的膨大称为腰骶膨大（lumbosacral enlargement），这两处膨大分别控制上肢和下肢，由于上下肢活动精细，神经元和神经纤维在这两处显著增多，因而形成膨大。

脊髓外形上没有明显的节段性，一般以每一对脊神经前、后根的根丝相连的部分作为一个脊髓节段，脊神经有 31 对，因而根据脊神经与脊髓的连接关系，将脊髓分为 31 个节段，即颈髓（C）8 节、胸髓（T）12 节、腰髓（L）5 节、骶髓（S）5 节和尾髓（Co）1 节。由于脊髓在发育过程中，其生长速度慢于脊柱，脊髓上端与延髓相连，位置固定，因而导致各脊髓节段渐次高于相应的椎骨位置，出生时脊髓末端高度平对第 3 腰椎下缘，至成年人进一步提升至第 1 腰椎下缘。因而在脊髓圆锥以下，与腰、骶、尾髓相连的脊神经前、后根在出椎管前，先于椎管硬膜囊内下行，围绕于终丝周围，形成马尾（cauda equina）。在临床上，了解各脊髓节段与椎骨位置的对应关系，对于判断脊髓损伤平面及手术定位，具有重要临床意义（图 3–12、表 3–1）。

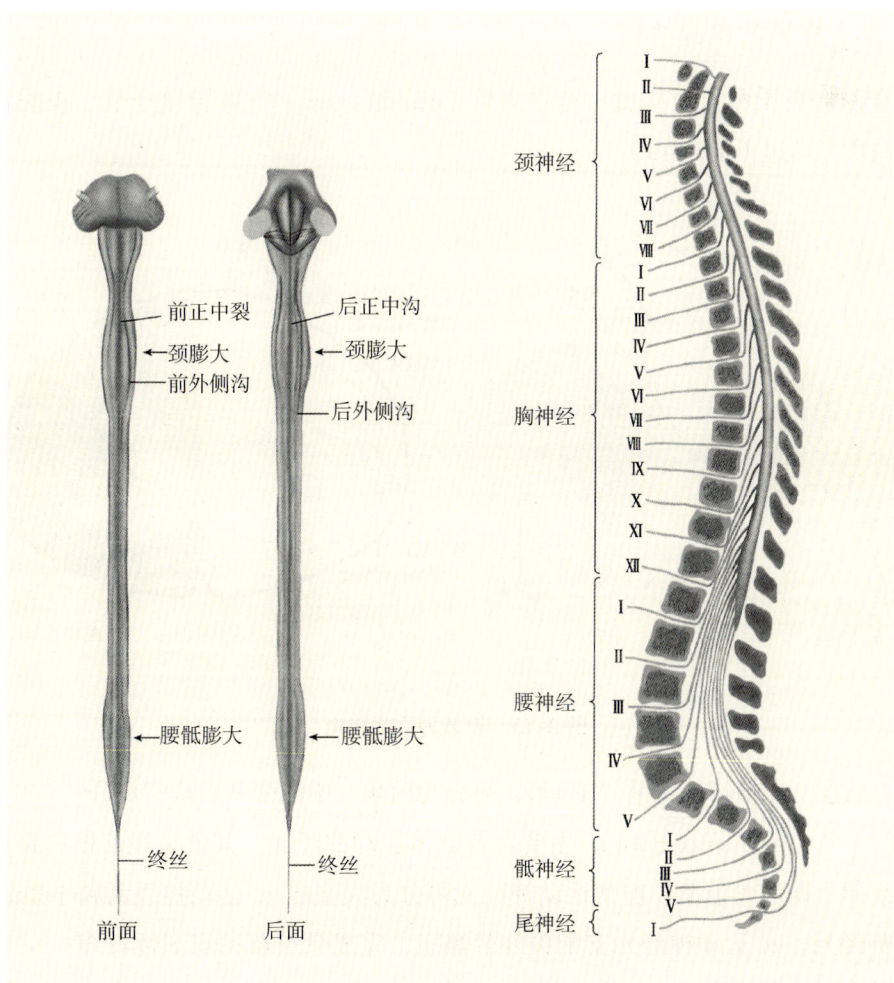

图 3–12 脊髓的外形与脊髓节段

表 3-1　脊髓节段与椎骨对应关系

脊髓节段	椎骨节段
$C_1 \sim C_4$	平 $C_1 \sim C_4$
$C_5 \sim T_4$	比对应椎骨高 1 位，即平 $C_3 \sim T_3$
$T_5 \sim T_8$	比对应椎骨高 2 位，即平 $T_3 \sim T_6$
$T_9 \sim T_{12}$	比对应椎骨高 3 位，即平 $T_6 \sim T_9$
$L_1 \sim L_5$	平 $T_{10} \sim T_{12}$ 上部
$S_1 \sim C_o$	平 T_{12} 下部 $\sim L_1$

（二）脊髓的内部结构

脊髓由灰质和白质构成，有中央管（central canal）贯穿脊髓全长。灰质在内部，白质在周边（图 3-13）。

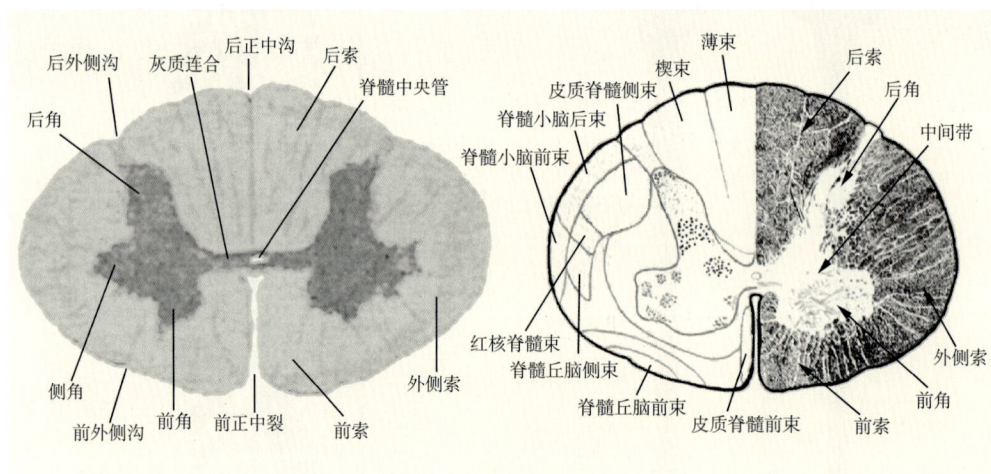

后外侧沟　灰质连合　后正中沟　后索　脊髓中央管　薄束　楔束　后索
后角　皮质脊髓侧束　脊髓小脑后束　脊髓小脑前束　后角　中间带
侧角　前外侧沟　前角　前正中裂　前索　外侧索　红核脊髓束　脊髓丘脑侧束　脊髓丘脑前束　皮质脊髓前束　前索　前角　外侧索

图 3-13　脊髓的内部结构

1.灰质　在横切面上呈"H"形，可分为前角、中间带和后角三部分。

（1）前角（anterior horn）　主要含有躯体运动神经元，其轴突经前根和脊神经分布至躯干四肢骨骼肌。前角运动神经元可分为大型的 α 运动神经元和小型的 γ 运动神经元。α 运动神经元支配梭外骨骼肌，完成骨骼肌的意识性舒缩；γ 运动神经元支配梭内骨骼肌，主要作用与肌张力调节有关。

（2）中间带（intermediate zone）　在第 1 胸髓至第 3 腰髓节段，中间带外侧部明显向外侧突出，形成侧角（lateral horn），为交感神经的低级中枢。在第 2 ～ 4 骶髓节段的中间带外侧部，是脊髓内的副交感神经低级中枢。

（3）后角（posterior horn）　主要接受来自脊神经传入的躯干和四肢的躯体感觉信息。

2. 白质　位于灰质周围，可根据脊髓表面的沟裂，分为前索、外侧索和后索三部分。脊髓白质主要由联系脑和脊髓的长距离上下行纤维束（传导束）构成。

（1）上行传导束　又称感觉传导束，把来自后根的各类感觉信息向上传导至脑的不同部位。

1）薄束（fasciculus gracilis）和楔束（fasciculus cuneatus）：二者均位于后索，由同侧脊神经节假单极神经元的中枢突经后根进入脊髓后直接延续而来，传导来自同侧躯干、四肢的意识性本体感觉和精细触觉。薄束起自第 5 胸节及以下的脊神经节细胞，感觉传导范围为下肢和躯干下部。楔束起自第 4 胸节及以上的脊神经节细胞，感觉传导范围为上肢和躯干上部。

2）脊髓丘脑束：包括脊髓丘脑前束和脊髓丘脑侧束，其纤维主要来自对侧灰质后角细胞的轴突。脊髓丘脑前束（anterior spinothalamic tract）位于前索，传导对侧躯干、四肢的压觉和轻触觉；脊髓丘脑侧束（lateral spinothalamic tract）位于外侧索前部，传导对侧躯干、四肢的痛觉和温觉。

3）脊髓小脑束：位于侧索的后外侧部，主要向小脑传导非意识性本体感觉信息。

（2）下行传导束　又称运动传导束，起自脑的不同部位，将运动指令直接或间接传递至灰质前角或中间带外侧核。

皮质脊髓束主要起自大脑皮质的中央前回，下行至延髓时，大部分纤维交叉至对侧下行入脊髓，形成皮质脊髓侧束（lateral corticospinal tract）；小部分不交叉纤维在同侧下行入脊髓，形成皮质脊髓前束（anterior corticospinal tract）。皮质脊髓前束位于前索，皮质脊髓侧束位于外侧索后部，将大脑皮质的意识性运动指令传至灰质前角。皮质脊髓侧束于脊髓外侧索后部下行，止于同侧灰质前角的躯体运动神经元，支配上下肢骨骼肌；皮质脊髓前束于脊髓前索下行，止于双侧灰质前角的躯体运动神经元，支配躯干固有肌。

此外，下行传导束还有红核脊髓束、前庭脊髓束、网状脊髓束、内侧纵束等。

（3）脊髓固有束　在脊髓阶段内或节段间起联系作用。

（三）脊髓的功能

1. 传导功能 通过上行传导束把来自后根传入的感觉信息上行传递至脑的不同部位；通过下行传导束把来自脑不同部位的运动指令下传至脊髓，经过脊髓的中继后，支配骨骼肌，调控内脏、心血管和腺体的功能活动。

2. 反射功能 脊髓反射是在脑的控制下进行的固有反射活动，如牵张反射、屈曲反射、排尿排便反射等。

二、脑

脑位于颅腔内，可分为延髓、脑桥、中脑、小脑、间脑和端脑 6 部分（图3-14）。

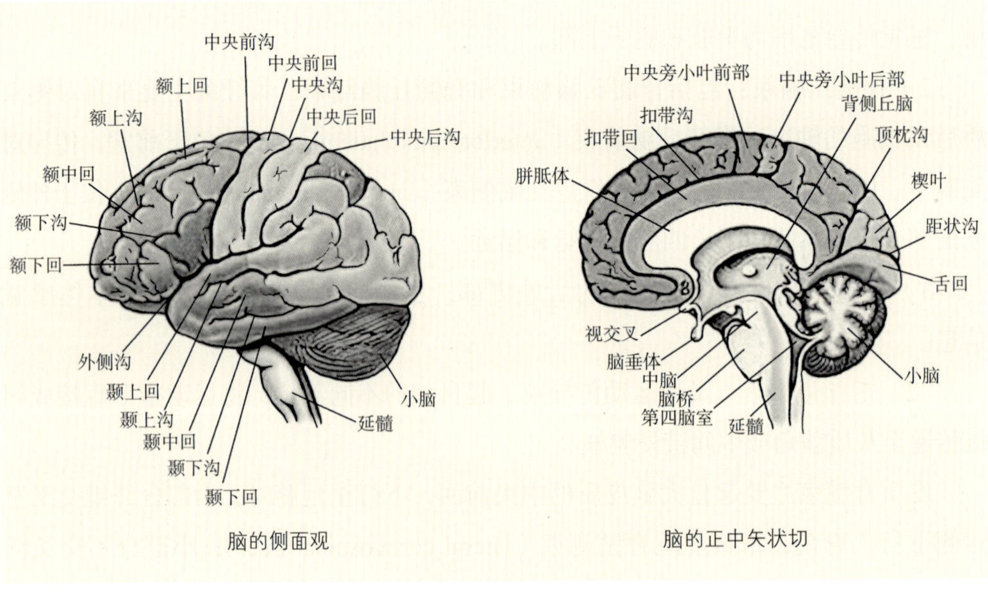

图 3-14 脑的侧面观及脑的正中矢状切

（一）脑干

1. 脑干的位置与外形 脑干（brain stem）自下而上由延髓、脑桥和中脑三部分组成，位于颅后窝前部，中脑向上邻接间脑，延髓向下在枕骨大孔处与脊髓相连，延髓和脑桥的背侧邻小脑，并与小脑间围成一锥形空隙，称第四脑室（forth ventricle）（图 3-15）。

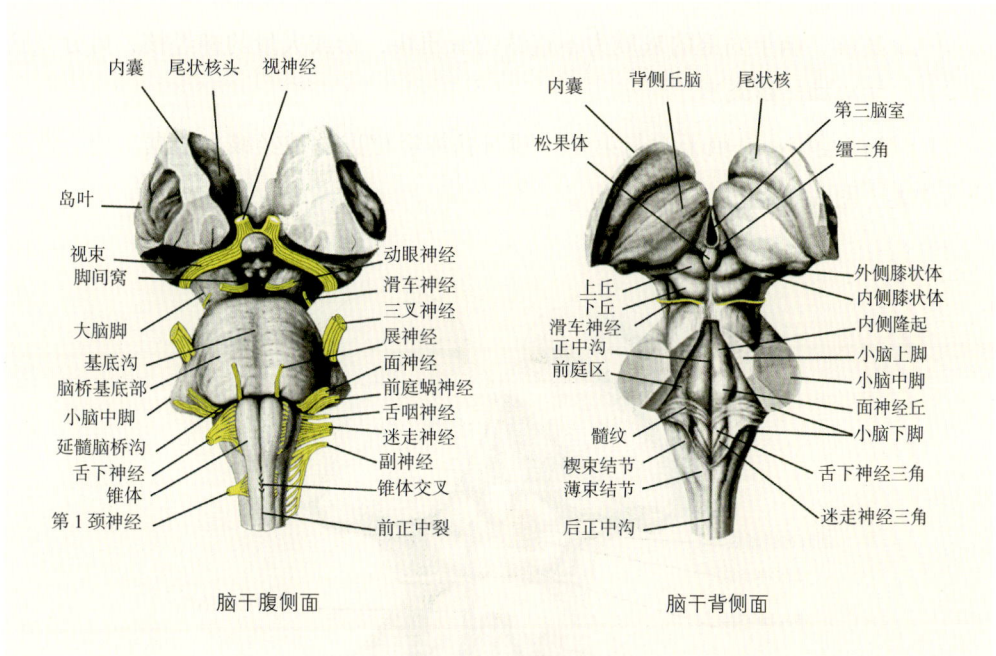

图 3-15 脑干的外形

（1）延髓（medulla oblongata） 形似倒置的圆锥体，其腹侧面中线两侧的纵行隆起称锥体（pyramid），由下行至延髓的锥体束纤维（主要是皮质脊髓束）构成，在延髓下部，大部分皮质脊髓束纤维左右交叉，形成锥体交叉（decussation of pyramid）。锥体的外侧有舌下神经根出脑，延髓的两侧自上而下依次有舌咽神经、迷走神经和副神经的根丝相连。

（2）脑桥（pons） 腹侧面膨隆宽阔，形成脑桥基底部，与延髓之间以延髓脑桥沟为界，沟内由中线向外侧依次有展神经、面神经和前庭蜗神经相连。脑桥基底向外后延伸，逐渐缩细延续为小脑中脚，与小脑中脚交界处有三叉神经相连。

在延髓上部和脑桥的背侧面有一菱形浅窝，称为菱形窝（rhomboid fossa），为中央管后壁向两侧敞开形成，构成第四脑室底。

（3）中脑（midbrain） 腹侧面为一对粗大的纵柱，称大脑脚（cerebral peduncle），两侧大脑脚之间为脚间窝，有动眼神经穿出。背侧部为四叠体，由上、下各一对圆丘形隆起组成，分别称上丘（superior colliculus）和下丘（inferior colliculus），其深面的灰质核团分别为视、听觉的皮质下反射中枢。

2. 脑干的内部结构

（1）灰质   脑干内部的灰质为不连续的灰质块，形成大量的神经核，可分为脑神经核、非脑神经核两类。

1）脑神经核：是脑干内与第Ⅲ～Ⅻ对脑神经相连的神经核，根据功能、性质分为7类（图3-16）。

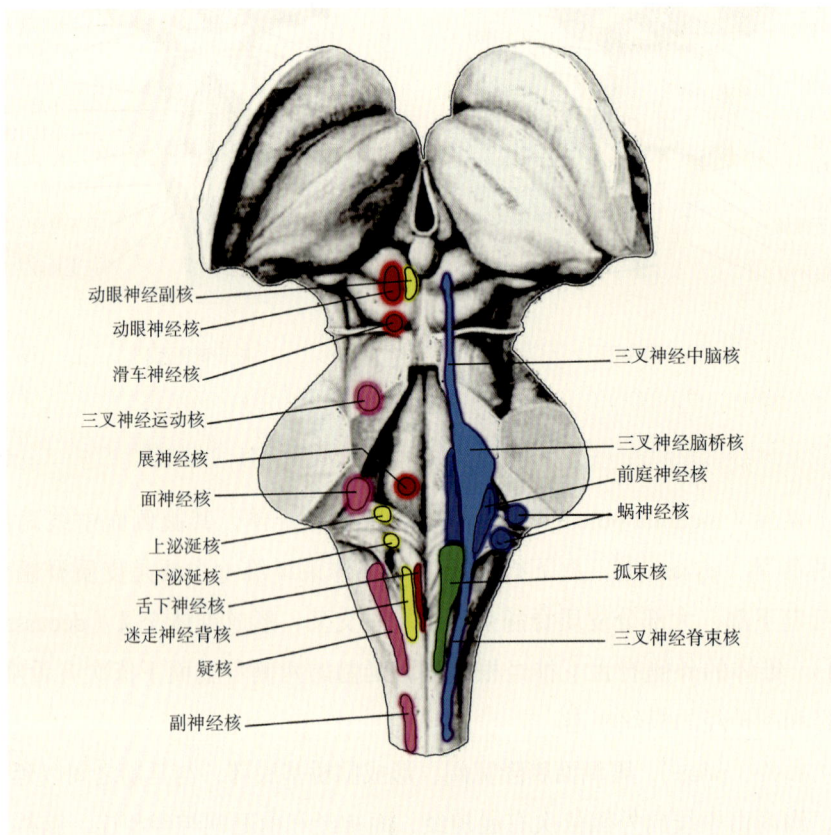

图 3-16   脑神经核在脑干背侧的投影

①一般躯体运动核：包括动眼神经核、滑车神经核、展神经核和舌下神经核，发出一般躯体运动纤维，支配由肌节演化形成的眼外肌、舌部骨骼肌。②特殊内脏运动核：包括三叉神经运动核、面神经核、疑核和副神经核，发出特殊内脏运动纤维，主要支配咀嚼肌、面肌、咽喉肌等由鳃弓演化形成的骨骼肌。③一般内脏运动核：动眼神经副核、上泌涎核、下泌涎核和迷走神经背核，均为副交感核，为副交感神经在脑部的低级中枢。④特殊内脏感觉核：孤束核，接受传入的初级味觉纤维。⑤一般内脏感觉核：孤束核，接受经由脑神经传入的一般内脏感觉信息。⑥特

殊躯体感觉核：包括前庭神经核和蜗神经核，接受传入的平衡觉纤维、初级听觉。
⑦一般躯体感觉核：主要是三叉神经脑桥核与三叉神经脊束核，接受经由脑神经传入的头面部皮肤、黏膜的躯体感觉信息。

2）非脑神经核：主要为脑干内上、下行纤维束的中继核，如薄束核与楔束核，分别接受脊髓内上行的薄束和楔束纤维，并发出轴突，交叉后上行，组成内侧丘系至间脑。

（2）白质　主要是上、下行传导束。

1）上行传导束：主要的有内侧丘系、三叉丘系、脊髓丘系等（图 3-40）。

内侧丘系（medial lemniscus）起自延髓的薄束核与楔束核的纤维，左右交叉后上行，止于背侧丘脑。传导来自对侧躯干、四肢的意识性本体感觉和精细触觉。

三叉丘系（trigeminal lemniscus）起自延髓和脑桥的一般躯体感觉核，纤维左右交叉后上行，止于背侧丘脑。传导来自对侧头面部的痛觉、温觉和触觉。

脊髓丘脑束（spinothalamic tract）又称为脊髓丘系，为脊髓内脊髓丘脑束的延续，上行至背侧丘脑。传导对侧躯干和四肢的痛觉、温觉和触觉信息。

2）下行传导束：主要有皮质脊髓束和皮质核束，二者组成锥体束（pyramidal tract）（图 3-42）。

皮质脊髓束（corticospinal tract）来自同侧大脑皮质，于延髓锥体下部分为皮质脊髓前束和皮质脊髓侧束进入脊髓。功能是支配躯干、上下肢骨骼肌。

皮质核束（corticonuclear tract）也称皮质脑干束，来自同侧大脑皮质，止于脑干内的脑神经运动核。功能是支配头面部骨骼肌。

（3）网状结构　位于脑干被盖中央的灰白质交织区域，具有广泛的纤维联系。

3. 脑干的功能

（1）传导功能、反射功能

（2）网状结构的功能　维持大脑皮质的觉醒状态，调控睡眠，调节肌张力。延髓网状结构内有调节呼吸和心血管活动的"生命中枢"。

（二）小脑

小脑（cerebellum）位于颅后窝，由两侧膨大的小脑半球（cerebellar hemisphere）和中间部狭窄并盘曲如环的小脑蚓（vermis）构成（图 3-17、图 3-18）。两侧小脑半球的上面平坦，下面各有一明显的隆突部分，称为小脑扁桃体（tonsil of cerebellum），颅内压增高时，可被向下挤压入枕骨大孔，压迫延髓的心血管中枢和呼吸中枢，导致枕骨大孔疝或小脑扁桃体疝，可危及生命。小脑是重要的躯体运动调节中枢，功能主要是调节肌张力、维持身体平衡、协调精细的随意运动。

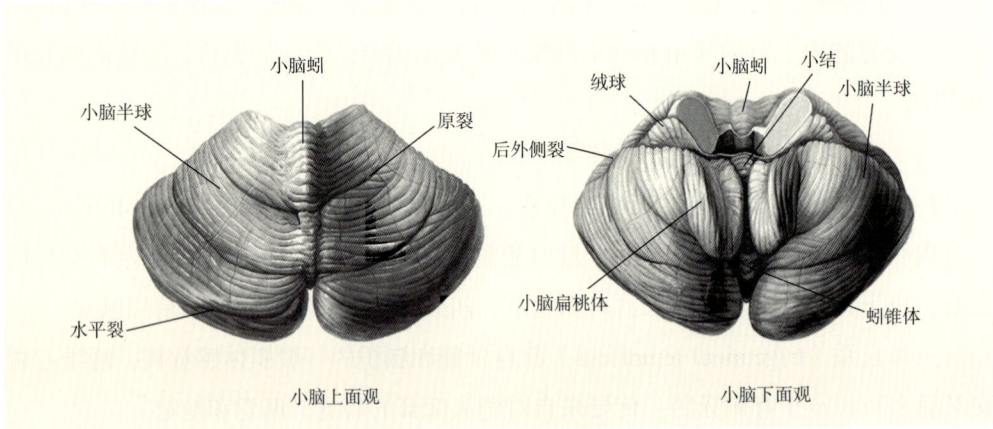

图 3-17　小脑的外形

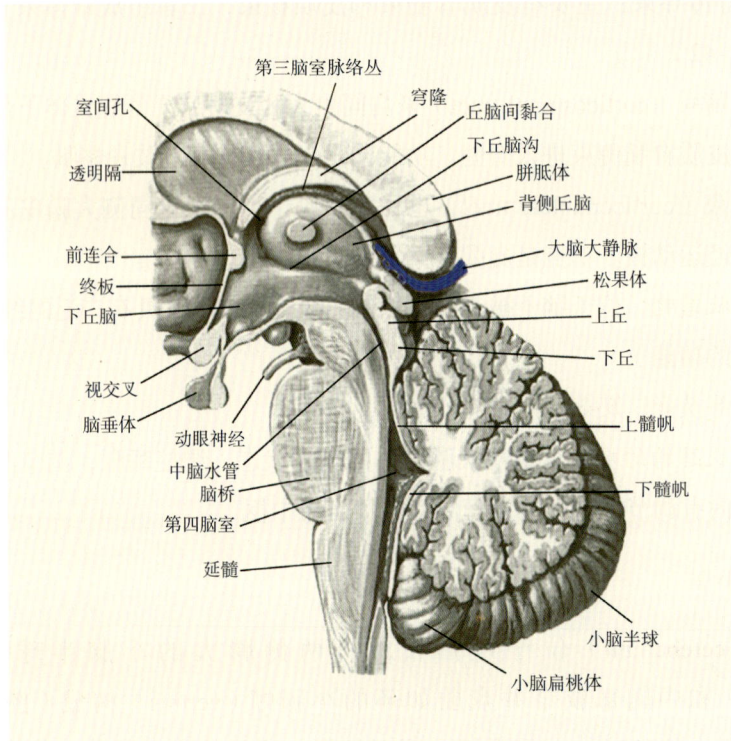

图 3-18　脑干、小脑和间脑（正中矢状切）

（三）间脑

间脑（diencephalon）位于中脑的前上方，大部分被大脑半球笼罩，主要包括背侧丘脑、后丘脑、下丘脑三部分。两侧间脑之间的矢状位间隙，称第三脑室（third ventricle），其外侧壁上有室间孔通侧脑室，向后下以中脑水管通第四脑室（图3-18）。

1. 背侧丘脑（dorsal thalamus） 也称丘脑，位于间脑的背侧部，是间脑中最大的一对卵圆形灰质团块。背侧丘脑内部有一呈"Y"形的白质板，称内髓板。内髓板将背侧丘脑分为三部分，分别是前核群、内侧核群和外侧核群，其中外侧核群腹侧后部又可分为腹后外侧核（ventral posterolateral nucleus）和腹后内侧核（ventral posteromedial nucleus）。背侧丘脑是皮质下高级感觉中枢，对侧半身的躯体浅、深感觉信息经过背侧丘脑的腹后内侧核和腹后外侧核中继后，投射向大脑皮质（图3-19）。

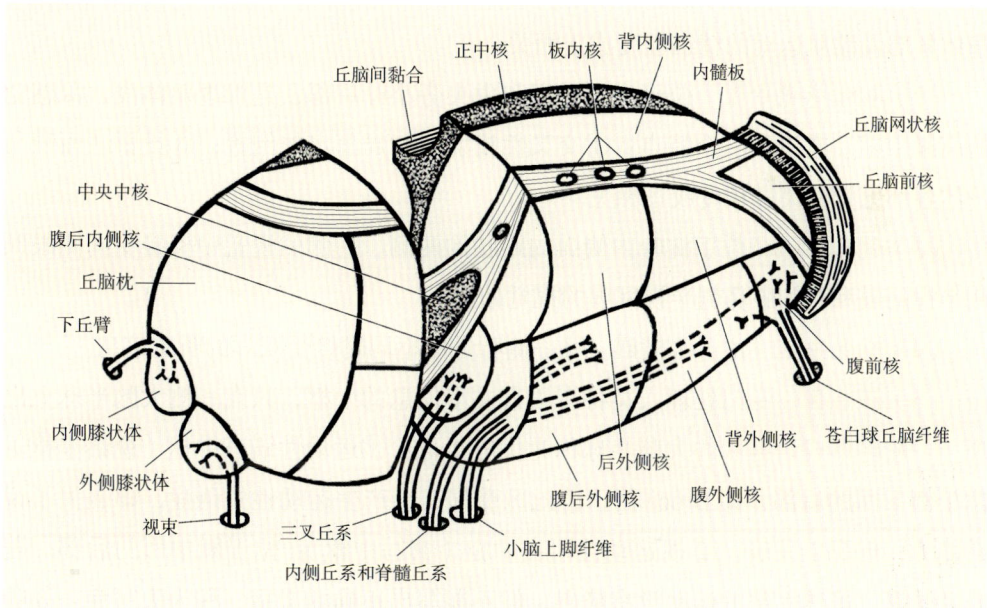

正中核　板内核　背内侧核
丘脑间黏合　　　　　内髓板
丘脑网状核
中央中核　　　　　　　　丘脑前核
腹后内侧核
丘脑枕
下丘臂
腹前核
内侧膝状体
外侧膝状体
苍白球丘脑纤维
视束
背外侧核
后外侧核
三叉丘系　　　小脑上脚纤维
腹后外侧核　腹外侧核
内侧丘系和脊髓丘系

图 3-19　背侧丘脑的内部结构

2. 后丘脑（metathalamus） 位于背侧丘脑的后外下方，由内侧膝状体（medial geniculate body）和外侧膝状体（lateral geniculate body）组成（图3-15），前者是听觉传导通路的中继核，后者是视觉传导通路的中继核。

3. 下丘脑（hypothalamus） 位于背侧丘脑的前下方。下丘脑是皮质下内脏活动中枢，对内分泌、体温等有重要调控作用。

（四）端脑

端脑（telencephalon）由左、右两侧的大脑半球（cerebral hemisphere）组成，两侧大脑半球之间的裂隙称大脑纵裂，大脑纵裂的底部为连接左右大脑半球的胼胝体（corpus callosum）（图 3–14）。

1. 大脑半球的外形与分叶　大脑半球表面凹凸不平，布满深浅不一的脑沟及相邻脑沟之间隆起的脑回。每侧大脑半球以中央沟、外侧沟和顶枕沟分为 5 个叶，即额叶、顶叶、颞叶、枕叶和岛叶。

2. 大脑皮质的机能定位　大脑皮质（cerebral cortex）为位于大脑半球表层的灰质，是高级神经活动的结构基础。大脑皮质的不同区域行使不同的高级神经活动，一般将这些不同的功能区称为中枢。主要的机能中枢如下。

（1）**躯体运动中枢**　位于中央前回和中央旁小叶前部，是管理骨骼肌随意运动的高级中枢。有以下三个特点：①交叉性支配；②局部定位倒置；③投影区面积与身体各部骨骼肌运动的精细程度成正相关。

（2）**躯体感觉中枢**　位于中央后回和中央旁小叶后部，是管理躯体浅、深感觉的高级中枢。有以下三个特点：①交叉性投射；②局部定位倒置；③投影区面积与身体各部感觉的灵敏程度成正相关。

（3）**视觉中枢**　位于枕叶内侧面的距状沟两侧。一侧的视觉中枢接受同侧眼颞侧半视网膜和对侧眼鼻侧半视网膜的视觉信息。

（4）**听觉中枢**　位于颞横回。每一侧听觉中枢同时接受双耳的听觉信息。

（5）**语言区**　专门处理人类特有语言文字信息的中枢，只在一侧大脑半球上出现，一般将形成语言区的大脑半球称为优势半球：①运动性语言中枢（说话中枢）：位于额下回的后部，即 Broca 区，若此区受损，会产生运动性失语症，即丧失了说话能力，但仍能发音。②视运动性语言中枢（书写中枢）：位于额中回的后部。若此区受损，虽然手部的运动没有障碍，但不能写出正确的文字，称为失写症。③听觉性语言中枢（听话中枢）：位于颞上回的后部。若此区受损，虽然患者听觉正常，能够听到别人说话，但不能听懂、理解别人说话的意思，成为感觉性失语症。④视觉性语言中枢（阅读中枢）：位于颞横回。若此区受损时，视觉正常，但患者不能理解文字符号的意义，称为失读症。

3. 端脑的内部结构　灰质在大脑半球表面形成大脑皮质，在大脑半球内部形成基底核。白质在大脑半球内部，称大脑髓质。大脑半球内部的不规则空隙，形成侧脑室。

（1）**基底核**（basal nucleus） 位于白质内，包括尾状核（caudate nucleus）、豆状核（lentiform nucleus）、屏状核和杏仁体四部分。尾状核位于背侧丘脑的外侧，弯曲呈弓状。豆状核位于岛叶深部，又可分为壳（putamen）和苍白球（globus pallidus）两部分。一般把尾状核与豆状核合称为纹状体，又可将其分为新纹状体与旧纹状体两部分，新纹状体指尾状核与壳，旧纹状体指苍白球，均为锥体外系的重要组成部分，参与运动的精细控制（图 3-20）。

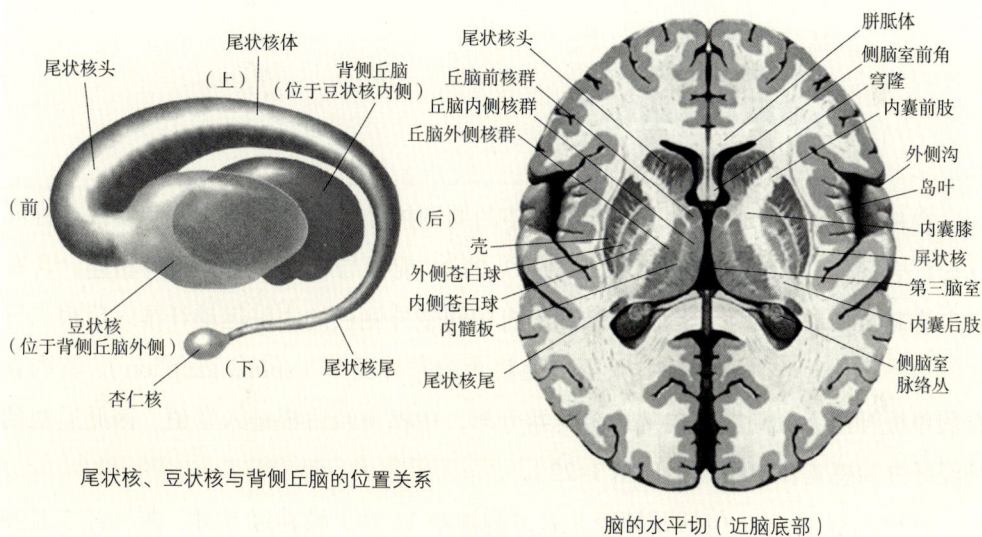

图 3-20 基底核与内囊

（2）**侧脑室**（lateral ventricle） 为位于大脑半球内、形状不规则的腔隙，借室间孔通第三脑室。

（3）**大脑髓质**（cerebral medulla） 由联系大脑皮质各部、联系大脑皮质与皮质下中枢的神经纤维构成，包括联络纤维、连合纤维和投射纤维。联络纤维（association fibers）是在本半球内联系大脑皮质各部的神经纤维。连合纤维（commissural fibers）是联系两侧大脑半球的神经纤维，包括胼胝体、前连合、穹窿连合等。投射纤维（projection fibers）是联系大脑皮质与皮质下中枢的上、下行神经纤维，大部分投射纤维经过的重要通路是内囊。

内囊（internal capsule）是位于豆状核、尾状核与背侧丘脑之间形成的白质板，

在水平切面上呈 "><" 形，可分为内囊前肢、内囊膝和内囊后肢三部分（图 3-20）。通过内囊膝的重要传导束是皮质核束，通过内囊后肢的重要传导束为皮质脊髓束、丘脑中央辐射、视辐射和听辐射，内囊广泛损伤时，上述传导束受损，患者可出现"三偏综合征"，即对侧偏身感觉丧失（丘脑中央辐射受损）、对侧偏瘫（皮质脊髓束、皮质核束受损）、对侧偏盲（视辐射受损）。

第五节　脊神经与脑神经

一、脊神经

（一）脊神经的构成

脊神经（spinal nerve）是与脊髓相连的周围神经，由脊神经前根和后根在椎间孔处汇合而成，经椎间孔走出椎管（图 3-21）。前根与脊髓的前外侧沟相连，含有来自脊髓灰质前角的躯体运动纤维和来自中间带外侧核的内脏运动纤维。后根与脊髓的后外侧沟相连，在椎间孔处形成略膨大的脊神经节（spinal ganglion），其内含有假单极神经元，周围突向外周感受器分布，中枢突经后根进入脊髓，因此后根的神经纤维为感觉性神经纤维（图 3-22）。

脊神经有 31 对，包括颈神经 8 对、胸神经 12 对、腰神经 5 对、骶神经 5 对和尾神经 1 对。

（二）主要分支

脊神经出椎间孔，随即分为脊神经前支、脊神经后支、脊膜支和交通支（图 3-21）。

1. **脊神经前支**　为脊神经最粗大的分支。除胸神经前支外，先吻合形成四个神经丛，即颈丛、臂丛、腰丛和骶丛，在神经丛内，组成各丛的神经纤维重新编织，形成新的神经分支，分布于身体各部的感受器和效应器（图 3-1、表 3-2）。

2. **脊神经后支**　主要分布于枕、项、背、腰、骶、臀部的肌肉、皮肤。

3. **脊膜支**　经椎间孔返回椎管，分布于脊髓被膜、骨膜、韧带、椎间盘等处。

4. **交通支**　连于脊神经与交感干之间，有灰交通支和白交通支两类。

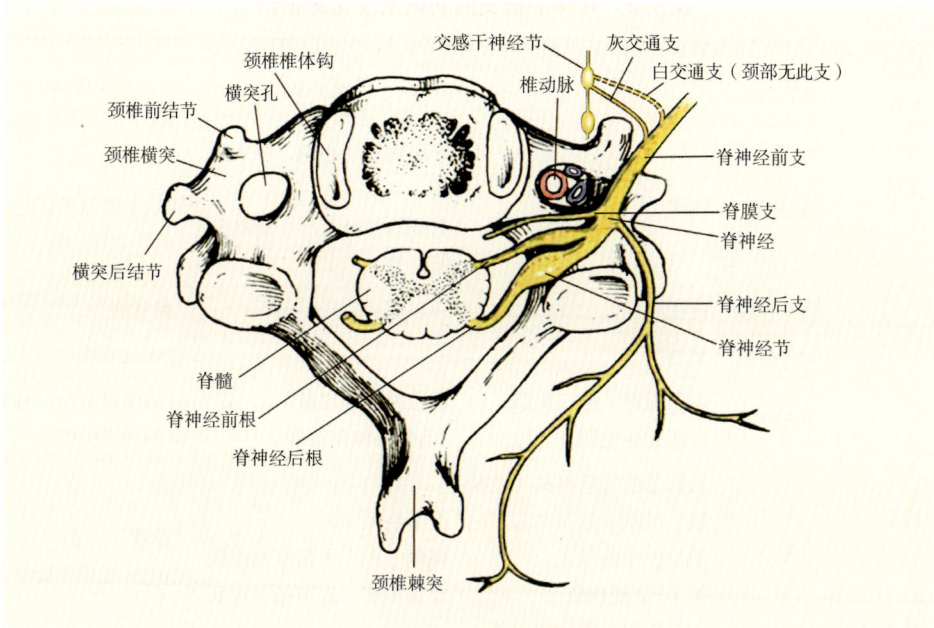

图 3-21 脊神经的构成与分支（颈部）

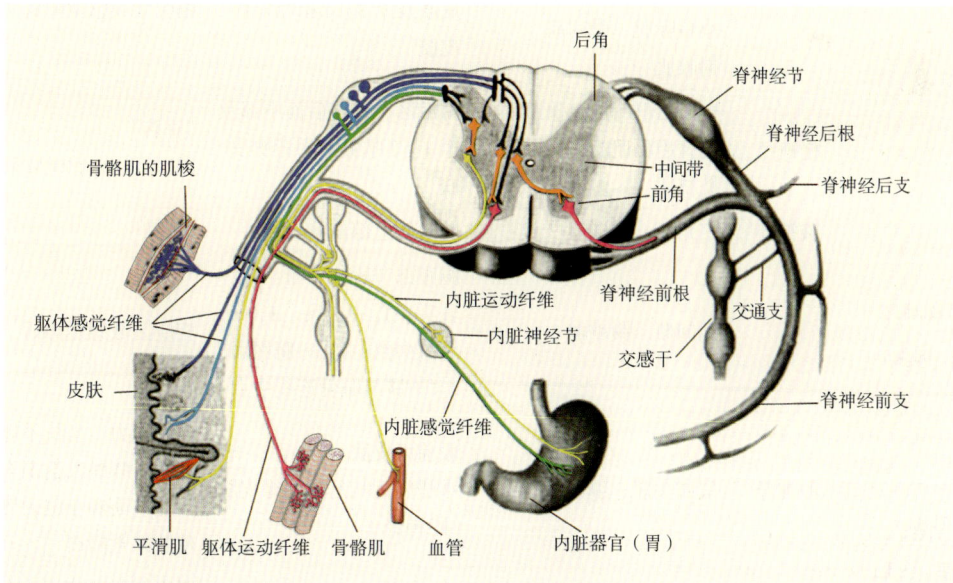

图 3-22 脊神经的纤维成分

表 3-2   脊神经前支分布概况及常见损伤

脊神经前支	重要分支	支配肌肉	感觉区域	损伤症状
颈丛 ($C_{1 \sim 4}$)	膈神经	膈肌	纵隔胸膜、心包、膈下腹膜 右侧膈神经至肝、胆囊和胆总管	同侧半膈肌功能受损
臂丛 ($C_5 \sim T_1$)	胸长神经	前锯肌	—	"翼状肩"
	胸背神经	背阔肌	—	背阔肌瘫痪
	肌皮神经	臂肌前群（肱二头肌、肱肌和喙肱肌）	前臂外侧部皮肤（前臂外侧皮神经）	臂肌前群瘫痪，前臂桡侧感觉障碍
	正中神经	大部分前臂前群肌（肱桡肌、尺侧腕屈肌和指深屈肌尺侧半除外） 第 1、2 蚓状肌 大鱼际肌（拇收肌除外）	手掌桡侧 2/3 桡侧 3 个半手指掌面皮肤及其中节、远节指背皮肤	"猿掌" 相应区域感觉障碍
	尺神经	尺侧腕屈肌和指深屈肌尺侧半 第 3、4 蚓状肌 小鱼际肌、骨间肌 拇收肌	手掌尺侧 1/3 尺侧 1 个半指的掌、背面皮肤及第 3、4 指相对侧皮肤	"爪形手" 相应区域感觉障碍
	桡神经	臂肌后群（肱三头肌） 前臂后群肌 肱桡肌	臂后区、前臂后面中部及第 1、2 掌骨间手背侧皮肤	"垂腕" 虎口区皮肤感觉障碍
	腋神经	三角肌、小圆肌	臂外侧上部皮肤	"方肩"
胸神经前支	—	肋间肌、腹壁肌	胸腹部节段性分布：$T_4 \to$ 乳头、$T_6 \to$ 剑突、$T_8 \to$ 肋弓中点、$T_{10} \to$ 脐平面、$T_{12} \to$ 脐与耻骨连线中点	相应区域感觉障碍
腰丛 ($T_{12} \sim L_4$)	股神经	股四头肌、缝匠肌	股前区皮肤 小腿内侧和足内侧缘皮肤（隐神经）	屈髋无力、坐位不能屈膝、膝跳反射消失 大腿前面和小腿内侧皮肤感觉障碍
	闭孔神经	股内侧肌群	股内侧皮肤	股内侧肌群瘫痪（大腿不能内收） 股内侧皮肤感觉障碍

续表

脊神经前支	重要分支		支配肌肉	感觉区域	损伤症状
骶丛 （L₄～Co）	坐骨神经（支配股后群肌：股二头肌、半腱肌和半膜肌）	胫神经	小腿后肌群、足底肌	小腿后面和足底皮肤	"钩状足"、小腿后和足底皮肤感觉障碍
		腓总神经	小腿前、外侧肌群、足背肌	小腿前外侧下部、足背面皮肤	"马蹄内翻足"、小腿前外侧、足背皮肤感觉障碍

（三）颈丛

1. 颈丛的组成及位置 颈丛（cervical plexus）由第 1～4 颈神经前支相互交织构成，位于胸锁乳突肌上部深面、肩胛提肌及中斜角肌的前方（图 3-23）。

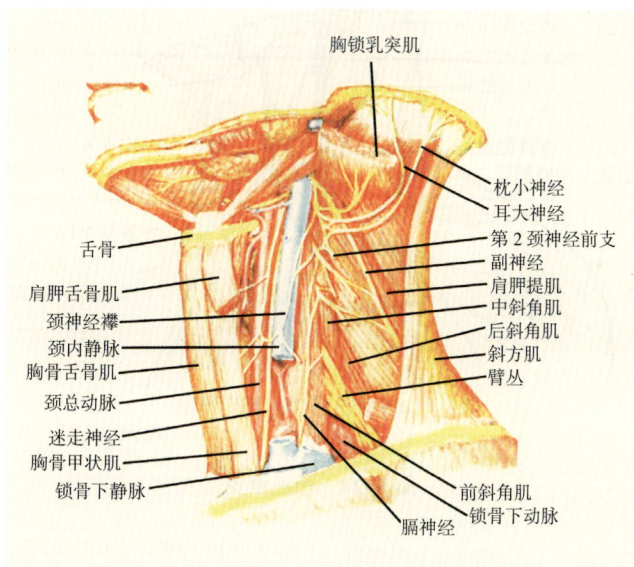

图 3-23 颈丛、膈神经和副神经

2. 颈丛的主要分支

（1）枕小神经（lesser occipital nerve）（C₂） 沿胸锁乳突肌后缘上行，分布于枕部外侧及耳郭背面的皮肤。

（2）耳大神经（great auricular nerve）（C₂～₃） 沿胸锁乳突肌表面上行，分布于耳郭及其附近皮肤。

（3）颈横神经（transverse nerve of neck）（C₂～₃） 向前横行越过胸锁乳突肌表面，分布于颈前部皮肤。

（4）锁骨上神经（supraclavicular nerve）（C$_{3\sim4}$） 有 2 ～ 4 条分支，分布于颈外侧下部、胸壁上部及肩部皮肤。

上述 4 条皮支均于胸锁乳突肌后缘中点附近浅出至皮下，该浅出部位是临床上常用的浸润麻醉的阻滞点，称神经点（图 3-24）。

（5）膈神经（phrenic nerve）（C$_{3\sim5}$） 沿前斜角肌前面下行，经胸廓上口入胸腔，经过肺根前方，于纵隔胸膜和心包之间下行到达膈肌。其中躯体运动纤维支配膈肌，内脏感觉纤维主要分布于胸膜、心包，右侧者还分布至肝、胆囊和肝外胆道。

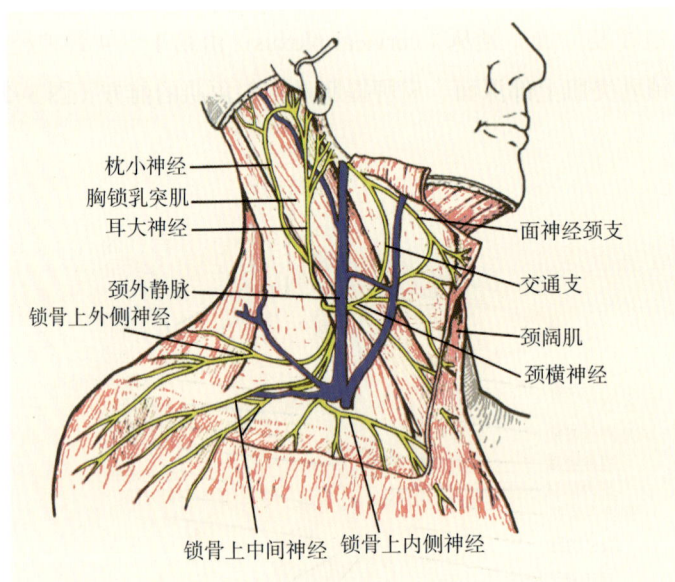

图 3-24 颈丛皮支

（四）臂丛

1. 臂丛的组成及位置 臂丛（brachial plexus）由第 5 ～ 8 颈神经前支和第 1 胸神经前支的大部分纤维相互交织构成。组成臂丛的各部纤维与锁骨下动脉相伴行，向外穿经斜角肌间隙出颈部后，于锁骨后下方进入腋窝，伴行于腋动脉周围，并形成外侧束、内侧束和后束。臂丛的多数分支由这三条神经束发出（图 3-25）。

2. 臂丛的主要分支 臂丛的分支可分为锁骨上部分支和锁骨下部分支两类。锁骨上部分支多于锁骨平面以上，起自臂丛尚未形成三条神经束之前。锁骨下部分支多于锁骨平面以下，起自臂丛的外侧束、内侧束和后束（图 3-25、图 3-26、图 3-27）。

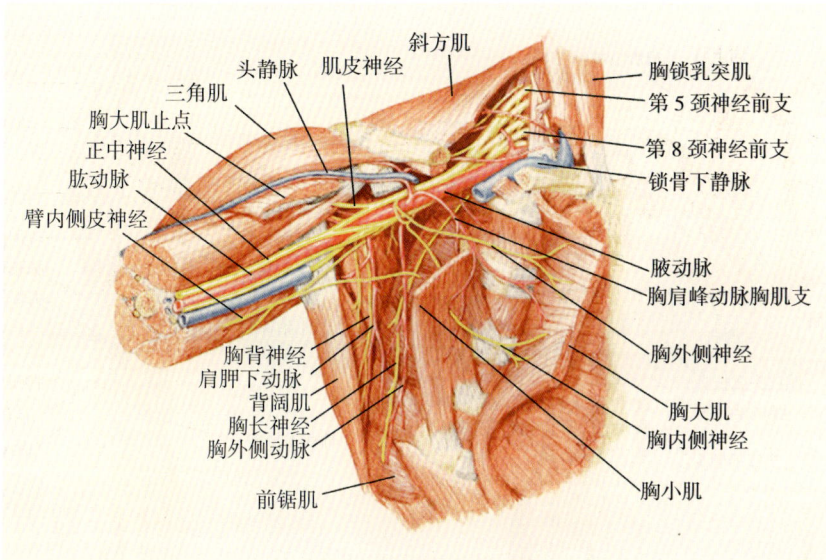

图 3-25　臂丛的组成及分支

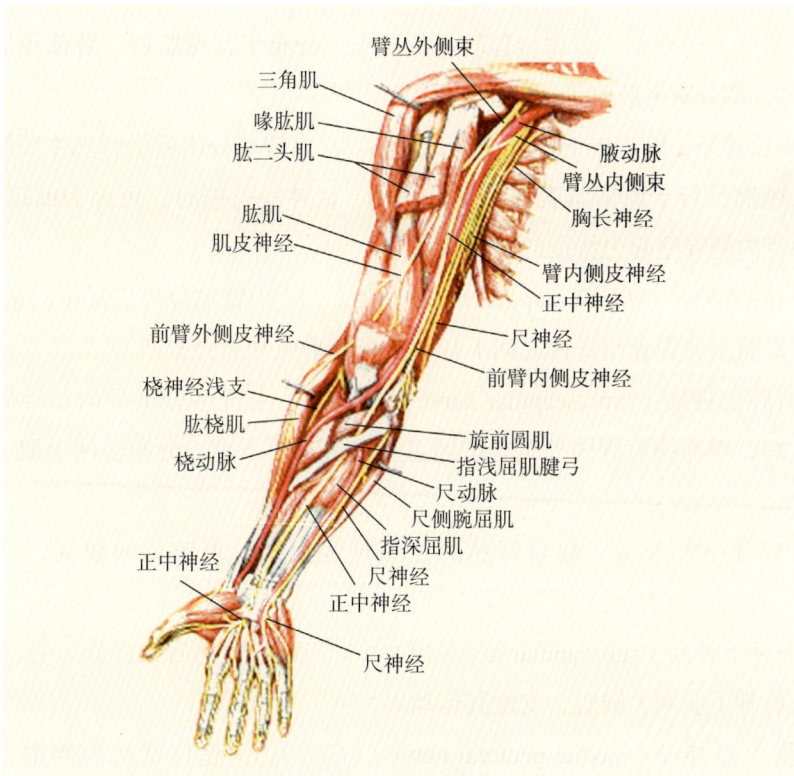

图 3-26　臂丛分支

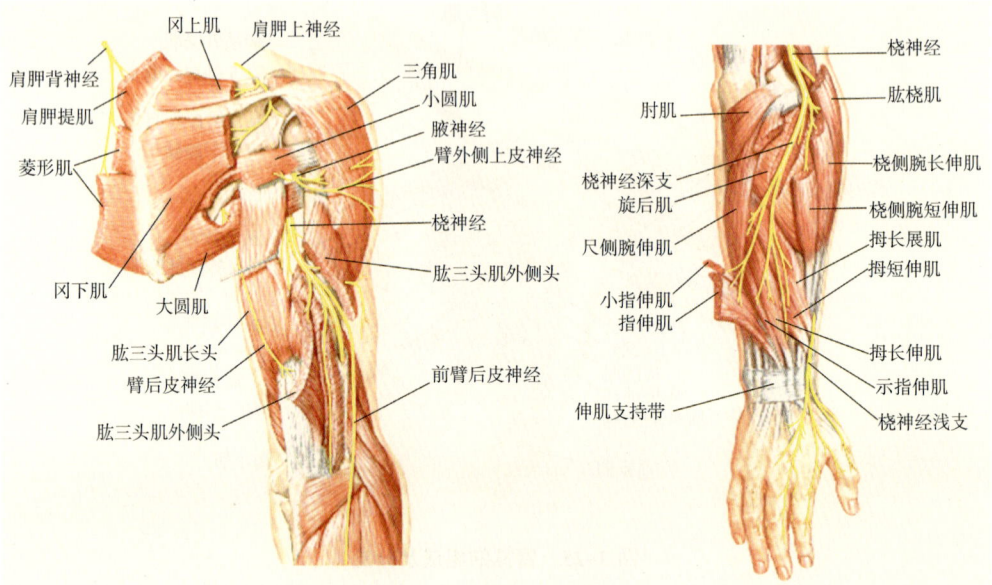

图 3-27　腋神经和桡神经

（1）锁骨上部分支　多为行程较短的肌支，分布于颈深肌群、背部浅层肌（斜方肌除外）、部分胸上肢肌等。

1）胸长神经（long thoracic nerve）（$C_{5\sim7}$）：由臂丛分出后沿臂丛主要结构的后方下行入腋窝，行于前锯肌表面，支配该肌。该神经受损时，可因为前锯肌瘫痪，出现肩胛骨内侧缘翘起为特征的"翼状肩"。

2）肩胛背神经（dorsal scapular nerve）（$C_{4\sim5}$）：由臂丛分出后穿中斜角肌向后，越过肩胛提肌至肩胛骨与脊柱之间下行。支配菱形肌和肩胛提肌。

3）肩胛上神经（suprascapular nerve）（$C_{5\sim6}$）：由臂丛分出后向后经肩胛上切迹至冈上窝，继而绕肩胛冈外侧缘的冈盂切迹进入冈下窝。分布至冈上肌、冈下肌和肩关节。

（2）锁骨下部分支　起自臂丛的三条神经束，行程较长的肌支，分布范围较广。

1）肩胛下神经（subscapular nerve）（$C_{5\sim7}$）：起自臂丛后束，分为上、下两支，分别进入肩胛下肌和大圆肌，支配其运动。

2）胸内侧神经（medial pectoral nerve）（C_8、T_1）：起自臂丛内侧束，与胸外侧神经的一支汇合后，穿入并支配胸小肌。有部分纤维穿出胸小肌或绕其下缘至胸大肌。

3）胸外侧神经（lateral pectoral nerve）（$C_{5\sim7}$）：起自臂丛内侧束，穿锁胸筋膜至胸大肌深面，支配胸大肌。此外分出一支与胸内侧神经汇合后，支配胸小肌。

4）胸背神经（thoracodorsal nerve）（$C_{6\sim8}$）：起自臂丛后束，沿肩胛骨外侧缘、与肩胛下血管相伴下行，进入并支配背阔肌。

5）腋神经（axillary nerve）（$C_{5\sim6}$）：起自臂丛后束，与旋肱后血管伴行，绕肱骨外科颈向后，穿腋窝后壁上的四边孔，进入三角肌深面。其肌支分支支配三角肌和小圆肌，皮支分布于肩部和臂外侧上部皮肤，称为臂外侧上皮神经。肱骨外科颈骨折、肩关节脱位、腋杖压迫等情形，可能发生腋神经损伤，导致三角肌瘫痪，出现"方肩"。

6）肌皮神经（musculocutaneous nerve）（$C_{5\sim7}$）：起自臂丛外侧束，向外下方斜行穿过喙肱肌至肱二头肌深面。其肌支分支支配肱二头肌、喙肱肌和肱肌，皮支于肱二头肌外侧缘下部浅出至皮下，分布于前臂外侧部皮肤，称前臂外侧皮神经。

7）正中神经（median nerve）（$C_6\sim T_1$）：由分别起自臂丛内、外侧束的内、外侧根汇合而成，在肱二头肌内侧沟内，与肱动脉伴行至肘窝，穿经旋前圆肌、指浅屈肌腱弓深面至前臂，继续于指浅、深屈肌之间下行，经腕管至手掌。正中神经在前臂的肌支为骨间前神经，分支支配前臂前群肌大部分（除肱桡肌、尺侧腕屈肌、指深屈肌尺侧半以外），入手掌后分支支配第$1\sim2$蚓状肌和鱼际肌（拇收肌除外）。皮支主要分布于手掌桡侧部、桡侧3个半指掌面及其中、远节指背面皮肤。正中神经在穿过旋前圆肌和腕管处，容易因为局部的炎症、肿胀等情形，出现神经压迫症状。

8）尺神经（ulnar nerve）（C_8、T_1）：起自臂丛内侧束，在肱二头肌内侧沟内，与肱动脉伴行，至臂中部向后穿臂内侧肌间隔至臂后区下行，经肱骨内上髁后下部的尺神经沟、穿尺侧腕屈肌起点至前臂，继续于尺侧腕屈肌和指深屈肌之间下行，经豌豆骨桡侧至手掌。尺神经在前臂的肌支支配尺侧腕屈肌、指深屈肌尺侧半，入手掌后分支支配拇收肌、第$3\sim4$蚓状肌、骨间肌和小鱼际肌。皮支主要分布于手掌、手背的尺侧半及尺侧1个半指的皮肤。尺神经容易受损的部位在经过肱骨尺神经沟、穿尺侧腕屈肌起点、经豌豆骨桡侧入手掌处等部位。

9）桡神经（radial nerve）（$C_5\sim T_1$）：为臂丛最大的分支，起自臂丛后束，与肱深动脉伴行，在肱三头肌深面、沿桡神经沟旋行向外下，在肱骨外上髁上方穿臂外侧肌间隔至肱桡肌与肱肌之间，继而在肱肌与桡侧腕长伸肌之间下行，并于肱骨外上髁前方分为浅、深两支。桡神经在臂部的分支主要支配肱三头肌、肱桡肌和桡侧腕长伸肌。桡神经浅支先于肱桡肌深面下行，继而于前臂桡侧中下部转向后面，下行至手背，主要分布至手背桡侧半及桡侧 2 个半指近节指背面皮肤。桡神经深支于桡骨颈外侧，穿旋后肌至前臂后面，继而下行于前臂后面浅、深层肌之间，沿途分支支配前臂后群肌。此外，还有皮支分布至臂后区、臂外侧下部和前臂后面的皮肤。在肱骨中段（桡神经沟）、桡骨颈发生骨折时，容易造成桡神经损伤。

9）臂内侧皮神经（C_8、T_1）：起自臂丛内侧束，分布于臂内侧和臂前面皮肤。

10）前臂内侧皮神经（C_8、T_1）：起自臂丛内侧束，分布于前臂内侧部前、后面皮肤。

（五）胸神经前支

胸神经前支有 12 对，第 1 ～ 11 对胸神经前支行于相应肋间隙，称肋间神经（intercostal nerve），第 12 对胸神经前支行于第 12 肋下方，称肋下神经（subcostal nerve）。第 1 ～ 6 对胸神经前支的肌支主要支配肋间肌和上后锯肌，第 7 ～ 12 对胸神经前支的肌支主要支配肋间肌和腹前外侧肌群（图 3-28）。

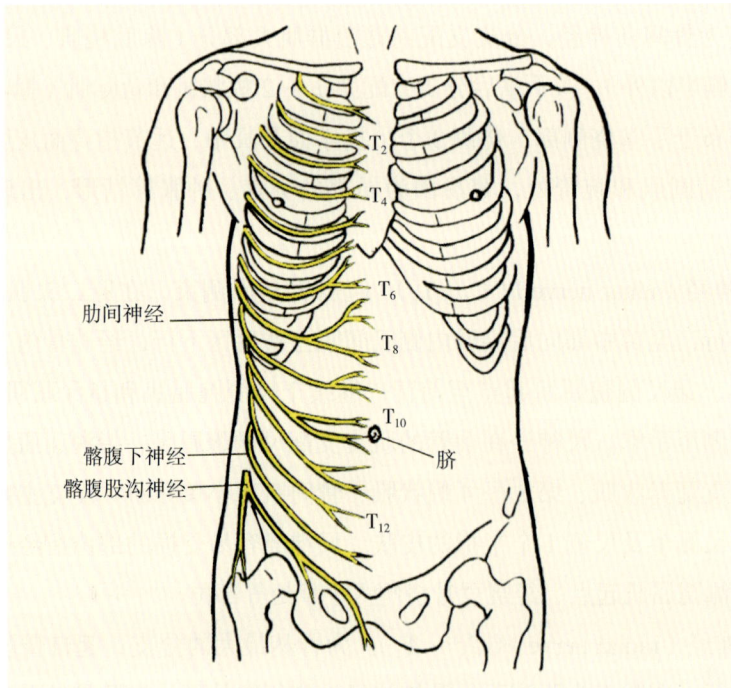

图 3-28　胸神经前支

胸神经前支在胸、腹部皮肤呈明显节段性的分布，标志性分布平面如下。

T$_2$→胸骨角平面；T$_4$→乳头平面；T$_6$→剑突平面；T$_8$→肋弓平面；T$_{10}$→脐平面；T$_{12}$→脐与耻骨联合连线中点平面。

（六）腰丛

1. 腰丛的组成及位置　腰丛（lumber plexus）由第 12 胸神经前支一部分、第 1～3 腰神经前支和第 4 腰神经前支一部分相互交织构成，位于腰大肌深面、腰椎横突的前方（图 3-29）。

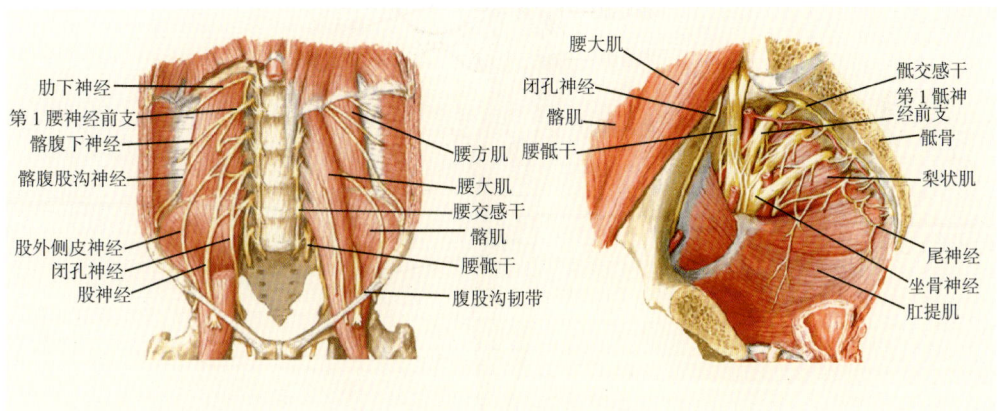

图 3-29　腰丛和骶丛

2. 腰丛的主要分支　（图 3-29、图 3-30）

（1）髂腹下神经（iliohypogastric nerve）（T$_{12}$、L$_1$）　从腰大肌外侧缘穿出，经腰方肌前面斜向外下，于髂嵴后上方穿入腹壁肌层之间绕行至腹前壁，沿途分支支配腹壁各肌，分布至腹股沟区、下腹部皮肤。

（2）髂腹股沟神经（ilioinguinal nerve）（L$_1$）　从腰大肌外侧缘穿出，经腰方肌、髂肌前面斜向外下，穿入腹壁肌层之间，绕行至腹前壁后入腹股沟管，沿途分支支配腹壁各肌，分布至腹股沟区、外生殖器皮肤。

（3）股外侧皮神经（lateral femoral cutaneous nerve）（L$_{2～3}$）　从腰大肌外侧缘穿出，经髂前上棘内侧、腹股沟韧带深面至股部，分布于股前外侧区皮肤。

（4）股神经（femoral nerve）（L$_{2～4}$）　为腰丛最大的分支。从腰大肌外侧缘穿出，经腰大肌和髂肌之间下行进入大腿前面上部的股三角区。其肌支支配髂肌、耻骨肌、股四头肌和缝匠肌。皮支除分布至股前内侧区皮肤外，还有一支隐神经（saphenous nerve），与大隐静脉伴行，分布于小腿内侧、足背内侧缘皮肤。

（5）闭孔神经（obturator nerve）（$L_{2\sim4}$）　从腰大肌内侧缘穿出，贴盆腔侧壁向前下，穿闭膜管出骨盆至股内侧区。主要支配长收肌、短收肌、大收肌和股薄肌。

（6）生殖股神经（$L_{1\sim2}$）　分布至外生殖器、股三角区皮肤。

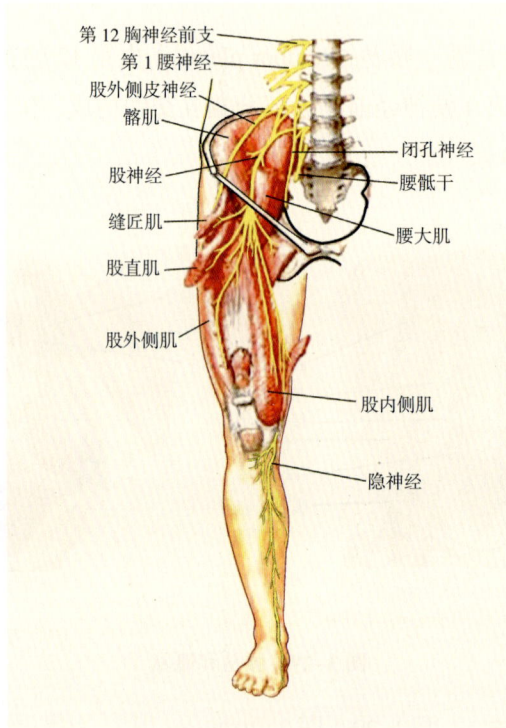

图 3-30　腰丛和股神经

（七）骶丛

1. 骶丛的组成及位置　骶丛（sacral plexus）由腰骶干（第 4 腰神经前支一部分、第 5 腰神经前支）和全部骶尾神经前支相互交织构成，位于盆腔后壁、骶骨和梨状肌的前方（图 3-29）。

2. 骶丛的主要分支　（图 3-31）

（1）臀上神经（superior gluteal nerve）（$L_{4\sim5}$、S_1）　伴臀上血管出梨状肌上孔，行于臀中、小肌之间。支配臀中肌、臀小肌和阔筋膜张肌。

（2）臀下神经（inferior gluteal nerve）（L_5、$S_{1\sim2}$）　伴臀下血管出梨状肌下孔，至臀大肌深面。支配臀大肌。

（3）股后皮神经（posterior femoral cutaneous nerve）（$S_{1\sim3}$）　出梨状肌下孔，

至臀大肌深面下行，至其下缘浅出。分布于臀区、股后区、腘窝部皮肤。

（4）阴部神经（pudendal nerve）（S$_{2\sim4}$）　出梨状肌下孔，绕坐骨棘经坐骨小孔进入坐骨肛门窝，分为肛神经和会阴神经。分布于会阴部肌群及皮肤、外生殖器皮肤。

（5）坐骨神经（sciatic nerve）（L$_{4\sim5}$、S$_{1\sim3}$）　全身最粗大、行程最长的神经。出梨状肌下孔至臀大肌深面下行，至股后区行于股二头肌深面，于腘窝上角处分为胫神经和腓总神经。在股后区，坐骨神经分支支配股二头肌、半腱肌和半膜肌（图3-31、图3-32）。

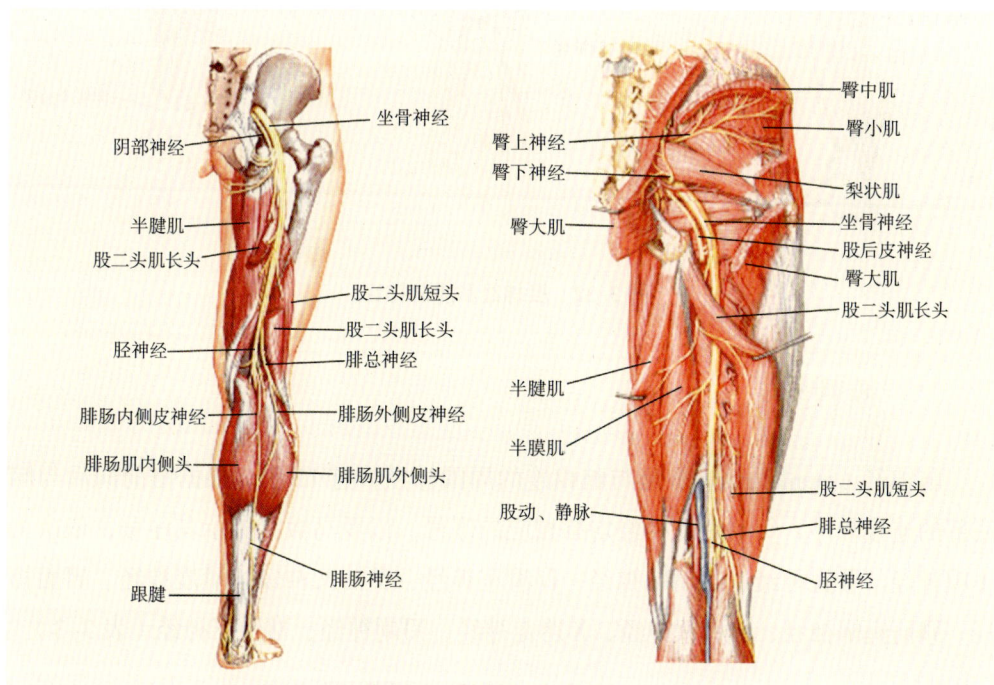

图3-31　骶丛的主要分支

1）胫神经（tibial nerve）（L$_{4\sim5}$、S$_{1\sim3}$）：与腘血管伴行至小腿后区，继而与胫后血管伴行，于比目鱼肌深面下行，经踝管至足底，分为足底内、外侧神经。主要支配小腿后群肌、足底肌和足底部皮肤。颈神经损伤时的典型表现为"钩状足"畸形。

2）腓总神经（common peroneal nerve）（L$_{4\sim5}$、S$_{1\sim2}$）：沿构成腘窝上外侧界的股二头肌肌腱斜向外下，绕腓骨颈、穿腓骨长肌至小腿前面，随即分为腓浅神经和腓深神经。以腓浅神经支配小腿外侧肌群，腓深神经支配小腿前群肌。腓总神经在绕行腓骨颈处，位置表浅，易发生损伤。损伤后的典型表现为"马蹄内翻足"畸形，行走时呈"跨阈步态"。

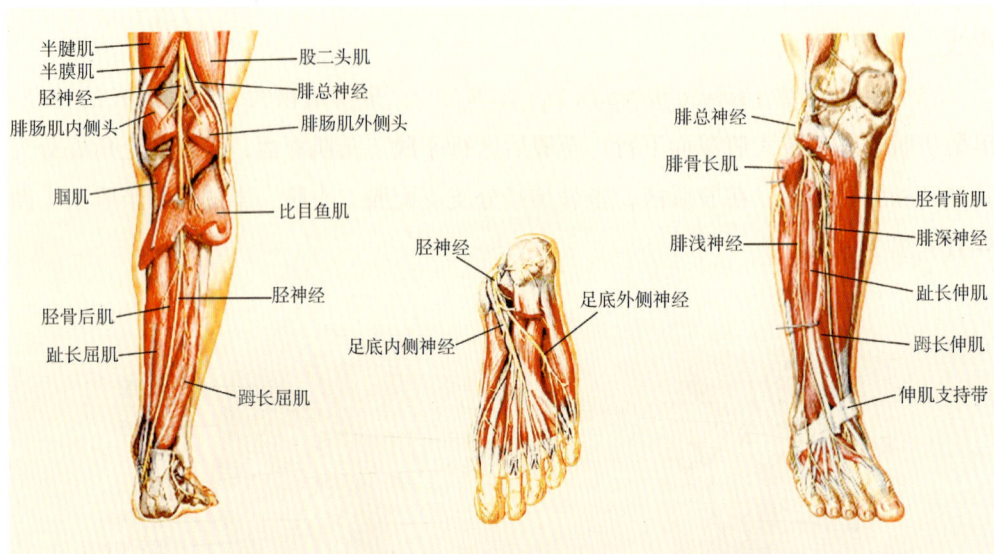

图 3-32　胫神经和腓总神经

二、脑神经

脑神经（cranial nerve）是与脑相连的周围神经，有 12 对。根据由前向后与脑底部的连接顺序，每一对脑神经均有相应的序号，以罗马数字标示其序号，依次为Ⅰ嗅神经、Ⅱ视神经、Ⅲ动眼神经、Ⅳ滑车神经、Ⅴ三叉神经、Ⅵ展神经、Ⅶ面神经、Ⅷ前庭蜗神经、Ⅸ舌咽神经、Ⅹ迷走神经、Ⅺ副神经、Ⅻ舌下神经（表 3-3）。

表 3-3　脑神经名称、性质、功能及损伤表现

名称和序号	连脑部位	出入颅腔部位	纤维成分	与脑干神经核的联系	功 能	损伤表现
Ⅰ嗅神经	端脑	筛孔	特殊内脏感觉	—	传导嗅觉	嗅觉受损
Ⅱ视神经	间脑	视神经管	特殊躯体感觉	—	传导视觉	同侧眼视野全盲

续表

名称和序号	连脑部位	出入颅腔部位	纤维成分	与脑干神经核的联系	功　能	损伤表现
Ⅲ 动眼神经	中脑	眶上裂	一般躯体运动	动眼神经核	支配上、下直肌，内直肌、上斜肌和上睑提肌	眼外下斜视上睑下垂
			一般内脏运动（副交感）	动眼神经副核	瞳孔括约肌、睫状肌	瞳孔散大、瞳孔对光反射消失
Ⅳ 滑车神经	中脑	眶上裂	一般躯体运动	滑车神经核	支配上斜肌	眼性斜颈
Ⅴ 三叉神经	脑桥	眼神经→眶上裂；上颌神经→圆孔；下颌神经→卵圆孔	一般躯体感觉	三叉神经脑桥核、脊束核	传导头面部皮肤、黏膜一般躯体感觉	同侧面部皮肤、口鼻黏膜感觉障碍、角膜反射消失
			特殊内脏运动	三叉神经运动核	支配咀嚼肌	咀嚼肌瘫痪
Ⅵ 展神经	脑桥	眶上裂	一般躯体运动	展神经核	支配外直肌	眼内斜视
Ⅶ 面神经	脑桥	内耳门→面神经管→茎乳孔	一般内脏运动（副交感）	上泌涎核	支配泪腺、鼻腔黏液腺、舌下腺和下颌下腺	相应腺体分泌障碍
			特殊内脏运动	面神经核	支配表情肌	患侧额纹消失；不能闭眼、角膜反射消失；人中偏向对侧、不能鼓腮、鼻唇沟变浅
			特殊内脏感觉	孤束核	传导舌前 2/3 味觉	舌前 2/3 味觉障碍
			一般躯体感觉	三叉神经脊束核	传导耳后部、外耳道皮肤感觉	耳后皮肤、外耳道感觉障碍
Ⅷ 前庭蜗神经	脑桥	内耳门	特殊躯体感觉	前庭神经核	传导平衡觉	平衡功能障碍、恶心、呕吐
			特殊躯体感觉	蜗神经核	传导听觉	伤侧耳聋

续表

名称和序号	连脑部位	出入颅腔部位	纤维成分	与脑干神经核的联系	功能	损伤表现
IX 舌咽神经	延髓	颈静脉孔	一般内脏运动（副交感）	下泌涎核	支配腮腺	分泌障碍
			特殊内脏运动	疑核	支配茎突咽肌	吞咽困难
			一般内脏感觉	孤束核	颈动脉窦、颈动脉小球	血压和呼吸调节障碍
			特殊内脏感觉	孤束核	传导舌后 1/3 味觉	舌后 1/3 味觉障碍
			一般躯体感觉	三叉神经脊束核	传导耳后皮肤的感觉	耳后皮肤感觉障碍
X 迷走神经	延髓	颈静脉孔	一般内脏运动（副交感）	迷走神经背核	支配颈、胸、腹内脏、心血管、腺体（结肠左曲以下消化管除外）	心动过速
			特殊内脏运动	疑核	支配咽喉肌	吞咽困难、失音、呼吸困难
			一般内脏感觉	孤束核	管理颈、胸、腹的内脏、心血管、腺体一般感觉（结肠左曲以下消化管除外）	喉黏膜感觉障碍
			一般躯体感觉	三叉神经脊束核	传导硬脑膜、耳郭皮肤、外耳道感觉	硬脑膜、耳郭皮肤、外耳道感觉障碍
XI 副神经	延髓	颈静脉孔	特殊内脏运动	副神经核	支配胸锁乳突肌、斜方肌	"斜颈""塌肩"
XII 舌下神经	延髓	舌下神经管	一般躯体运动	舌下神经核	支配舌内肌和大部分舌外肌	患侧舌肌瘫痪、伸舌偏向患侧

　　由于头面部是消化、呼吸起始器官所在部位，同时还有高度发达的感觉器官，故脑神经的纤维成分比脊神经复杂，与脑干内的脑神经核的性质一致，有 7 种纤维成分（图 3-16）。

　　一般躯体运动纤维：来自脑干内的一般躯体运动核，支配眼球外肌、舌部骨骼肌。

特殊内脏运动纤维：来自脑干内的特殊内脏运动核，支配表情肌、咀嚼肌、咽喉部位骨骼肌。

一般内脏运动纤维：均属于副交感纤维，来自脑干内的一般内脏运动核，支配内脏、心血管和腺体。

一般躯体感觉纤维：传导来自头面部的一般躯体感觉信息。

特殊躯体感觉纤维：传导来自视器、前庭蜗器的特殊躯体感觉信息。

一般内脏感觉纤维：传导头、颈、胸、腹部的内脏器官的感觉信息。

特殊内脏感觉纤维：传导味觉、嗅觉信息。

（一）嗅神经

嗅神经（olfactory nerve）为感觉性脑神经，含特殊内脏感觉纤维。由鼻黏膜嗅部嗅细胞的中枢突聚集构成 20 余条嗅丝，穿筛孔入颅前窝，连额叶下面的嗅球。其功能为传导嗅觉（图 3-33）。

（二）视神经

视神经（optic nerve）为感觉性脑神经，含特殊躯体感觉纤维。由视网膜节细胞的轴突在视神经盘处聚集构成，穿视神经管入颅中窝，连间脑的视交叉。其功能为传导视觉（图 3-33）。

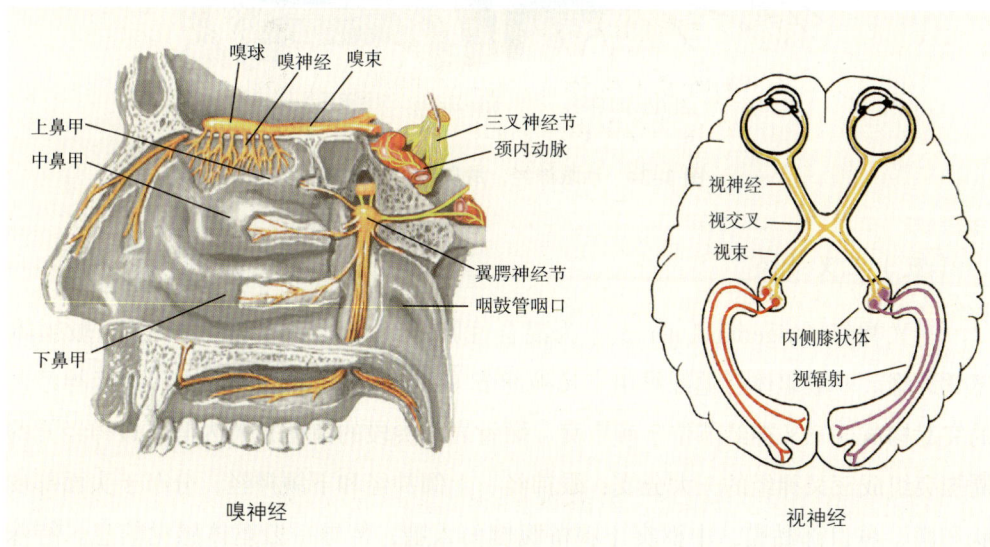

嗅神经

视神经

图 3-33 嗅神经和视神经

（三）动眼神经

动眼神经（oculomotor nerve）为运动性脑神经，含一般躯体运动和一般内脏运动纤维。于中脑脚间窝出脑，穿海绵窦外侧壁，经眶上裂入眶。一般躯体运动纤维支配眼上直肌、下直肌、内直肌、下斜肌、上睑提肌，一般内脏运动纤维于睫状神经节（位于视神经和眼外直肌之间）内换元后支配瞳孔括约肌和睫状肌（图3-34）。

（四）滑车神经

滑车神经（trochlear nerve）为运动性脑神经，含一般躯体运动纤维。于中脑背侧下丘的下方出脑，绕大脑脚向前，穿海绵窦外侧壁，经眶上裂入眶。其功能为支配眼上斜肌（图3-34）。

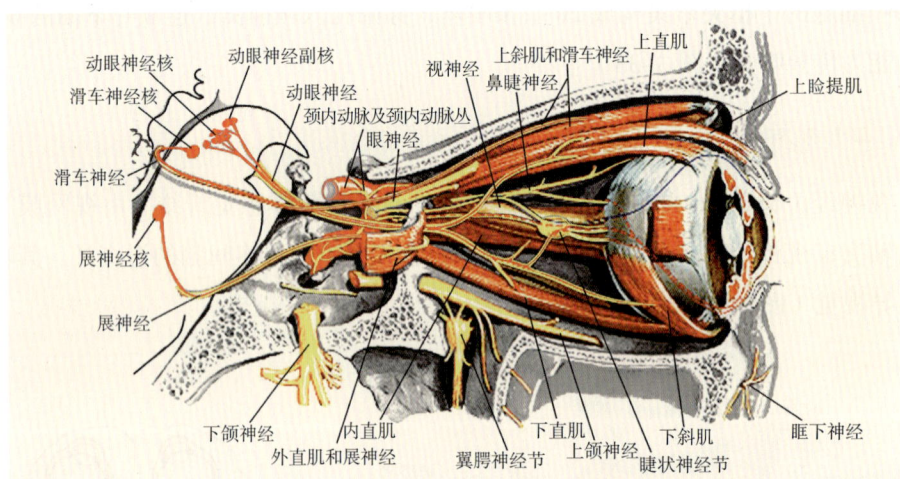

图 3-34　动眼神经、滑车神经和展神经

（五）三叉神经

三叉神经（trigeminal nerve）为混合性脑神经，含特殊躯体运动和一般躯体感觉纤维。一般躯体感觉纤维由三叉神经节（trigeminal ganglion）内假单极神经元的突起构成，三叉神经节位于颅中窝、颞骨岩部尖段的前面，节内假单极神经元的周围突组成三叉神经的三大分支：眼神经、上颌神经和下颌神经，分布于头面部皮肤和眼、鼻口部黏膜，中枢突于脑桥腹侧面入脑，传导一般躯体感觉信息。特殊躯体运动纤维出脑后加入下颌神经，经过卵圆孔出颅，支配咀嚼肌（图3-35、图3-36）。

1. 眼神经（ophthalmic nerve） 为感觉性神经。穿海绵窦外侧壁，经眶上裂入眶。主要分布于眼球、眼副器、鼻、鼻旁窦等处的黏膜。其终末支为眶上神经，经眶上切迹走出至面部，分布于额顶部、上睑、鼻背等部位的皮肤。

2. 上颌神经（maxillary nerve） 为感觉性神经。穿海绵窦外侧壁，经圆孔出颅，经过翼腭窝上部，继而经眶下裂入眶。主要分布于上颌牙、牙龈、鼻、鼻旁窦、软腭等处。其终末支为眶下神经，经眶下孔走出至面部，分布于眼裂和口裂之间的皮肤。

3. 下颌神经（mandibular nerve） 为混合性神经。经卵圆孔出颅至颞下窝后，随即分出咀嚼肌神经支配咀嚼肌。躯体感觉纤维主要分布于耳颞区皮肤及下颌牙、牙龈、口腔底、舌前 2/3 的黏膜，以及耳颞区和口裂以下的面部皮肤。躯体运动纤维支配咀嚼肌。

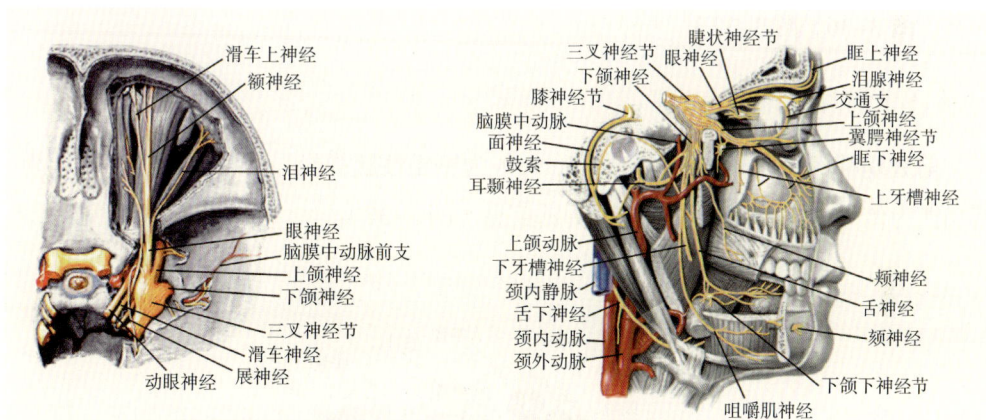

图 3-35 三叉神经、面神经和舌下神经

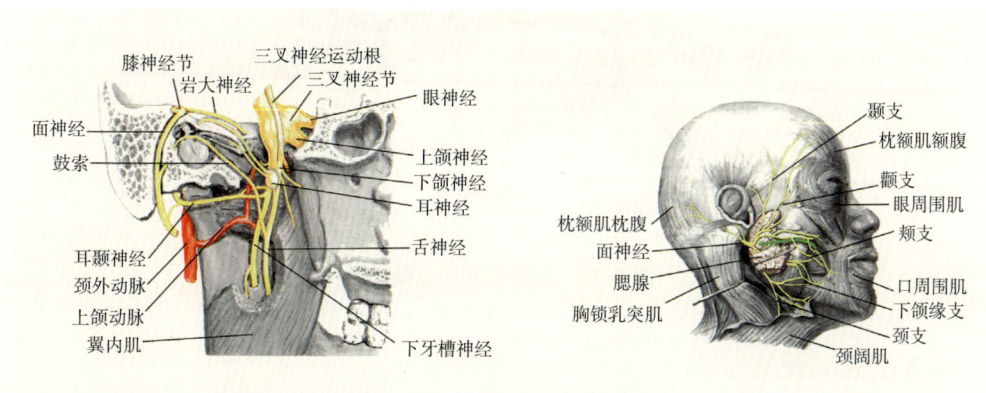

图 3-36 三叉神经、面神经

（六）展神经

展神经（abducent nerve）为运动性脑神经，含一般躯体运动纤维。于脑干腹侧面的延髓脑桥沟出脑，穿海绵窦后，经眶上裂入眶。其功能为支配眼外直肌（图3-34）。

（七）面神经

面神经（facial nerve）为混合性脑神经，含特殊内脏运动、一般内脏运动、特殊内脏感觉等多种纤维成分。面神经连于脑干腹侧面的延髓脑桥沟，依次经内耳门、内耳道、面神经管、茎乳孔出颅后，继而向前进入腮腺，再分数支从腮腺前缘穿出至面部，以特殊内脏运动纤维支配表情肌。一般内脏运动副交感纤维分别至下颌下神经节、翼腭神经节内换元后支配下颌下腺、舌下腺、泪腺和鼻腔黏液腺。此外，还有特殊内脏感觉纤维经由舌神经分布于舌前2/3部，其功能为传导味觉（图3-35、图3-36、图3-37）。

（八）前庭蜗神经

前庭蜗神经（vestibulocochlear nerve）为感觉性脑神经，含特殊躯体感觉纤维。其功能为传导来自内耳的平衡觉和听觉信息（图3-37）。

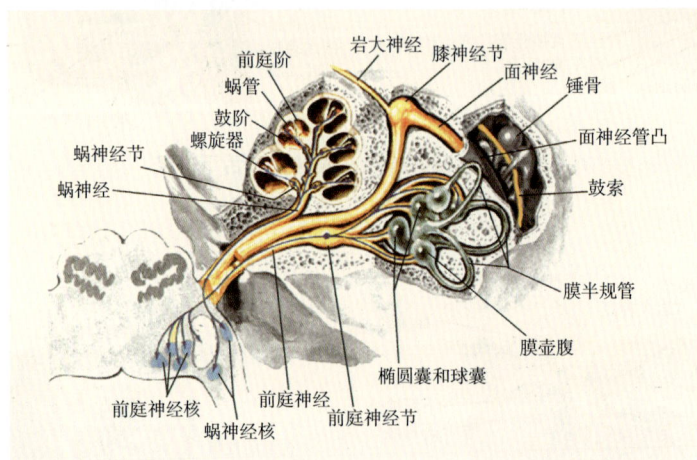

图3-37　面神经和前庭蜗神经

（九）舌咽神经

舌咽神经（glossopharyngeal nerve）为混合性脑神经，含特殊内脏运动、一般

内脏运动、一般内脏感觉、特殊内脏感觉等多种纤维成分。舌咽神经连于延髓外侧上部，经颈静脉孔出颅，随即发出诸多分支。主要功能包括：①支配腮腺。②管理咽、舌后 1/3、鼓室等处黏膜及颈动脉窦、颈动脉小球的一般内脏感觉。③传导舌后 1/3 的特殊内脏感觉（味觉）（图 3-38、图 3-39）。

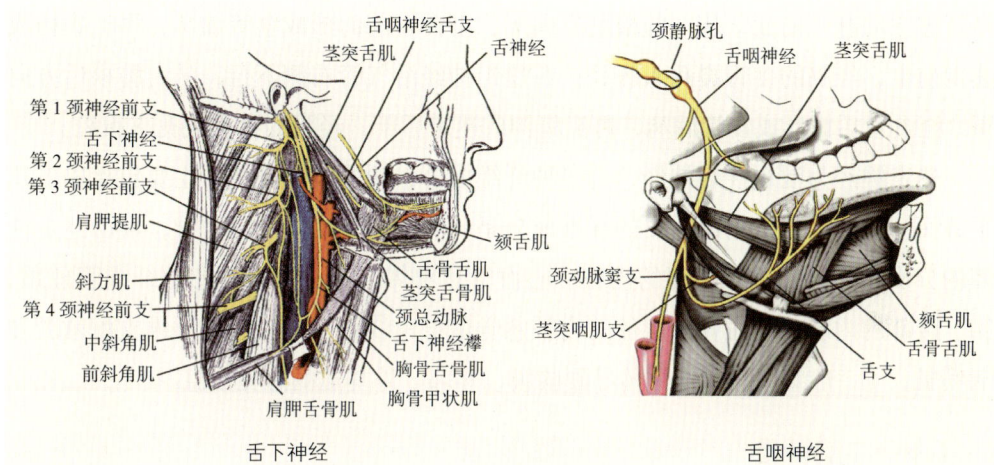

图 3-38　舌咽神经和舌下神经

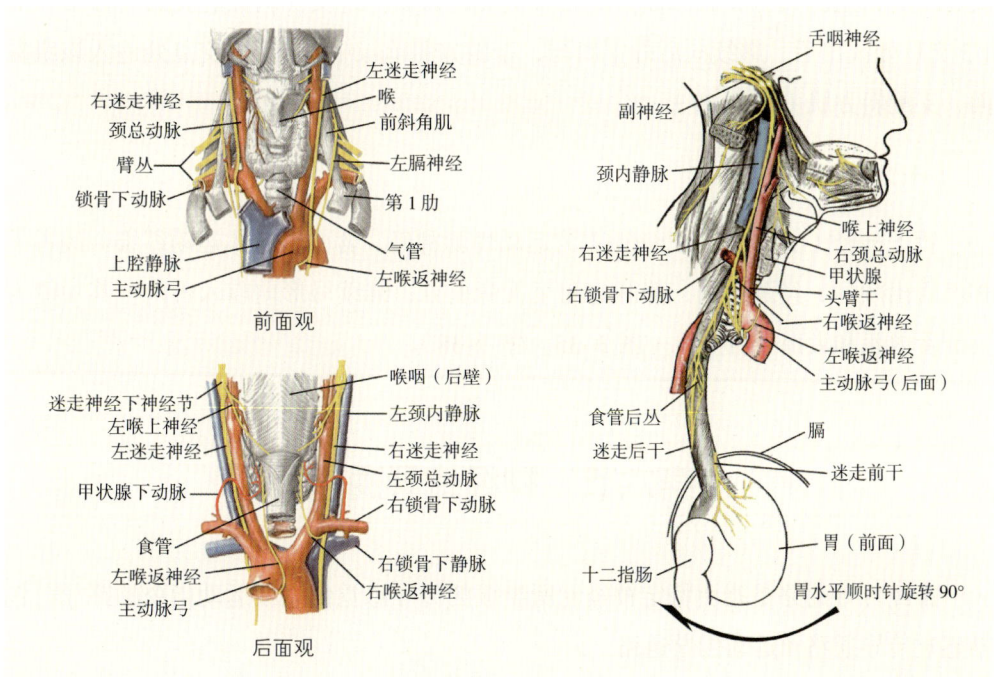

图 3-39　舌咽神经、迷走神经和副神经

（十）迷走神经

迷走神经（vagus nerve）是行程最长、分布范围最广的脑神经（图 3-39）。迷走神经连于延髓外侧中部，经颈静脉孔出颅后，在颈动脉鞘内下行于颈内静脉和颈总动脉之间的后方，经胸廓上口入胸腔后，两侧迷走神经走行略有不同：左迷走神经越过主动脉弓前面，从左肺根后方向下，至食管前面形成食管前丛，再汇集构成迷走前干，经膈的食管裂孔入腹腔；右迷走神经沿气管右侧下行，从右肺根后方向下，至食管后面形成食管后丛，再汇集构成迷走后干，经膈的食管裂孔入腹腔。

迷走神经为混合性脑神经，含多种纤维成分，功能较为复杂，主要包括以下几个方面：①迷走神经内最主要的纤维成分是一般内脏运动副交感纤维，经由迷走神经的分支支配颈、胸、腹部的内脏、心血管和腺体。②一般内脏感觉纤维管理颈、胸、腹部的内脏、心血管和腺体的内脏感觉信息。③特殊内脏运动纤维支配软腭和咽喉肌。④一般躯体感觉纤维传导硬脑膜、耳郭、外耳道的感觉信息。

（十一）副神经

副神经（accessory nerve）为运动性脑神经，含特殊内脏运动纤维。经颈静脉孔出颅后行至胸锁乳突肌深面并发出分支支配该肌。终支在胸锁乳突肌后缘中、上 1/3 交点处浅出后，继续向后外下斜行，于斜方肌前缘中、下 1/3 交点处进入该肌深面，支配斜方肌（图 3-39）。

（十二）舌下神经

舌下神经（hypoglossal nerve）为运动性脑神经，含一般躯体运动纤维。经舌下神经管出颅后，经颈内动、静脉之间至舌骨上方，继续弓形向前入舌内。其功能为支配舌内肌和大部分舌外肌（图 3-35、图 3-38）。

第六节　神经传导通路

神经传导通路是指由特定神经元所组成的传导感觉信息或运动指令的路径，包括感觉传导通路和运动传导通路。

一、感觉传导通路

感觉传导通路（sensory pathway）一般由三级神经元构成，感觉信息向中枢的传导过程一般均要于特定部位交叉后投射于大脑皮质的相应部位（图 3-40）。

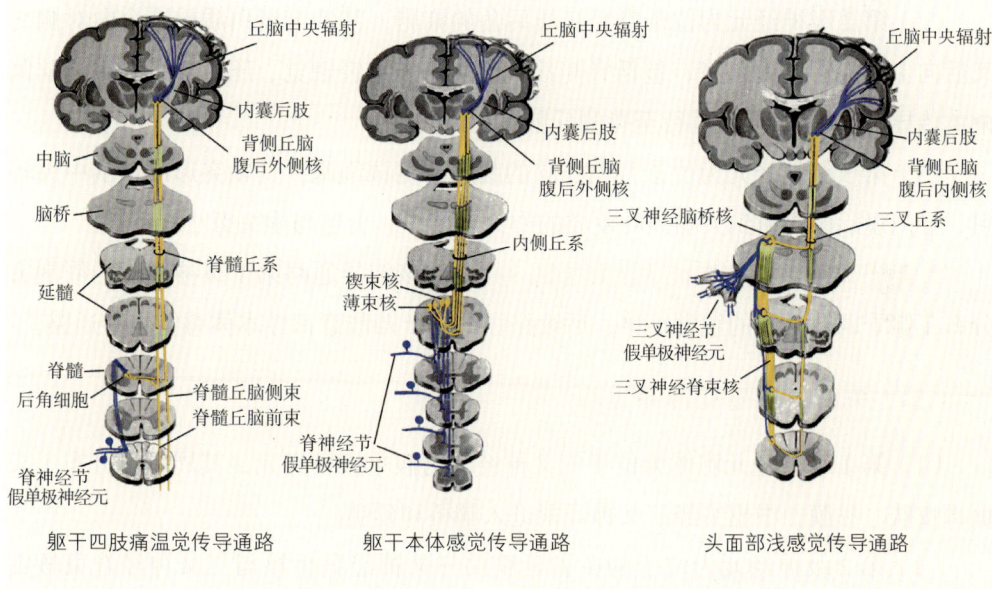

图 3-40 躯干四肢、头面部躯体感觉传导通路

（一）本体感觉传导通路

1. 躯干四肢意识性本体感觉传导通路（图 3-40）

（1）第 1 级神经元胞体为位于脊神经节的假单极神经元，其周围突分布于躯干、四肢的本体觉感受器，中枢突经脊神经后根进入脊髓后索组成薄束与楔束，上行至延髓薄束核与楔束核。

（2）第 2 级神经元为位于延髓的薄束核与楔束核细胞，其轴突向对侧交叉后向上组成内侧丘系，依次经过延髓、脑桥和中脑，上行至背侧丘脑腹后外侧核。

（3）第 3 级神经元为位于背侧丘脑的腹后外侧核细胞，其轴突形成丘脑中央辐射（central radiation of thalamus），经内囊后肢投射到顶叶皮质的中央后回中、上部与中央旁小叶后部。

2. 躯干四肢非意识性本体感觉传导通路

该传导通路将躯干四肢的非意识性本体感觉传导向小脑，参与调节肌张力。

（二）躯干四肢浅感觉传导通路

1. 躯干四肢痛觉、温觉和轻触觉传导通路 （图 3-40）

（1）第 1 级神经元胞体为位于脊神经节的假单极神经元，其周围突分布于躯干、四肢皮肤，中枢突经脊神经后根进入脊髓灰质后角。

（2）第 2 级神经元为位于脊髓灰质后角的细胞，其轴突经白质前连合向对侧交叉后向上组成脊髓丘脑束，包括脊髓丘脑前束（传导轻触觉、压觉）和脊髓丘脑侧束（传导痛觉、温觉），上行至背侧丘脑腹后外侧核。

（3）第 3 级神经元为位于背侧丘脑的腹后外侧核细胞，其轴突形成丘脑中央辐射，经内囊后肢投射到大脑顶叶皮质的中央后回中、上部与中央旁小叶后部。

2. 躯干四肢精细触觉传导通路（图 3-40）　该传导通路第 1 级神经元的周围突分布于躯干四肢皮肤的触觉小体，后续路径同躯干四肢意识性本体感觉传导通路。

（三）头面部浅感觉传导通路

（1）第 1 级神经元胞体为位于三叉神经节的假单极神经元，其周围突分布于头面部皮肤、黏膜，中枢突经三叉神经根进入脑桥和延髓。

（2）第 2 级神经元为位于脑桥和延髓的三叉神经脑桥核与三叉神经脊束核细胞，其轴突向对侧交叉后向上组成三叉丘系，上行至背侧丘脑腹后内侧核。

（3）第 3 级神经元为位于背侧丘脑的腹后内侧核细胞，其轴突形成丘脑中央辐射，经内囊后肢投射到大脑顶叶皮质的中央后回下部（图 3-40）。

（四）视觉传导通路

（1）第 1 级神经元为视网膜的双极细胞，其周围突分布于光感受器（视锥细胞和视杆细胞），中枢突与节细胞形成突触。

（2）第 2 级神经元为视网膜的节细胞，其轴突组成视神经连至视交叉。在此处，鼻侧半纤维交叉，颞侧半纤维不交叉，经视交叉后形成视束连至后丘脑的外侧膝状体。

（3）第 3 级神经元为位于后丘脑的外侧膝状体细胞，其轴突形成视辐射（optic radiation），经内囊后肢投射到枕叶内侧面的距状沟上、下部皮质（楔叶与舌回）（图 3-41）。

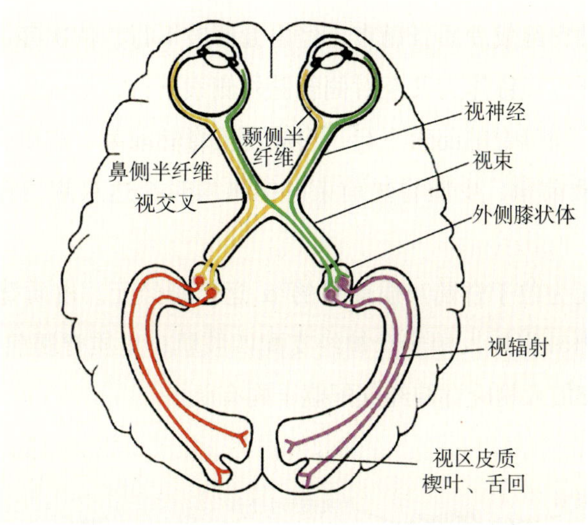

图 3-41 视觉传导通路

（五）听觉传导通路

（1）第 1 级神经元为位于内耳蜗神经节的双极细胞，其周围突与螺旋器毛细胞相接触，中枢突组成蜗神经，终止于脑桥的蜗神经核。

（2）第 2 级神经元为位于脑桥的蜗神经核，其轴突大部分交叉至对侧，小部分不交叉，同时参与组成双侧的外侧丘系，经中脑的下丘上行至内侧膝状体。

（3）第 3 级神经元为位于后丘脑的内侧膝状体细胞，其轴突形成听辐射（acoustic radiation），经内囊后肢投射到颞叶皮质的颞横回。

二、运动传导通路

运动传导通路包括锥体系和锥体外系两部分。

（一）锥体系

锥体系（pyramidal system）是控制骨骼肌随意运动的传导通路，由上、下两级运动神经元组成。上运动神经元（upper motor neurons）为位于中央前回和中央旁小叶前部的锥体细胞，其发出的轴突组成锥体束，可分为下行至脊髓的皮质脊髓束和下行至脑干的皮质核束。下运动神经元（lower motor neurons）分别位于脑干的脑神经运动核与脊髓灰质的前角。

1. 皮质脊髓束　上运动神经元为位于顶叶中央前回中上部和中央旁小叶前部的大锥体细胞，轴突组成皮质脊髓束，经内囊后肢下行，依次经过中脑、脑桥至延髓锥体，大部分纤维经锥体交叉至对侧脊髓外侧索下行，形成皮质脊髓侧束；小部分纤维不交叉，于同侧脊髓前索下行，形成皮质脊髓前束。皮质脊髓侧束的纤维止于同侧的脊髓灰质前角，皮质脊髓前束的纤维同时抵达双侧的脊髓灰质前角（图3-42）。

下运动神经元为位于脊髓灰质前角的 α 运动神经元。皮质脊髓侧束支配的 α 运动神经元，发出轴突加入相应脊神经支配四肢肌；皮质脊髓前束支配的 α 运动神经元，发出轴突加入相应脊神经支配躯干固有肌。

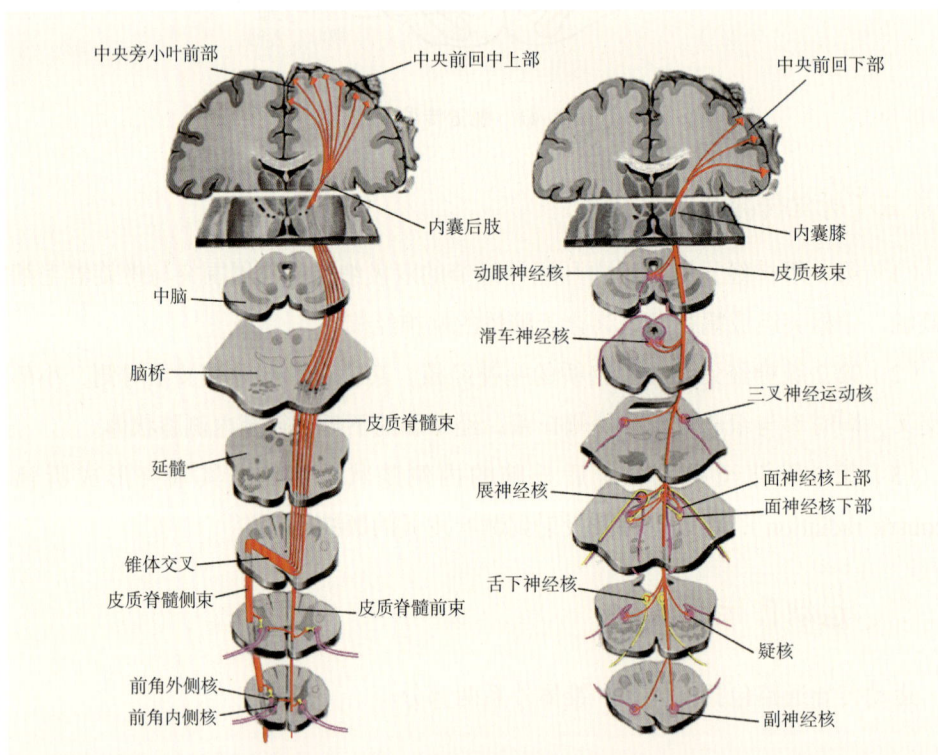

图 3-42　皮质脊髓束和皮质核束

2. 皮质核束　上运动神经元为位于顶叶中央前回下部的大锥体细胞，轴突组成皮质核束，经内囊膝下行，依次经过中脑、脑桥至延髓，陆续分出纤维至脑神经运动核（图 3-42）。

下运动神经元为位于脑干各部的脑神经运动核。除面神经核下部与舌下神经核只接受对侧皮质核束的纤维外，其余同时接受双侧皮质核束的纤维。由脑神经运动核发出轴突加入相应脑神经支配眼球外肌、表情肌、咀嚼肌、咽喉肌、舌肌、胸锁乳突肌和斜方肌。

3. 锥体系的损伤表现

（1）**上运动神经元损伤** 指脊髓灰质前角、脑神经运动核以上部位损伤，即锥体细胞或其轴突组成的锥体束的损伤。上运动神经元损伤引起的瘫痪，称为中枢性瘫痪。表现有：①随意运动障碍（瘫痪）；②肌张力增强，呈痉挛性硬瘫（原因是上运动神经元损伤后，失去了对下运动神经元抑制作用）；③深反射亢进，浅反射减弱或消失；④出现病理反射，如 Babinski 征；⑤瘫痪早期肌萎缩不明显。

（2）**下运动神经元损伤** 指脊髓灰质前角、脑神经运动核以下部位损伤，即脊髓灰质前角细胞、脑神经运动核细胞或其轴突（脊神经或脑神经）的损伤。下运动神经元损伤引起的瘫痪，称为周围性瘫痪。表现有：①随意运动障碍（瘫痪）；②肌张力降低，呈弛缓性软瘫（原因是下运动神经元损伤后，神经兴奋性消失）；③浅、深反射均消失（因为下运动神经元参与构成的反射弧被破坏）；④无病理反射；⑤瘫痪早期肌萎缩明显。

（3）**核上瘫与核下瘫** 由于除了面神经核下部与舌下神经核只接受对侧皮质核束的纤维外，其余脑神经运动核同时接受双侧皮质核束的纤维，因此，一侧上运动神经元的损伤只累及对侧面神经核下部及舌下神经核所支配的骨骼肌发生中枢性瘫痪，称为面神经与舌下神经的核上瘫（supranuclear paralysis），表现有：①面神经核上瘫：病灶对侧睑裂以下的面肌即口周围肌瘫痪，表现为病灶对侧鼻唇沟消失，口角低垂并歪向病灶对侧，不能鼓腮等。②舌下神经核上瘫：病灶对侧半舌肌瘫痪，表现为伸舌时舌尖偏向病灶对侧。若面神经核、舌下神经核本身受损，或由其发出的轴突（面神经、舌下神经）受损时，所支配的骨骼肌发生周围性瘫痪，称面神经与舌下神经的核下瘫（infranuclear paralysis），表现有：①面神经核下瘫：病灶同侧面肌全部瘫痪，表现为病灶同侧额纹消失，不能闭眼，角膜反射消失，鼻唇沟消失，口角低垂并歪向病灶同侧，不能鼓腮等。②舌下神经核下瘫：病灶同侧半舌肌瘫痪，伸舌时舌尖偏向病灶同侧。

（二）锥体外系

锥体外系（extrapyramidal system）主要参与控制骨骼肌的精细随意运动、调节肌张力和维持身体平衡。

第七节　内脏神经系统

内脏神经（visceral nerve）是分布于内脏、心血管和腺体的神经，可分为内脏运动神经和内脏感觉神经。

内脏运动神经（visceral motor nerve）调节内脏、心血管等器官的运动及腺体的分泌，通常不受人的意志控制，具有自主性，故又称自主神经系统（autonomic nervous system）；又因它主要是控制和调节动、植物共有的物质代谢活动，并不支配动物所特有的骨骼肌的运动，所以也称植物神经系统（vegetative nervous system）。

内脏感觉神经（visceral sensory nerve）分布于内脏和心血管等器官的内感受器，把感受到的内脏感觉信息传递到各级中枢，经中枢整合后，通过内脏运动神经调节相应器官的活动，维持机体内、外环境的动态平衡。

一、内脏运动神经

内脏运动神经（visceral motor nerve）与躯体运动神经在形态结构和功能上有较大差别。其主要区别如下：①支配的器官不同：躯体运动神经支配骨骼肌，一般都受意志的控制；内脏运动神经则支配平滑肌、心肌和腺体，一般不受意志的控制。②神经元数目不同：躯体运动神经自低级中枢至骨骼肌只有一个神经元。而内脏运动神经从低级中枢发出后必须在周围部的内脏运动神经节（植物性神经节）交换神经元，再由节内神经元发出纤维到达效应器。因此，内脏运动神经从低级中枢到达所支配的器官须经过两个神经元。第一个神经元是位于脑干或脊髓低级中枢内的节前神经元（preganglionic neuron），其轴突称节前纤维（preganglionic fiber）。第二个神经元是位于周围部植物性神经节内的节后神经元（postganglionic neuron）内，其轴突称节后纤维（postganglionic fiber）。③纤维成分不同：躯体运动神经只有一种纤维成分，而内脏运动神经则有交感和副交感两种纤维成分，多数内脏器官同时接受交感和副交感神经的双重支配。④节后纤维分布形式不同：躯体运动神经以神经干的形式分布，而内脏运动神经节后纤维常攀附脏器或血管形成神经丛，由丛再分支至效应器。

根据形态、功能特点，内脏运动神经分为交感神经和副交感神经两部分。

（一）交感神经

1. 中枢部　交感神经（sympathetic nerve）的低级中枢位于脊髓 $T_1 \sim L_3$ 节段的中间外侧核（灰质侧角），是交感神经节前神经元的胞体所在部位（图 3-43）。

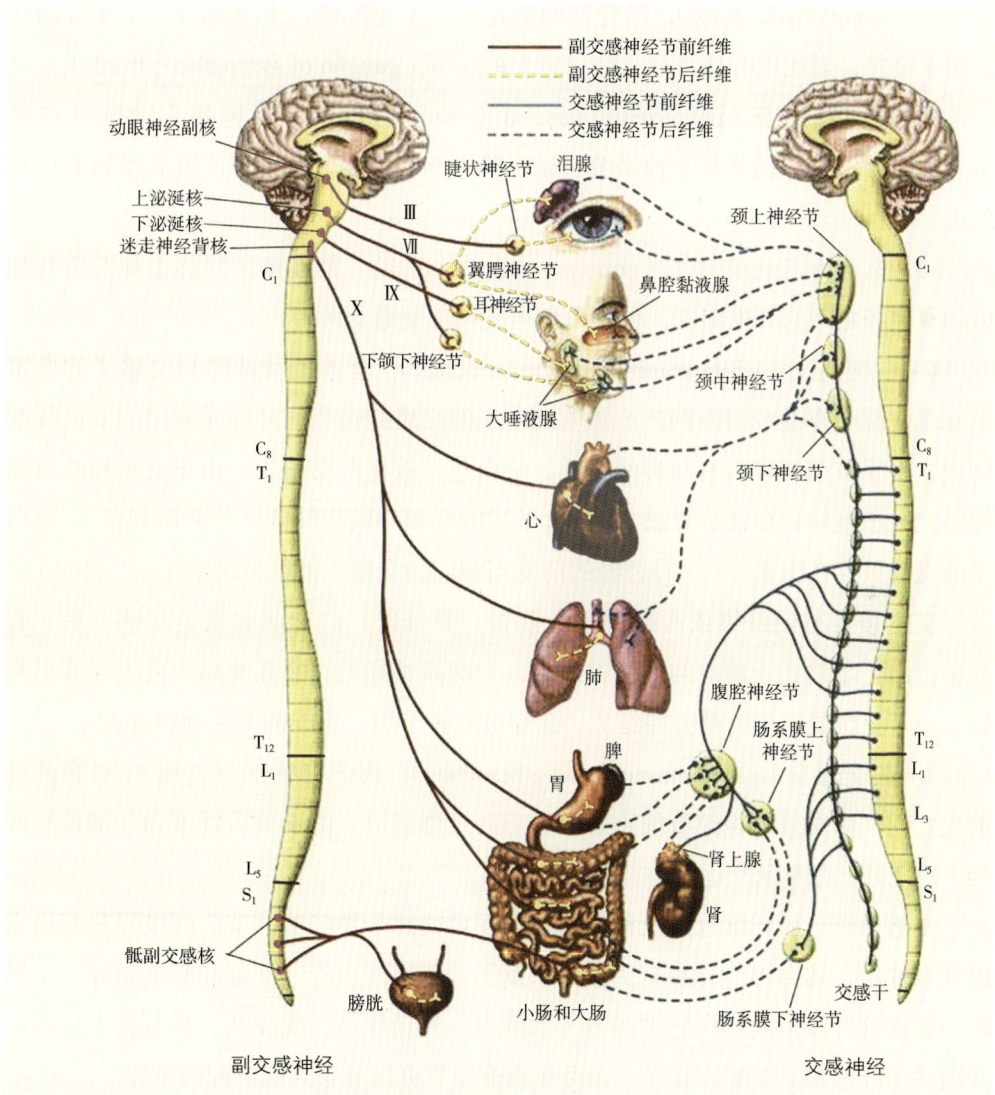

图 3-43　交感神经和副交感神经

2. 周围部　交感神经的周围部包括交感干、交感神经节及由其发出的节前、节后纤维等结构。

（1）交感神经节　是交感神经节后神经元胞体所在部位，依其所在的位置可分为椎旁神经节和椎前神经节。

1）椎旁神经节（paravertebral ganglia）：位于脊柱两旁，每一侧有 19 ～ 24 个，包括颈神经节 3 ～ 4 个、胸神经节 10 ～ 12 个、腰神经节 4 个、骶神经节 2 ～ 3 个，在尾部两侧融合为 1 个奇神经节。每一侧的椎旁神经节借节间支上下相连形成两条交感干（sympathetic trunk），沿脊柱两侧走行，上至颅底，下至尾骨，于尾骨的前面两干合并，因此椎旁神经节又称交感干神经节（ganglia of sympathetic trunk）。

2）椎前神经节（prevertebral ganglia）：位于脊柱前方，包括主动脉肾神经节、腹腔神经节、肠系膜上神经节、肠系膜下神经节等，分别位于同名动脉的根部附近。

（2）交感神经的交通支（communicating branch）　是连接于交感干神经节与相应的脊神经之间的纤维细支，包括白交通支和灰交通支两种。

1）白交通支（white communicating branches）：是连于脊神经与交感干的纤维细支，由位于脊髓中间外侧核（灰质侧角）的交感神经节前神经元发出的节前纤维构成，由于节前纤维为有髓神经纤维，呈白色，故称白交通支。由于交感神经节前神经元的细胞体只存在于脊髓 T_1 ～ L_3 节段的脊髓中间带外侧核（灰质侧角），故白交通支也只存在于 T_1 ～ L_3 脊神经的前支与相应的交感干神经节之间。

交感神经节前纤维依次经脊神经前根、脊神经、白交通支抵达交感干后，有三种去向：①终止于相应的椎旁神经节，并交换神经元。②在交感干内上行或下降后，止于上位或下位的椎旁神经节。③穿过椎旁节后，至椎前节交换神经元。

2）灰交通支（grey communicating branches）：连于交感干与全部 31 对脊神经前支之间，由交感干神经节细胞发出的节后纤维组成，由于节后纤维为无髓神经纤维，色灰暗，故称灰交通支。

交感神经节后纤维也有三种去向：①发自交感干神经节的节后纤维经灰交通支返回脊神经，随脊神经分布至头颈部、躯干和四肢的血管、汗腺和竖毛肌等。②攀附动脉血管外膜形成相应的神经丛（如颈内、外动脉丛，腹腔丛，肠系膜上丛等），并随动脉分布到所支配的器官。③由交感神经节直接分布到所支配的脏器。

（二）副交感神经

1. 中枢部　副交感神经（parasympathetic nerve）的低级中枢位于脑干内的一般内脏运动核和脊髓 $S_{2～4}$ 节段内的中间外侧核，是副交感神经节前神经元的胞体所在部位（图 3-43）。

2. 周围部　副交感神经的周围部包括副交感神经节及由神经节发出的节前、节后纤维等结构。

（1）副交感神经节　是副交感神经节后神经元胞体所在部位，依其所在的位置可分为器官内节和器官旁节。

（2）颅部副交感神经　节前神经元胞体位于脑干内的一般内脏运动核，其节前纤维分别经第 Ⅲ、Ⅶ、Ⅸ、Ⅹ 对脑神经离开脑干，出颅后从相应脑神经分出后支配相应效应器。

1）随动眼神经走行的副交感神经节前纤维：由中脑的动眼神经副核发出，入眼眶后至睫状神经节内交换神经元，其节后纤维进入眼球壁，支配瞳孔括约肌和睫状肌。

2）随面神经走行的副交感神经节前纤维：由脑桥的上泌涎核发出，一部分节前纤维至翼腭窝内的翼腭神经节交换神经元，节后纤维支配泪腺、鼻腔黏液腺。另一部分节前纤维至下颌下神经节交换神经元，节后纤维支配下颌下腺和舌下腺。

3）随舌咽神经走行的副交感节前纤维：由延髓的下泌涎核发出，至卵圆孔下方的耳神经节交换神经元，节后纤维支配腮腺。

4）随迷走神经走行的副交感节前纤维：由延髓的迷走神经背核发出，随迷走神经的分支到达胸、腹腔脏器附近或壁内的副交感神经节交换神经元，节后纤维分布于胸、腹部的内脏、心血管和腺体（结肠左曲以下及盆腔脏器等除外）。

（3）骶部的副交感神经　节前纤维由脊髓骶部第 2～4 节段的骶副交感核发出，随骶神经出骶前孔后组成盆内脏神经（pelvic splanchnic nerve），在脏器附近或脏器壁内的副交感神经节交换神经元，节后纤维支配结肠左曲以下的消化管和盆腔脏器。

（三）交感神经与副交感神经的作用

交感神经和副交感神经都是内脏运动神经，对胸、腹部内脏器官进行双重神经支配。此外，交感神经还分布至全身血管、汗腺和竖毛肌等。

交感神经与副交感神经对同一器官的作用既是互相拮抗又是互相统一的。例如：当机体处于运动状态时，机体的代谢加强，能量消耗加快，为了适应环境的剧烈变化，交感神经兴奋性增强，副交感神经兴奋减弱、相对抑制，于是出现心跳加快、血压升高、支气管扩张、瞳孔开大、消化活动受抑制等现象。而当机体处于安静状态时，副交感神经兴奋加强，交感神经相对抑制，则出现相反的变化，这有利于机体恢复体力、储存能量。

二、内脏感觉神经

（一）内脏感觉神经的作用

内脏感觉神经（visceral sensory nerve）将来自内脏感受器的刺激变成神经冲动，并传到中枢，中枢可直接通过内脏运动神经或间接通过体液调节各内脏器官的活动。在周围部，内脏感觉神经元的细胞体亦位于脑神经节和脊神经节内，也是假单极神经元，其周围突是粗细不等的有髓或无髓纤维。在中枢内，内脏感觉纤维一方面直接或间接经中间神经元与内脏运动神经元相联系，以完成内脏 – 内脏反射，或者与躯体运动神经元联系，形成内脏 – 躯体反射；另一方面，经过较复杂的传导途径，将冲动传导到大脑皮层，形成内脏感觉。

（二）牵涉性痛

当某些内脏器官发生病变时，常在体表一定区域产生感觉过敏或痛觉，这种现象称为牵涉性痛（referred pain）。临床上将内脏患病时体表发生感觉过敏及骨骼肌反射性僵硬和血管运动、汗腺分泌等障碍的部位称为海德带（Head zone），该带有助于内脏疾病的定位诊断。牵涉性痛有时发生在患病内脏邻近的皮肤区，有时发生在距患病内脏较远的皮肤区。例如，心绞痛时，常在胸前区及左臂内侧皮肤感到疼痛。肝胆疾患时，常在右肩部感到疼痛等。

第八节　脑和脊髓的被膜、血管及脑脊液循环

一、脑和脊髓的被膜

脑和脊髓的表面包有三层被膜，由外向内依次为硬膜、蛛网膜和软膜，有支持、保护脑和脊髓的作用。

（一）脊髓的被膜

脊髓的被膜由外向内为硬脊膜、脊髓蛛网膜和软脊膜（图 3-44）。

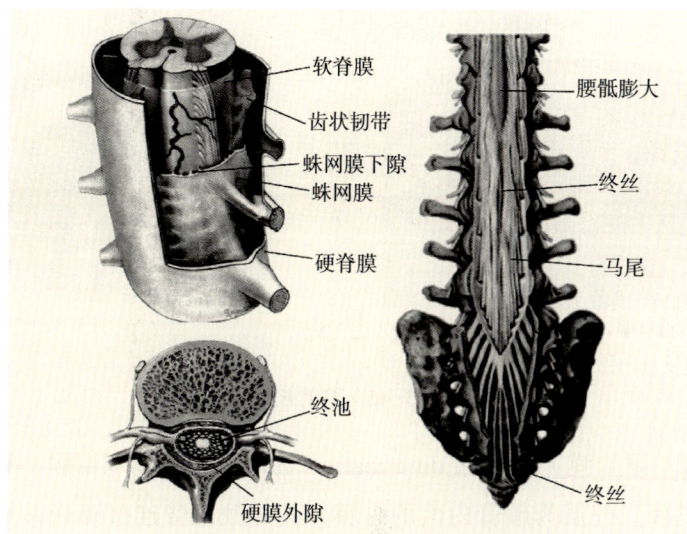

图 3-44 脊髓的被膜

1. 硬脊膜 硬脊膜（spinal dura mater）由致密结缔组织构成，厚而坚韧。上端附于枕骨大孔边缘，与硬脑膜相延续；在第 2 骶椎水平逐渐变细，包裹终丝；下端附于尾骨。硬脊膜与椎管内面骨膜之间的间隙称硬膜外隙（epidural space），内含疏松结缔组织、脂肪、淋巴管、静脉丛和脊神经根等。此间隙略呈负压，不与颅腔内相通。临床上进行硬膜外麻醉，将药物注入此间隙，以阻滞脊神经根内的神经传导。

2. 脊髓蛛网膜 脊髓蛛网膜（spinal arachnoid mater）为半透明薄膜，向上与脑蛛网膜相延续。脊髓蛛网膜与软脊膜之间有较宽阔的间隙称蛛网膜下隙（subarachnoid space），间隙内充满脑脊液。脊髓蛛网膜下隙的下部，下端至第 2 骶椎之间扩大的蛛网膜下隙，称终池（terminal cistern），内容马尾。临床上常在第 3、第 4 或第 4、第 5 腰椎间行腰椎穿刺，以抽取脑脊液或注入药物（临床上的腰麻）而不伤及脊髓。

3. 软脊膜 软脊膜（spinal pia mater）薄而富含血管，紧贴脊髓表面，并延伸至脊髓沟裂中，在脊髓下端移行为终丝。

（二）脑的被膜

脑的被膜由外向内依次为硬脑膜、脑蛛网膜和软脑膜（图 3-45）。

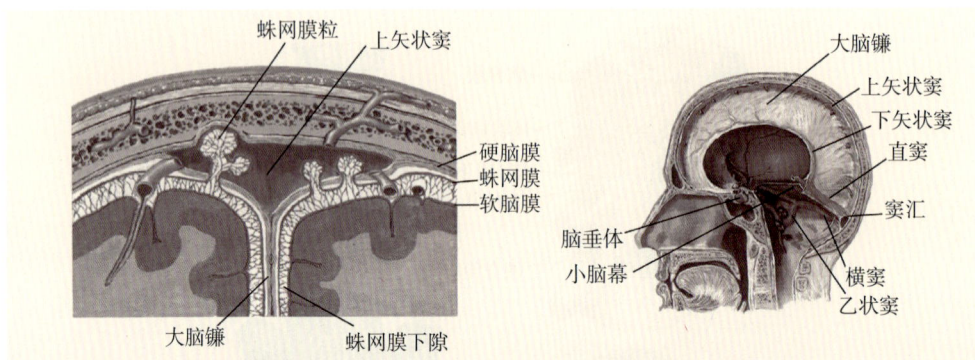

图 3-45　脑的被膜

1. 硬脑膜　硬脑膜（cerebral dura mater）为厚而坚韧的双层膜，有丰富的神经和血管行走其间。外层为颅骨内面的骨膜，其与颅盖骨连接疏松，易于分离，因此颅顶骨骨折，伤及硬脑膜血管时，可在硬脑膜与颅骨之间形成硬膜外血肿。在颅底处，硬脑膜则与颅骨结合紧密，故颅底骨折时，易将硬脑膜与脑蛛网膜同时撕裂，出现脑脊液外漏（可能出现脑脊液鼻漏、耳漏等）。在某些部位，硬脑膜的内层与外层分离后折叠进入脑的裂隙内形成板状凸起，主要有：①伸入大脑纵裂内的大脑镰（cerebral falx）；②伸入大脑横裂内的小脑幕（tentorium of cerebellum）。此外，硬脑膜的内外层连续分离形成一些间隙，内面衬有内皮细胞，构成引流脑静脉血的通道，称为硬脑膜窦（sinuses of dura mater），窦壁无平滑肌，不能收缩，故损伤出血时难以止血，容易形成颅内血肿。主要的硬脑膜窦有：①上矢状窦（superior sagittal sinus），位于大脑镰上缘内，向后流入窦汇。②直窦（straight sinus），位于大脑镰与小脑幕连接处，由大脑大静脉和下矢状窦汇合而成，向后通窦汇。③窦汇（confluence of sinuses），由上矢状窦与直窦在枕内隆凸处汇合扩大而成，向两侧移行为左、右横窦。④横窦（transverse sinus），成对，位于小脑幕后外侧缘附着处的枕骨横窦沟处，连接窦汇与乙状窦。⑤乙状窦（sigmoid sinus），成对，位于乙状窦沟内，是横窦的延续，向前下在颈静脉孔处出颅续为颈内静脉。⑥海绵窦（cavernous sinus），位于蝶鞍两侧，为两层硬脑膜间的不规则腔隙。窦腔内侧壁有颈内动脉和展神经通过，在窦的外侧壁，自上而下有动眼神经、滑车神经、三叉神经的分支眼神经和上颌神经通过。

2.脑蛛网膜 脑蛛网膜（cerebral arachnoid mater）与脊髓蛛网膜相延续，与软脑膜之间有蛛网膜下隙，充满脑脊液。脑部的蛛网膜下隙在某些部位扩大称蛛网膜下池（subarachnoid cisterns），如小脑延髓池、脚间池、桥池等。若颅内血管或动脉瘤破裂出血，血液流入蛛网膜下隙，称为蛛网膜下隙（腔）出血。脑蛛网膜紧贴硬脑膜，在上矢状窦处形成许多绒毛状突起，突入上矢状窦内，称蛛网膜粒（arachnoid granulations），脑脊液最后经蛛网膜粒渗入硬脑膜窦内，回流入静脉。

3.软脑膜 软脑膜（cerebral pia mater）覆盖于脑的表面并伸入沟裂内。在脑室的一定部位，软脑膜及其血管与该部的室管膜上皮共同构成脉络丛，是产生脑脊液的主要结构。

二、脑和脊髓的血管

（一）脑的血管

1.脑的动脉 脑的动脉来源于颈内动脉和椎动脉。以顶枕沟为界，颈内动脉分支供应大脑半球的前 2/3 和部分间脑；两侧椎动脉入颅后合并成一条基底动脉构成椎–基底动脉，分支供应大脑半球后 1/3 及间脑后部、脑干和小脑。大脑的动脉分支可分为皮质支和中央支。皮质支营养大脑皮质及其深面的髓质，中央支供应基底核、内囊及间脑等（图 3–46、图 3–47）。

（1）**颈内动脉**（internal carotid artery） 起自颈总动脉，经颈动脉管进入颅腔，随后分支。颈内动脉供应脑的主要分支有：①大脑前动脉（anterior cerebral artery），在视神经上方行向前内进入大脑纵裂，与对侧者借前交通动脉（anterior communicating artery）相连，后沿胼胝体沟向后行，其皮质支主要至大脑半球内侧面的前2/3区。②大脑中动脉（middle cerebral artery），可视为颈内动脉的直接延续，向外行入外侧沟内，分为数条皮质支，营养大脑半球外侧面大部分和岛叶；其中央支，又称豆纹动脉，营养尾状核、豆状核、内囊大部。③脉络丛前动脉（anterior choroid artery），进入侧脑室下角，终止于脉络丛。④后交通动脉（posterior communicating artery），向后与大脑后动脉吻合，是颈内动脉系与椎–基底动脉系的吻合支。

（2）**椎动脉**（vertebral artery） 起自锁骨下动脉，向上穿第6至第1颈椎横突孔，经枕骨大孔进入颅腔，至延髓脑桥沟处汇合成一条基底动脉（basilar artery）。椎–基底动脉的主要分支有：①营养脊髓的脊髓前、后动脉；②给小脑供血的动脉，包括小脑下前动脉、小脑下后动脉和小脑上动脉；③给内耳和脑桥供血的迷路动脉、脑桥动脉；④大脑后动脉（posterior cerebral artery），是基底动脉的终末分支，绕大脑脚向后，至颞叶和枕叶的内侧面。皮质支分布于颞叶的内侧面、底面及枕叶；中央支供应背侧丘脑、内侧膝状体、下丘脑和底丘脑等。

（3）大脑动脉环（cerebral arterial circle） 又称 Willis 环，由两侧大脑前、后动脉的起始段、两侧颈内动脉末段借前、后交通动脉吻合连接共同组成。动脉环位于脑底下方，蝶鞍上方，环绕于视交叉周围，使两侧颈内动脉系与椎 – 基底动脉系相交通，对于维持脑的血液供应起重要作用（图 3–47）。

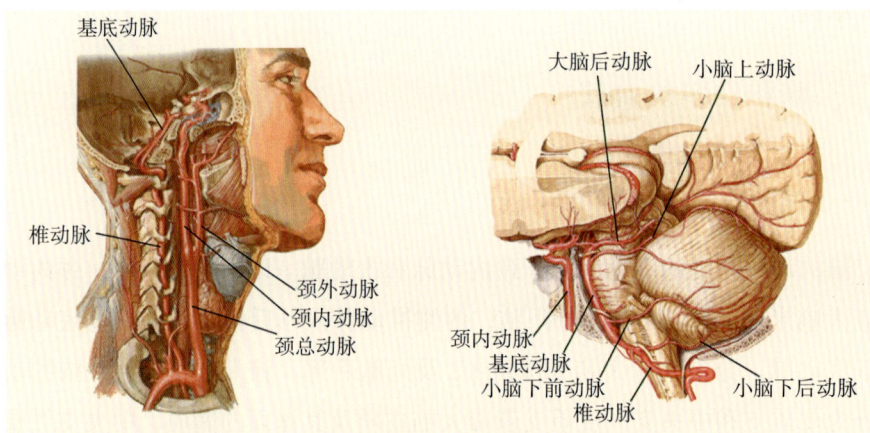

图 3–46 脑的动脉

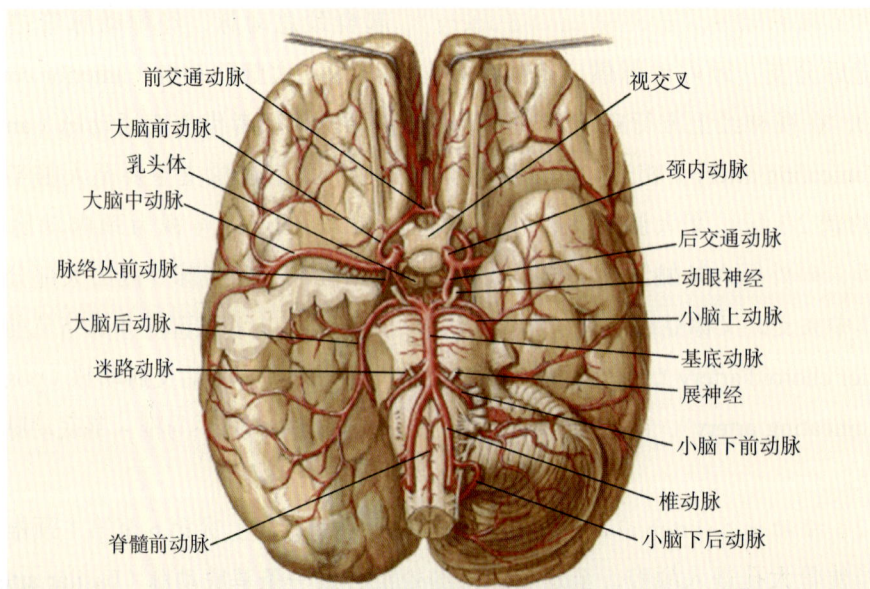

图 3–47 脑的动脉及大脑动脉环

2. 脑的静脉　脑的静脉无瓣膜，不与动脉伴行，分为浅、深两组，两组之间相互吻合。浅组收集脑皮质及皮质下髓质的静脉血，直接注入邻近的静脉窦；深组收集大脑深部的髓质、基底核、间脑、脑室脉络丛等处的静脉血，最后汇成一条大脑大静脉注入直窦。两组静脉最终经硬脑膜窦从颈静脉孔出颅延续为颈内静脉。

（二）脊髓的血管

1. 脊髓的动脉　脊髓的动脉有两个来源，即椎动脉和节段性动脉。椎动脉发出脊髓前动脉和脊髓后动脉，分别沿脊髓的前正中裂、后外侧沟下行，并不断得到由椎间孔进入的节段性动脉分支的补充。阶段性动脉由脊柱两旁的颈升动脉、肋间后动脉、腰动脉和骶外侧动脉等发出，其分支经脊神经前、后根至脊髓。

2. 脊髓的静脉　脊髓内的小静脉汇集成脊髓前、后静脉，通过前、后根静脉注入硬膜外隙的椎内静脉丛。

三、脑室和脑脊液

（一）脑室

脑室是位于脑内部的腔隙，充满脑脊液。

1. 侧脑室（lateral ventricle）　位于两侧大脑半球内的不规则腔隙，可分为中央部、前角、后角和下角四部分。

2. 第三脑室（third ventricle）　位于两侧间脑和下丘脑之间的矢状位腔隙，其外侧壁的前上部有室间孔通向侧脑室，向后下以中脑水管通第四脑室。

3. 第四脑室（forth ventricle）　位于延髓、脑桥背侧的菱形窝与小脑之间的锥体形空隙，经第四脑室正中孔和外侧孔通向蛛网膜下隙。

（二）脑脊液的产生与循环

脑脊液（cerebral spinal fluid，CSF）为无色透明的液体，填充于各脑室、脊髓中央管和蛛网膜下隙内，以保护脑和脊髓免受震荡，同时为脑和脊髓提供营养并运走部分代谢产物（图 3-48）。

脑脊液主要由位于各脑室的脉络丛产生。侧脑室脉络丛产生的脑脊液经室间孔流至第三脑室，与第三脑室脉络丛产生的脑脊液一起，经中脑水管流入第四脑室，再汇合第四脑室脉络丛产生的脑脊液一起经第四脑室正中孔和两个外侧孔流入脑和脊髓周围的蛛网膜下隙，然后脑脊液再沿此隙流向大脑背面的蛛网膜下隙，最后主要在上矢状窦处经蛛网膜粒渗透到硬脑膜窦内，向颈内静脉回流。

　　若脑脊液在循环途中发生阻塞，可导致脑积水和颅内压升高，使脑组织受压移位，甚至出现脑疝而危及生命。

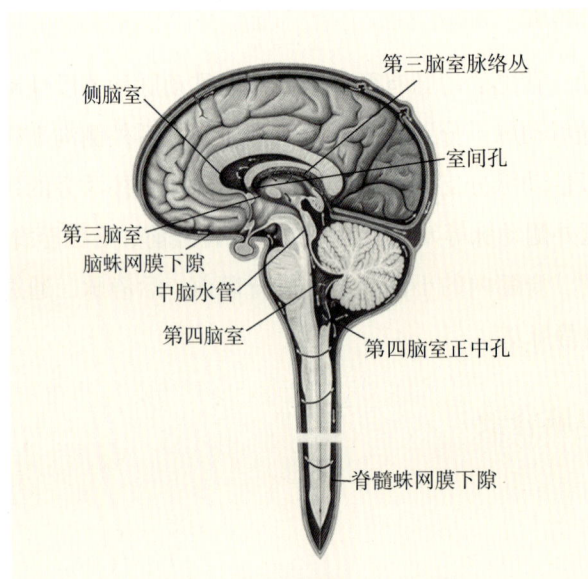

图 3-48　脑室及脑脊液循环

第四章　头部

学习目的

1. 掌握头部骨和骨连结的组成，咀嚼肌的附着点及功能，以及支配头面部肌肉的主要神经。

2. 熟悉眼外肌与表情肌。

3. 了解主要神经的分布概况及功能，为理论学习及临床实践提供必要的理论指导。

学习要点

①头部骨。②颅骨的骨连结。③眼外肌、表情肌、咀嚼肌的组成及各肌群的附着点和主要功能。④支配眼外肌、表情肌、咀嚼肌的主要神经。

第一节　骨与骨连结

一、颅骨

颅骨位于脊柱上方，包括 8 块脑颅骨、15 块面颅骨以及 6 块听小骨。眶上缘和外耳门上缘的连线构成分界线，将脑颅骨和面颅骨分为后上部的脑颅和前下部的面颅。

1. 脑颅骨　位于颅的后上方，共 8 块，由额骨、枕骨、蝶骨、筛骨各 1 块以及颞骨、顶骨各 2 块组成。脑颅骨围成颅腔，其顶是穹隆形的颅盖（calvaria），由额骨、枕骨和顶骨构成，底由前方的额骨和筛骨、后方的枕骨、中部的蝶骨和两侧的颞骨构成。

（1）**额骨**（frontal bone）　位于颅的前上方，分为三部分（图 4-1）。

1）额鳞：属扁骨，内含空腔称为额窦。

2）眶部：构成眶上壁，为后伸的水平位薄骨板。

3）鼻部：位于两侧眶部之间，呈马蹄铁形，缺口处为筛切迹。

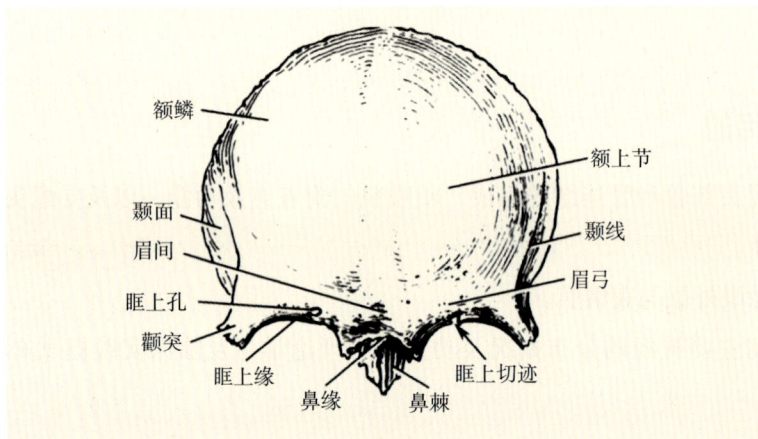

图 4-1　额骨（前面）

（2）**筛骨**（ethmoid bone）　为最脆弱的含气骨。位于两眶之间，构成鼻腔上部和外侧壁。在冠状位，筛骨呈"巾"字形，分为三部分（图 4-2）。

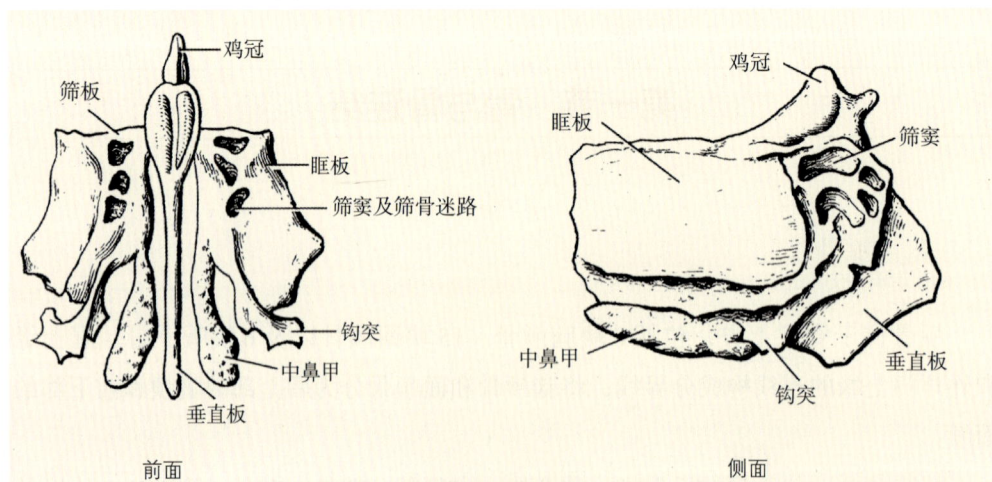

图 4-2　筛骨

1）筛板：是多孔的水平骨板，构成鼻腔的顶，板的前方正中有向上伸出的骨嵴称为鸡冠。

2）垂直板：自筛板中线下垂，居正中矢状位，构成骨性鼻中隔上部。

3）筛骨迷路：位于垂直板两侧，由菲薄骨片围成许多小腔，称筛窦。迷路内侧壁具有两个卷曲小骨片，即上鼻甲和中鼻甲。迷路外侧壁骨质极薄，构成眶的内侧壁，称眶板。

（3）蝶骨（sphenoid bone） 形似蝴蝶，居颅底中央，分体、大翼、小翼和翼突四部分（图4-3）。

1）蝶骨体：为中间部的立方形骨块，内含蝶窦，窦分隔为左右两半，分别向前开口于鼻腔。体上面呈马鞍状，称蝶鞍，中央凹陷为垂体窝（hypophysial fossa）。

2）大翼（greater wing）：由体两侧发出，向上方扩展，分为凹陷的大脑面、前内侧的眶面和外下方的颞面。颞面借颞下嵴分为上、下两部：上部是颞窝的一部分，下部构成颞下窝的顶。大翼根部由前内向后外有圆孔（foramen rotundum）、卵圆孔（foramen ovale）和棘孔（foramen spinosum），分别通过重要的神经和血管。

3）小翼（lesser wing）：为三角形薄板，从体的前上部发出。上面是颅前窝的后部，下面构成眶上壁的后部。小翼与体的交界处有视神经管（optic canal）。小翼与大翼间的裂隙为眶上裂（superior orbital fissure）。

4）翼突（pterygoid process）：从体与大翼连接处，向后敞开成为内侧板和外侧板，根部贯通一矢状方向的细管称为翼管（pterygoid canal），向前通入翼腭窝。

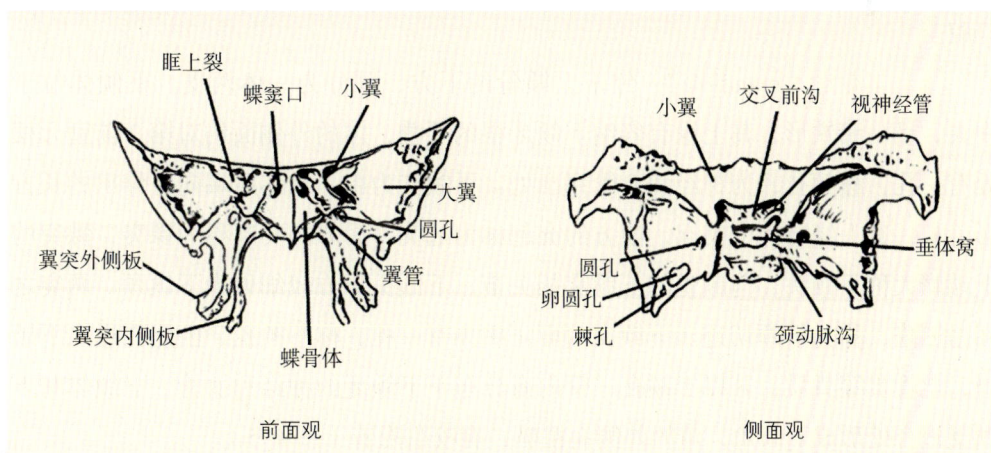

图4-3 蝶骨

（4）颞骨（temporal bone） 位于颅的两侧，参与构成颅底和颅腔侧壁，形状不规则，它参与构成颅底的部分，称颞骨岩部，内有前庭蜗器（图4-4）。

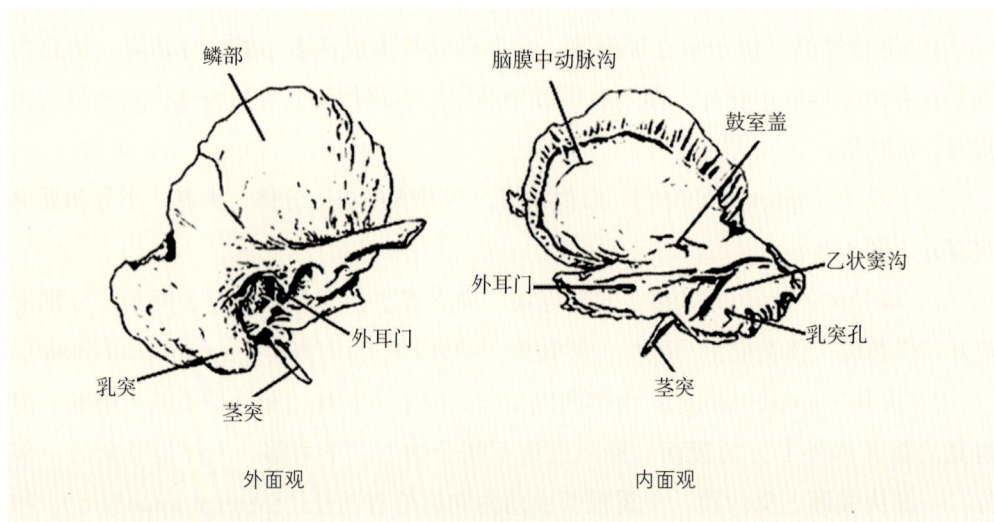

图 4-4　颞骨

（5）枕骨（occipital bone）　位于颅的后下部，呈勺状。前下部有枕骨大孔（foramen magnum），侧部的下方有椭圆形关节面称枕髁。

（6）顶骨（parietal bone）　呈四边形，位于颅顶中部。

2. 面颅骨　面颅骨位于颅的前下方，共15块。上颌骨、腭骨、颧骨、鼻骨、泪骨及下鼻甲各2块，梨骨、下颌骨和舌骨各1块。面颅骨围成眶腔、鼻腔和口腔。

（1）下颌骨（mandible）　位于上颌骨的下方，可分为一体两支。下颌体位于中央，呈马蹄铁形，其上缘有容纳下颌牙根的牙槽，体的外侧面约对第2前磨牙根处有一孔，称颏孔，为神经和血管穿出处。下颌支为由下颌体后端向上伸出的长方形骨板，其上缘有两个突起，前方的突起称为冠突，后方的突起称为髁突，髁突的上端膨大称下颌头，与颞骨的下颌窝相关节。下颌头下方较细处为下颌颈。两突之间呈凹陷，称为下颌切迹。下颌支内面正中央有一孔，称下颌孔，由此孔通入下颌管，此管贯穿骨质，开口于颏孔，管内有分布于下颌牙的神经和血管。下颌体和下颌支汇合处形成下颌角，角的外侧面粗糙，有咬肌附着（图 4-5）。

（2）舌骨（hyoid bone）　居下颌骨的后下方，呈马蹄铁形。中间部称体，向后外延伸的长凸为大角，向上的短凸为小角。大角和体都可在体表扪到。

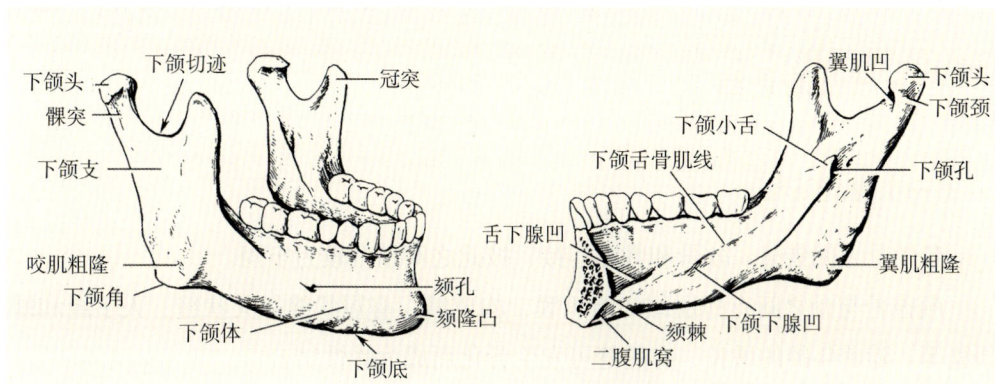

图 4-5　下颌骨外侧面和内侧面

（3）梨骨（vomer）　为斜方形小骨片，组成鼻中隔后下部。

（4）上颌骨（maxilla）　成对，构成颜面的中央部，骨内有一较大含气腔，称上颌窦。上颌骨下缘游离，有容纳上颌牙根的牙槽（图 4-6）。

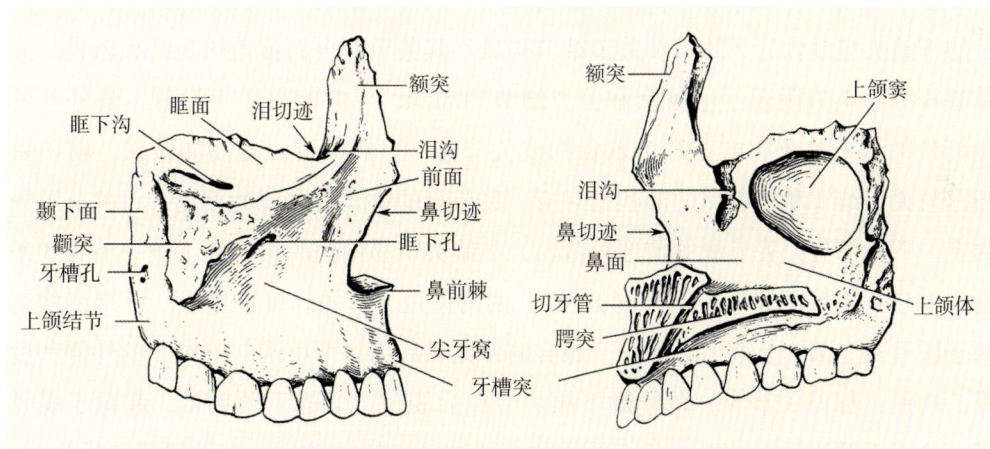

图 4-6　上颌骨外侧面和内侧面

（5）腭骨（palatine bone）　呈 L 形，位于上颌骨腭突与蝶骨翼突之间，垂直板构成鼻腔外侧壁的后部，水平板组成骨腭的后部。

（6）鼻骨（nasal bone）　为成对的长条形小骨片，上窄下宽，构成鼻背的基础。

（7）泪骨（lacrimal bone）　为方形小骨片，位于眶内侧壁的前部。前接上颌骨，后连筛骨迷路眶板。

（8）下鼻甲（inferior nasal concha）　为薄而卷曲的小骨片，附着于上颌体和腭骨垂直板的鼻面上。

（9）颧骨（zygomatic bone）　位于眶的外下方，呈菱形，形成面颊的骨性突起。

二、颅骨的连结

（一）骨缝连结

各颅骨之间借缝、软骨和骨相连接，彼此之间结合较为牢固。

颅盖骨与骨之间有薄层结缔组织膜，构成缝。有冠状缝、矢状缝、人字缝和蝶顶缝等。随着年龄的增长，有的缝可发生骨化而成为骨性结合。

颅底骨与骨之间的连接是软骨性的，如成年前蝶骨体后面与枕骨基底部之间的蝶枕软骨结合，此外，尚有蝶岩、岩枕软骨结合等。随着年龄的增长，都先后骨化而成为骨性结合。

（二）颞下颌关节

颞下颌关节（temporal mandibular joint），又称下颌关节，属滑膜关节，由下颌骨的下颌头与颞骨的下颌窝和关节结节构成。其关节面表面覆盖的是纤维软骨。关节囊松弛，上方附着于下颌窝和关节结节的周围，下方附着于下颌颈，囊外有外侧韧带加强。关节腔内有纤维软骨构成关节盘，呈椭圆形，上面如鞍状，前凹后凸，与关节结节和下颌窝的形状相对应。关节盘的周缘与关节囊相连，将关节腔分为上、下两部分。关节囊的前部较薄弱，下颌关节易向前脱位。颞下颌关节有 3 条囊外韧带：①颞下颌韧带（外侧韧带），由两条短、窄的纤维束组成。纤维束均起源于颧弓外上部，上束向后下止于髁突的外侧和后缘，下束走向下颌颈的外侧和后缘。功能：加厚关节囊，防止颞下颌关节向后脱位。②蝶下颌韧带，起源于蝶骨棘，止于下颌小舌。功能：是下颌骨的主要被动支持性结构，当下颌肌肉松弛时，它可以对下颌骨起支撑作用；当下颌骨运动时，它可控制并引导其运动方向。③茎突下颌韧带，起于颞骨茎突，止于舌骨小角，可防止下颌过度向前移位（图 4-7）。

颞下颌关节属于联合关节，两侧必须同时运动。下颌骨可做上提、下降、前进、后退和侧方运动。其中，下颌骨的上提和下降运动发生在下关节腔，前进和后退运动发生在上关节腔，侧方运动是一侧的下颌头对关节盘做旋转运动，而对侧的下颌头和关节盘一起对关节窝做前进运动。张口是下颌骨下降并伴有向前的运动，故张大口腔时，下颌骨体降向后下方，而下颌头随同关节盘滑至关节结节下方。如果张口过大且关节囊过分松弛时，下颌头可滑至关节结节前方而不能退回关节窝，造成下颌关节脱位。手法复位时，必须先将下颌骨拉向下，超过关节结节，再将下颌骨向后推，才能将下颌头回纳下颌窝内。闭口则是下颌骨上提并伴下颌头和关节盘一起滑回关节窝的运动。

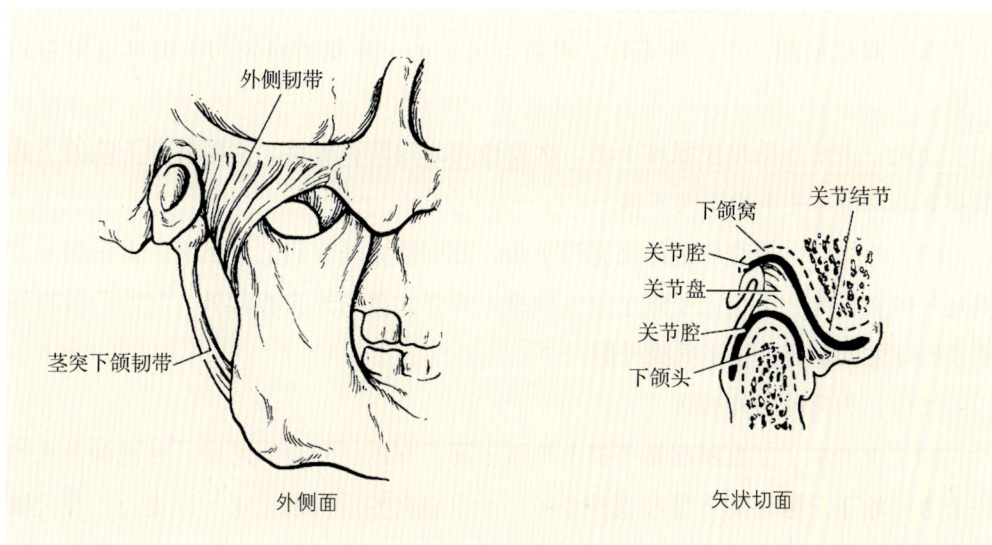

图 4-7　颞下颌关节

第二节　骨骼肌

一、眼外肌

眼外肌（extraocular muscle）是司眼球运动的横纹肌，包括四条直肌和两条斜肌。这些肌肉协同运动可活动上眼睑和眼球。

1. 直肌　四条直肌起于共同腱环的纤维袖，围绕视神经管以及眼眶顶端的眶上裂部分，向前行至眼球。通过视神经管和眶裂的相邻部分进入眼眶的结构，最初位于整个眼眶锥体内。根据它们相对眼球的位置，四条直肌分别被命名为内直肌、外直肌、上直肌和下直肌。由于它们主要是向前走行，将眼球的上、下、内、外侧连接至其中纬线（赤道），因此直肌的主要功能是使眼球向上、向下、向内、向外侧运动。

（1）内直肌　内直肌是眼外肌中最粗大的一条，起始于总腱环鼻侧和视神经鞘。内直肌沿眶内侧壁和眼球之间前行，附着到角膜缘后方的巩膜上。

功能：为单纯的内收肌。双眼内直肌同时收缩使眼球汇聚（聚合）。

（2）下直肌　下直肌是直肌中最短的一条，起始于视神经孔下方的总腱环。下直肌沿眶底向前、下、外走行，附着于巩膜上，该肌借肌鞘的扩展部也附着到下睑。

功能：主要作用是使眼球下转，次要作用为内转和外旋。借附着到下睑的下直肌扩展部，也可使下睑微向下移。

（3）外直肌　外直肌起始部有两个头，分别称为外直肌上、下头。上头起于总腱环外侧较低处，下头起于眶上裂外侧缘，蝶骨大翼的外直肌棘处。起始后沿眶外壁及眼球之间前行，止于巩膜外侧。

功能：为单纯的外展肌。

（4）上直肌　上直肌起始于提上睑肌下面，在内、外直肌之间，在视神经孔的外上方起始于总腱环的上部和视神经鞘。上直肌起始后向前、上、外走行，穿过眼球囊，附着到巩膜上。

功能：主要作用是使眼球上转，次要作用是内转和内旋，也帮助提上睑肌使睑裂开大。该肌与内直肌都部分起始于视神经鞘，在球后视神经炎时常发生眼球转动痛。

2. 斜肌

（1）上斜肌　上斜肌是眼外肌中最细最长的一条。起始于视神经孔内上方的总腱环上。起始处为一短腱，与提上睑肌的起始端相重叠。上斜肌在眶顶和眶内侧壁之间向前行，在眶内上缘附近，上斜肌肌腹变成圆形肌腱，经过滑车后，再向后向外，并稍向下转折，穿过眼球筋膜，行于上直肌之下，肌腱散开呈扇形，斜形附着于眼球赤道部稍后而略偏外侧的巩膜上。

功能：主要作用是使眼球内旋，次要作用是下转和外转。

（2）下斜肌　下斜肌是眼外肌中唯一起始于眼眶前部的一条肌肉，为眼外肌中最短者。下斜肌以圆形肌腱起始于眶下缘稍后、鼻泪管上端开口的外侧、上颌骨眶面的小凹陷处。下斜肌起始后向后、外行，通过下直肌和眶底之间，再到外直肌的下方，以肌腱附着到眼球后外下象限。

功能：主要作用是使眼球外旋，次要作用是上转和外转。下斜肌与上直肌共同作用使眼球上转。

3. 提上睑肌　提上睑肌起始于视神经孔前上方的蝶骨小翼下面，起始处以一短腱混入上直肌的始端中。提上睑肌起始后沿眶顶和上直肌之间前行，很快变为薄而扁的带状肌肉，在眶隔之后演变为膜状扩展部或腱膜，并呈扇形散开，占据全眶宽度，致使整个肌肉呈等边三角形。

功能：主要作用是向上提起上睑，开大睑裂，可使角膜上方的巩膜暴露，上睑沟加深。此肌麻痹，可致上睑下垂。它的拮抗肌是眼轮匝肌。

4. 眼外肌的作用　眼球转动时整个眼球并无多少移位，而是眼球循运动中心转动。运动中心与眼球的中心大致符合。除了内、外直肌的作用单一外，上、下直肌和上、下斜肌都有主要作用和次要作用之分。各眼外肌的主要作用和次要作用可用 Vander Hoeves 修改的 Marques 图（图 4-8）表示和帮助记忆。若眼球转向一定方向，则该肌的主要作用最大，而其次要作用最小；眼球转向另一方向，则该肌的主要作用可变为最小，而其次要作用则变为最大。

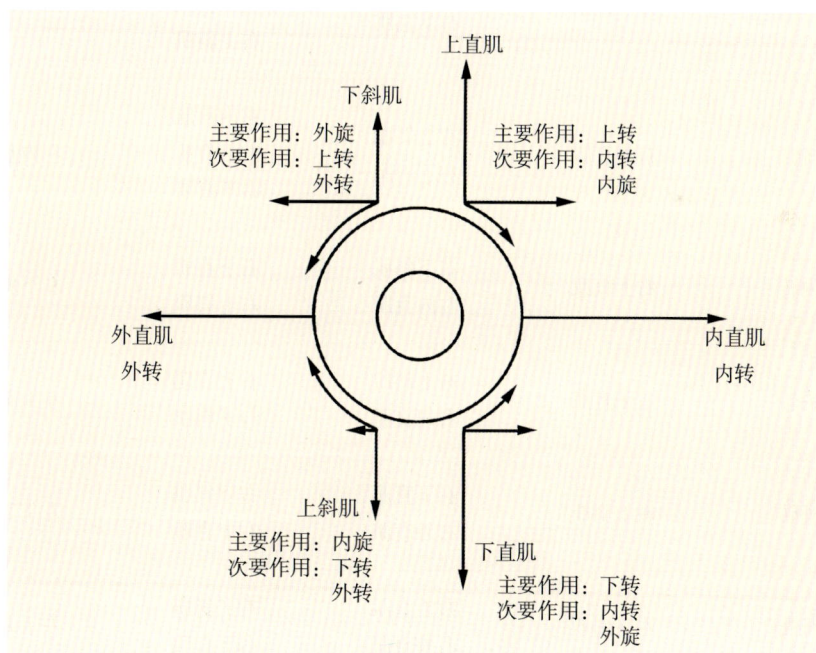

图 4-8　各眼外肌主要和次要作用

5. 眼外肌的综合作用（表 4-1）　眼球向某一方向运动时不是单一眼外肌的单独作用，而是数条眼外肌联合作用的结果。如眼球向上转时，实际为上直肌和下斜肌共同作用的结果，因为二肌的共同作用为上转。上直肌的内转、内旋和下斜肌的外转、外旋的次要作用，正好相互抵消。

在眼球的各种运动中，眼外肌存在着复杂的协同和拮抗作用。如眼球内转虽主要由内直肌完成，但也存在上、下直肌的协同作用，同时还需要外直肌的松弛来配合。眼球外转主要由外直肌完成，但也存在上、下斜肌的协同作用，此外，还需内直肌的松弛来配合。眼球上转时也需要下直肌和上斜肌松弛。反之，眼球下转时则需要上直肌和下斜肌的松弛。上述是同一眼球运动中眼外肌的协同和拮抗作用。在现实生活中，人的双眼是同时运动并协调一致的，这就需要双侧眼外肌间的密切配合协调。一眼转向某一方向时另一眼必须转向同一方向才能形成清晰物像和立体视觉。如一眼外转，对侧眼必须内转，引起对侧眼内转的内直肌则称为配偶肌。

表 4-1　眼球运动时的主作用肌、协同肌、拮抗肌和配偶肌举例

右眼球运动	主作用肌	协同肌	拮抗肌	配偶肌
内转	右内直肌	右上直肌 右下直肌	右外直肌 右下斜肌 右上斜肌	左外直肌
外转	右外直肌	右上斜肌 右下斜肌	右内直肌 右上直肌 右下直肌	左内直肌
上内转	右上直肌	右下斜肌 右内直肌	右下直肌 右上斜肌	左下斜肌
下内转	右下直肌	右上斜肌 右内直肌	右上直肌 右下斜肌	左上斜肌
下外转	右上斜肌	右下直肌 右外直肌	右上直肌 右上直肌	左下直肌
上外转	右下斜肌	右上直肌 右外直肌	右上斜肌 右下直肌	左上直肌

临床上为显示某一眼外肌的单独作用，需用一些特定的眼球位置，称为诊断眼位（图 4-9）。

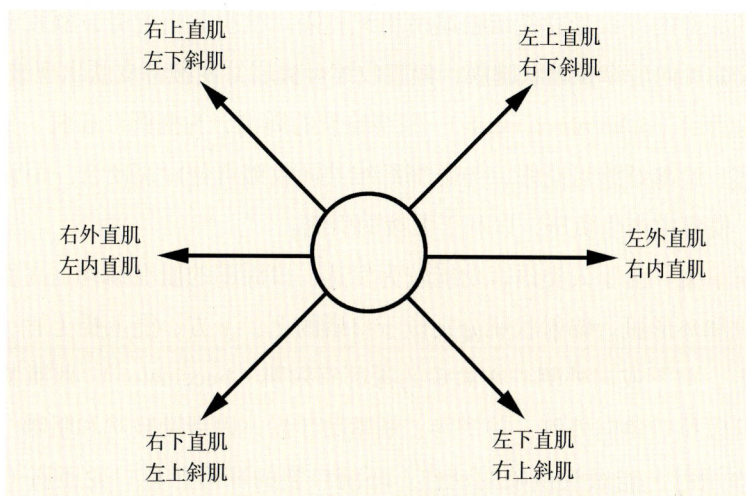

图 4-9　6 个主要诊断眼位及 6 对配偶肌在该注视方向的主要作用

二、表情肌

表情肌又称为面肌（facial muscle），为扁平的皮肌，位置表浅，起自颅骨的不同部位，止于头面部的皮肤。表情肌主要分布于面部的口、眼、鼻等孔裂周围，可分为环形肌和辐射肌两种，有闭合或开大上述孔裂的作用，同时可牵动面部皮肤显示喜、怒、哀、乐等各种表情（图 4-10）。

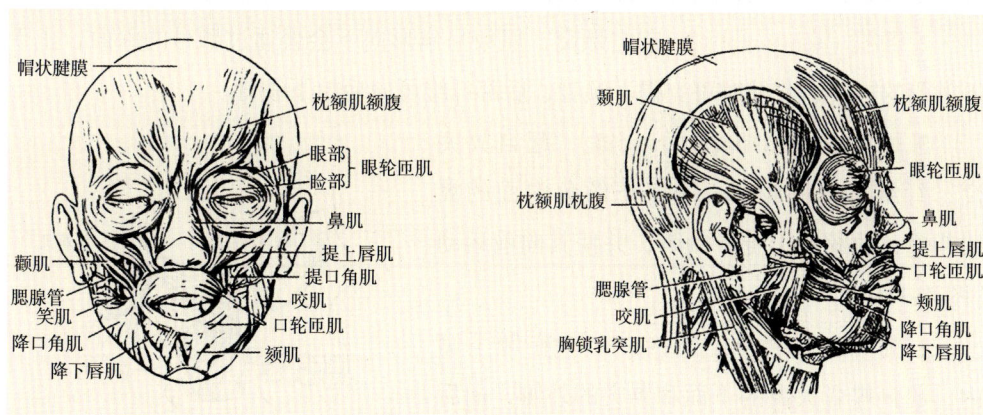

图 4-10　表情肌

1. 颅顶肌（epicranius）　薄而宽阔，由两个肌腹和中间的帽状腱膜（galea aponeurotica）构成。前方的肌腹位于额部的皮下称额腹（frontal belly），后方的肌腹位于枕部的皮下称为枕腹（occipital belly），与颅部的皮肤和皮下组织共同组成头皮，与其深部的颅骨骨膜借疏松结缔组织相隔。枕腹起自枕骨，额腹止于眉部皮肤。枕腹收缩可向后牵拉帽状腱膜，额腹收缩可提眉并使额部皮肤出现皱纹。

2. 眼轮匝肌（orbicularis oculi）　围绕睑裂的周围，为椭圆形扁肌，分眶部、睑部和泪囊部。睑部纤维可眨眼，与眶部纤维共同收缩可使睑裂闭合。泪囊部纤维可扩大泪囊，使囊内产生负压，以利于泪液的引流。

3. 口周围肌　由于人类语言功能较为发达，口周围的肌在结构上高度分化，形成辐射状肌和环形肌。辐射状肌分别位于口唇的上、下方，能上提上唇、降下唇或拉口角向上、向下或向外侧。在面颊的深部有颊肌（buccinator），此肌紧贴于口腔的侧壁，可以拉口角向外侧，并使唇、颊紧贴牙齿，以帮助吸吮和咀嚼。当与口轮匝肌共同作用时，能做吹口哨的动作。环绕口裂的环形肌称口轮匝肌（orbicularis oris），收缩时可闭口，并使上、下唇与牙紧贴。

4. 鼻肌　鼻肌不发达，为几块扁薄小肌，分布在鼻孔的周围，有开大或缩小鼻孔的作用。

三、咀嚼肌

咀嚼肌有 4 对，配布于颞下颌关节的周围，参与咀嚼运动。

1. 咬肌（masseter）　为长方形扁肌，起自颧弓的下缘和内面，纤维斜行向后下并止于咬肌粗隆，其作用为上提下颌骨。

2. 颞肌（temporalis）　起自颞窝，肌束呈扇形向下会聚通过颧弓的深面，止于下颌骨的冠突，收缩时可上提下颌骨，后部纤维可向后拉下颌骨。

3. 翼内肌（medial pterygoid）　起自翼突窝，纤维方向同咬肌，止于下颌角内面的翼肌粗隆，收缩时上提下颌骨，并使其向前运动（图 4-11）。

4. 翼外肌（lateral pterygoid）　在颞下窝内，起自蝶骨大翼的下面和翼突的外侧，向后外止于下颌颈。两侧同时收缩，可使下颌头和关节盘向前至关节结节的下方，做张口运动。一侧翼外肌收缩可使下颌移向对侧。由于闭口

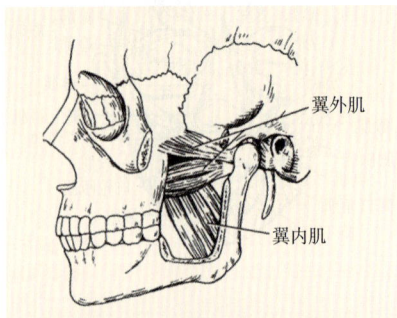

图 4-11　翼内肌、翼外肌

肌的力量大于张口肌，因此颞下颌关节的自然姿势是闭口。当肌肉痉挛或下颌神经

受刺激时，出现牙关紧闭或张口困难。

咀嚼运动：是下颌骨的上提、下降、前后、侧向运动的整合。在咀嚼时，咬肌、颞肌、翼内肌上提下颌，使上、下颌磨牙互相咬合。张口运动一般是舌骨上肌群的作用，张大口时翼外肌收缩，舌骨下肌群参与固定舌骨，协助舌骨上肌群的张口运动。下颌骨的前伸运动由两侧翼外肌和翼内肌共同作用，使下颌切牙移至上颌切牙之前。颞肌的后部纤维作用则相反，使下颌骨后退。下颌骨的侧向运动是一侧翼外肌、翼内肌的共同作用结果，翼外肌拉下颌关节盘及下颌头向前，翼内肌使下颌骨移向对侧，而对侧的下颌骨在原位绕垂直轴轻度旋转。在两侧翼内肌、翼外肌的交替作用下，形成下颌骨的侧向运动，即研磨运动。

第三节　神经支配

一、眼外肌的神经支配

眼外肌包括运动眼肌和上睑提肌，由动眼神经（Ⅲ）、滑车神经（Ⅳ）和外展神经（Ⅵ）支配（图3-34）。

（一）动眼神经

为运动性脑神经，含一般躯体运动纤维和一般内脏运动纤维。其中，一般躯体运动纤维起自中脑内的动眼神经核，支配除外直肌、上斜肌之外的眼外肌；一般内脏运动纤维起自动眼神经副核，在睫状神经节换元后支配瞳孔括约肌和睫状肌。

动眼神经自中脑脚间窝穿出，于后床突外侧向前，经海绵窦外侧壁、眶上裂入眶，随即分为上、下两支，上支分支支配上直肌和上睑提肌；下支分支支配下直肌、内直肌和下斜肌。

动眼神经的一般内脏运动纤维从动眼神经的下支分出，至外直肌与视神经之间的睫状神经节换元后，节后纤维经睫状短神经于视神经周围进入眼球壁内，支配瞳孔括约肌和睫状肌。

动眼神经受损时，因为由动眼神经支配的各肌瘫痪，可出现上睑下垂、眼外下斜视、瞳孔扩大、瞳孔对光反射消失等临床表现。

（二）滑车神经

为运动性脑神经，含一般躯体运动纤维，起自中脑内的滑车神经核，于中脑背侧面下丘的下方穿出，经大脑脚底外侧向前，穿海绵窦外侧壁，从眶上裂入眶，在眶上壁与上睑提肌之间向前内方向至上斜肌。

滑车神经受损时，因为上斜肌瘫痪，可出现眼外上斜视。

（三）外展神经

为运动性脑神经，含一般躯体运动纤维，起自脑桥内的展神经核，从脑桥和延髓之间的沟穿出，先于斜坡上面行向前上，穿过海绵窦，从眶上裂入眶，于外直肌的内侧面穿入，并支配外直肌。

展神经受损时，因为外直肌瘫痪，可出现眼内斜视。

二、表情肌的神经支配

表情肌包括颅顶肌、眼周围肌和口周围肌等，均受面神经支配（图 3-35、图 3-36、图 3-37）。

（一）面神经的纤维组成与基本功能

面神经为混合性脑神经，含有特殊内脏运动纤维、一般内脏运动纤维、特殊内脏感觉纤维等多种纤维成分。特殊内脏运动纤维起自脑桥内的面神经核，支配表情肌；一般内脏运动纤维起自脑桥内的上泌涎核，换元后支配泪腺、鼻腔黏液腺、下颌下腺和舌下腺等；特殊内脏感觉纤维来自面神经管内膝状神经节假单极神经元的突起，其中枢突入脑干后至孤束核，周围突由面神经分出后，伴随三叉神经的分支至舌前 2/3，司味觉。

（二）面神经的行程及主要分支

面神经于延髓脑桥沟穿出，经脑桥小脑三角向外，入内耳门至内耳到底部，进入面神经管，从颅底外面的茎乳孔出颅，随即向前进入腮腺，并分支组成面神经丛。

1. 面神经管内分支

（1）岩大神经　来自上泌涎核的部分一般内脏运动纤维经岩大神经至翼腭窝的

翼腭神经节，在此换元后，节后纤维支配泪腺和鼻腔黏液腺。

（2）鼓索 来自上泌涎核的部分一般内脏运动纤维经鼓索分出后，加入三叉神经第 3 支下颌神经的分支舌神经内，至口腔底分出后，进入下颌下神经节换元，节后纤维支配下颌下腺和舌下腺。此外，面神经内的一般内脏感觉纤维亦经鼓索加入舌神经，分布于舌前 2/3，管理味觉。

2. 面神经管外分支 面神经出茎乳孔后即发出 3 小支，支配枕肌、耳周围肌、二腹肌后腹和茎突舌骨肌。面神经主干前行进入腮腺实质，在腺内分支组成腮腺内丛发分支，出腮腺前缘后，分布于面部表情肌。

（1）颞支 支配额肌和眼轮匝肌。

（2）颧支 3～4 支，支配眼轮匝肌及颧肌。

（3）颊支 3～4 支，支配颊肌、口轮匝肌及其他口周围肌。

（4）下颌缘支 分布于下唇诸肌。

（5）颈支 支配颈阔肌。

面神经损伤区分面神经管内损伤与面神经管外损伤两种。面神经管外损伤仅累及一般躯体运动纤维所支配的表情肌，由于损伤同侧表情肌瘫痪，表现为患侧额纹消失（枕额肌瘫痪）；上睑上提、不能闭眼，角膜反射消失（眼轮匝肌瘫痪）；人中偏向健侧，患侧鼻唇沟变浅或消失，不能鼓腮，健侧口角上提，患侧口角下降（口周围肌瘫痪）。面神经管内损伤除一般躯体运动纤维所支配的表情肌瘫痪之外，若累及岩大神经，可因为泪腺分泌障碍导致眼睛干涩，累及鼓索可出现舌前 2/3 味觉丧失以及因为下颌下腺与舌下腺分泌减少出现口干等表现。

三、咀嚼肌的神经支配

咀嚼肌包括咬肌、颞肌、翼内肌和翼外肌，均受三叉神经的第 3 支下颌神经支配（详见头部的感觉神经）。

四、头部的感觉神经

头部的感觉神经主要来自三叉神经、颈神经后支和颈神经丛。

（一）三叉神经

1. 三叉神经的纤维成分与基本功能 为最粗大的混合性脑神经，含一般躯体感觉和特殊内脏运动两种纤维。三叉神经以躯体感觉神经纤维为主，这些纤维的细胞体位于三叉神经节内，该神经节位于颅中窝颞骨岩部尖端的前面三叉神经压迹处，为硬脑膜形成的美克尔腔包裹。三叉神经节由假单极神经元组成，其中枢突集中构成了粗大的三叉神经感觉根，由脑桥基底部与小脑中脚交界处入脑，其中传导痛温觉的纤维主要终止于三叉神经脊束核，传导触觉的纤维主要终止于三叉神经脑桥核。三叉神经节细胞的周围突组成三叉神经三大分支，即第1支眼神经、第2支上颌神经、第3支下颌神经。从三大分支不断分支分布于面部皮肤、眼及眶内、口腔、鼻腔、鼻旁窦的黏膜、牙、脑膜等，传导痛、温、触等多种感觉（图3-35、图3-36）。

三叉神经内的特殊内脏运动纤维起于脑桥内的三叉神经运动核，纤维组成三叉神经运动根，贴感觉根下内侧，最后进入三叉神经第3支下颌神经中，经卵圆孔出颅，随下颌神经分支分布于咀嚼肌等。运动根内还含有三叉神经中脑核假单极神经元的周围突，主要传导咀嚼肌的本体感觉。

2. 三叉神经的主要分支及分布范围　三叉神经节内假单极神经元的周围突于三叉神经节的前下缘穿出，并组成三叉神经的三大分支：眼神经、上颌神经和下颌神经。

（1）眼神经　眼神经仅含躯体感觉纤维，从三叉神经节发出后，穿经海绵窦外侧壁、眶上裂入眶，发出额神经、泪腺神经及鼻睫神经等分支，管理硬脑膜、眼球、结膜、泪腺及部分鼻旁窦黏膜、眼裂以上额顶部及鼻背部皮肤一般躯体感觉。①额神经，是眼神经分支中较粗大的一支，位于上睑提肌与眶上壁之间，分2～3支，其中眶上神经较大，经眶上孔（或眶上切迹）穿行至额顶部皮肤，分支分布于额顶部皮肤。②泪腺神经，较细小，沿眶外侧壁、外直肌上缘前行至泪腺，分布于泪腺和上睑的皮肤。此外，泪腺神经中还有经上颌神经的分支——颧神经导入的来自面神经的副交感纤维，控制泪腺分泌。③鼻睫神经，在上直肌与视神经之间斜向内上方达眶内侧壁，沿内直肌上缘前行。沿途有许多分支，分布于眼球、蝶窦、筛窦、下睑、泪囊、鼻腔黏膜和鼻背皮肤等部位。

（2）上颌神经　上颌神经仅含躯体感觉纤维，从三叉神经节发出后，穿经海绵窦外侧壁，继而经卵圆孔出颅，横过翼腭窝上部，继续前行经眶下裂入眶，发出眶下神经、上牙槽神经、颧神经及翼腭神经等，分布于上颌牙、牙龈、鼻腔黏膜及眼裂和口裂之间面前部皮肤等。①眶下神经，为上颌神经主干的终末支，经眶下裂入眶，再经眶下沟、眶下管、出眶下孔至面部，分布于下睑、鼻的外侧部、上唇和颊部皮肤。②上牙槽神经，分为上牙槽后、中、前三支，其中上牙槽后神经自翼腭窝内上颌神经本干发出后，在上颌骨体后方穿入骨质；上牙槽中、前支分别在眶下沟和眶下管内自眶下神经分出，3 支在上颌骨内相互吻合形成上牙槽神经丛后，分支分布于上颌牙齿、牙龈及上颌窦黏膜。③颧神经，较细小，在翼腭窝处分出，与眶下神经一同经眶下裂入眶，于眶外侧壁、外直肌下缘前行，分布于颧部皮肤。此外，颧神经还借交通支将来源于面神经的副交感节后纤维导入泪腺神经控制泪腺分泌。④翼腭神经，也称神经节支，为 2～3 条细小神经，始于上颌神经，行至翼腭窝处，向下连于翼腭神经节（副交感神经节），穿过神经节后分布于腭、鼻腔的黏膜及腭扁桃体，传导这些区域的感觉冲动。此外，上颌神经在颅内还发出脑膜支，分布于颅中窝的硬脑膜及小脑幕等。

（3）下颌神经 下颌神经是三叉神经三大分支中最粗大的一支，是既含一般躯体感觉纤维又含特殊躯体运动纤维的混合性神经。从三叉神经节发出后，穿卵圆孔出颅，在翼外肌深面先分为前、后两干，前干细小，除发出肌支分布于咀嚼肌、鼓膜张肌和腭帆张肌外，还发出一支颊神经。后干粗大，发出耳颞神经、舌神经、下牙槽神经等分支，分布于硬脑膜、下颌牙及牙龈、舌前 2/3 及口腔底的黏膜、耳颞区和口裂以下的皮肤。此外，还发分支支配下颌舌骨肌和二腹肌前腹。①颊神经，起于下颌神经前干，沿颊肌外面向前下，分布于颊部皮肤及口腔侧壁黏膜。②耳颞神经，以两根起于下颌神经后干，多为两根间夹持脑膜中动脉向后合成一支后，经下颌颈内侧转向上行，与颞浅血管伴行穿过腮腺，向上分布于耳颞区皮肤。此外，有分支至腮腺，将来源于舌咽神经的副交感纤维导入腺体，控制腮腺分泌。③舌神经，起于下颌神经后干，在下颌支内侧下降，沿舌骨舌肌外侧呈弓形越过下颌下腺上方，前行至口腔黏膜深面，分布于口腔底及舌前 2/3 黏膜，传导一般感觉。在舌神经的行程中有来自面神经的鼓索加入，从而将面神经中的副交感纤维和味觉纤维导入舌神经，并随舌神经分布至舌前 2/3 黏膜，接收舌前 2/3 的味觉；副交感纤维在舌神经途经下颌下腺时，向下分出至下颌下神经节，换神经元后，节后纤维控制下颌下腺和舌下腺的分泌。④下牙槽神经，也为混合性神经，在舌神经后方，沿翼内肌外侧下行，穿下颌孔入下颌管，在管内分支组成下牙丛，分支分布于下颌牙及牙龈，其终支自下颌骨的颏孔穿出，称颏神经，分布于颏部及下唇的皮肤和黏膜。下牙槽神经中的运动纤维支配下颌舌骨肌及二腹肌前腹。⑤咀嚼肌神经，属运动性神经，分支有咬肌神经、颞深神经、翼内肌神经、翼外肌神经，分别支配 4 块咀嚼肌。

一侧三叉神经损伤时出现同侧面部皮肤及眼、口和鼻黏膜一般感觉丧失；角膜反射因角膜感觉丧失而消失；一侧咀嚼肌瘫痪和萎缩，张口时下颌偏向患侧。临床上常见的三叉神经痛可以波及三叉神经全部分支或某一分支，此时，疼痛部位与三叉神经三大支的皮肤分区完全一致，而且压迫眶上孔、眶下孔或颏孔时，可以诱发患支分布区的疼痛，借此有助于诊断。

（二）颈神经丛

颈神经丛皮支分布于头部的主要有耳大神经和枕小神经（图 3-23、图 3-24）。

1. 耳大神经（C_2、C_3）　在胸锁乳突肌后缘中点附近浅出，于胸锁乳突肌表面、浅筋膜内行向前上，分布至耳郭的皮肤。

2. 枕小神经（C_2）　在胸锁乳突肌后缘中点附近浅出，沿胸锁乳突肌后缘、浅筋膜内行向后上，分布至枕外侧部的皮肤。

（三）颈神经后支

颈神经后支分布于头部的是第 2 ～ 3 颈神经后支。

1. 枕大神经　来自第 2 颈神经后支，自第 1、2 颈椎间黄韧带裂隙中穿出，绕寰枢外侧关节的外侧后行至头半棘肌深面斜向内上方，于头夹肌内侧、上项线下方穿斜方肌的起点浅出，伴枕动脉的分支上行，分布至枕部皮肤。枕大神经受压时，可产生枕部向颅颞部的放射性跳痛、胀痛。

2. 第 3 枕神经　是第 3 颈神经后支的分支，于头半棘肌深面斜向内上方，在第 2 颈椎棘突末端稍上方穿斜方肌浅出，分布至项上部中线两侧及枕外隆凸附近的皮肤。

第五章　躯干部

学习目的

1. 掌握躯干骨和骨连结的组成，躯干骨肌肉的附着点及功能，以及支配躯干骨肌肉的主要神经。

2. 熟悉胸廓的整体观、功能及运动，核心肌群的稳定性及腹内压。

3. 了解咽肌，以及主要神经的走行，为理论学习及临床实践提供必要的理论指导。

学习要点

①躯干骨。②躯干骨的骨连结。③躯干骨肌肉的组成及各肌群的附着点和主要功能。④支配躯干骨肌肉的主要神经。

第一节　骨与骨连结

一、骨

躯干骨是构成中轴骨的重要组成部分，包括 26 块椎骨、1 块胸骨和 12 对肋，共 51 块，它们分别参与脊柱、骨性胸廓和骨盆的构成。其中椎骨属于不规则骨，胸骨和肋骨均属于扁骨。

（一）椎骨

椎骨位于背部中央，按部位可分为颈椎 7 块、胸椎 12 块、腰椎 5 块、骶骨 1

块和尾骨 1 块，共 26 块（图 5-1）。幼年时椎骨共 32～33 块，成人由于 5 块骶椎和 3～4 块尾椎分别融合成 1 块骶骨和 1 块尾骨，因此，成人椎骨较幼儿少。

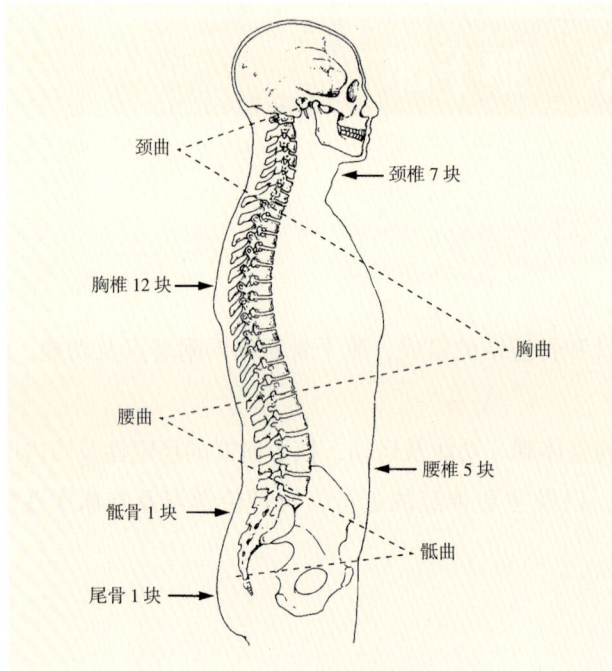

图 5-1　脊柱侧面观

1. 椎骨的一般形态　椎骨由前方呈短圆柱形的椎体和后方呈弓形板状的椎弓组成（图 5-2）。

（1）椎体（vertebral body）　是椎骨承重的主要部分，构成脊柱的基础。其内部充满骨松质，表面有薄层的骨密质。借椎间盘（intervertebral disc）与邻近椎骨相连，它承受着头部、上肢和躯干的重量，愈向下位的椎体，其面积和体积逐渐增大。而从骶椎开始，由于重量转移到下肢，其面积和体积又逐渐减小。椎体在垂直暴力下，易发生压缩性骨折。另外，椎间盘作为连接椎骨的重要结构，其前方是前纵韧带，后方是后纵韧带，分别阻止椎间盘向前、后突出。由于纤维环后部较薄弱，且后外侧缺乏韧带保护，在外伤或退行性改变时，可引起纤维环的后外侧部破裂，使髓核向后外方或后外侧突出，使椎管或椎间孔狭窄，产生压迫脊髓或脊神经根的症状，产生颈、肩、腰腿痛和肢体麻木，称椎间盘突出症，临床上常发生在负重较大的第 4、5 腰椎或第 5 腰椎与骶骨之间。椎体后面微凹陷，与后方的椎弓共同围成椎孔（vertebral foramen）。各椎孔贯通，构成椎管（vertebral canal），容纳脊髓。

（2）椎弓（vertebral arch）　是位于椎体后方的弓形骨板，由椎弓根（pedicle of

vertebral arch）和椎弓板（lamina of vertebral arch）组成。与椎体相连的缩窄部，称椎弓根，其上、下缘各有一切迹，分别称为椎上切迹（superior vertebral notch）、椎下切迹（inferior vertebral notch）。相邻椎骨上位椎骨的椎下切迹和下位椎骨的椎上切迹共同围成椎间孔（intervertebral foramen）（图 5-3），有脊神经和血管通过。两侧椎弓根向后内侧扩展变宽的部分，称椎弓板，两侧在中线汇合。

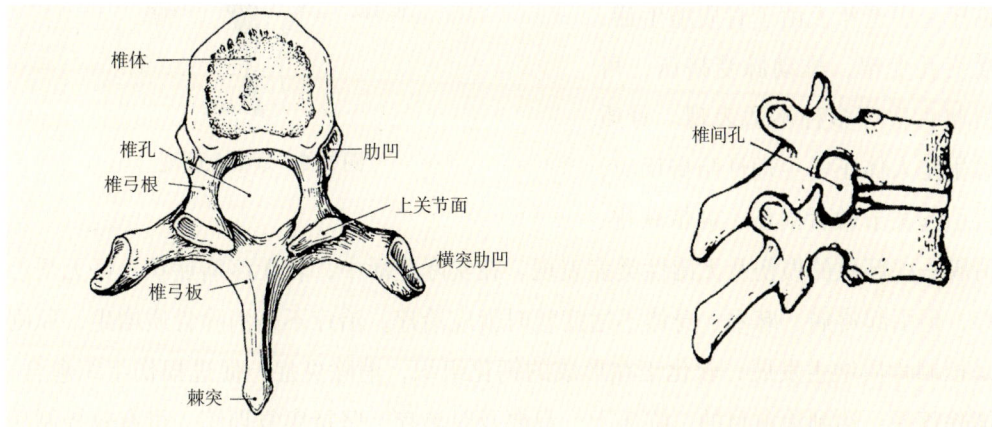

图 5-2　椎骨上面观

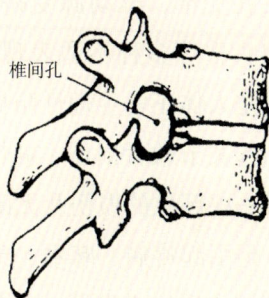

图 5-3　椎骨侧面观

椎弓发出 7 个突起：①棘突（spinous process）1 个，为向后突出的单一突起，其尖端可在体表触摸到；②横突（transverse process）1 对，为向两侧的突起，棘突和横突都是肌肉和韧带的附着处；③关节突（articular process）2 对，向上、下方突起，即 1 对上关节突和 1 对下关节突，关节突表面有光滑的关节面（图 5-4）。上位椎骨的下关节

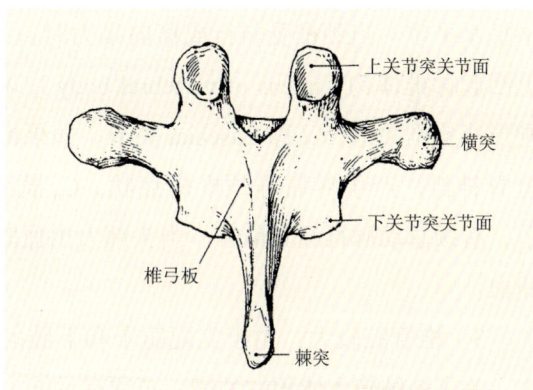

图 5-4　椎骨后面观

突关节面和相邻下位椎骨的上关节突关节面构成 1 对关节突关节，各部椎骨此关节面的方位不同，与脊柱各部的运动相适应。

2. 各部椎骨的主要特征　每个节段的椎骨根据其不同的功能特点，有着不同的特征。

（1）颈椎（cervical vertebrae）　总体特征归纳为"腔大、体小、横突有孔、棘突分叉"（图 5-5）。

1）横突有孔：颈椎的特征性结构是在横突上有圆形的小孔称横突孔（transverse foramen），内有椎动脉、椎静脉和神经通过。临床上中老年人由于骨质增生症，横突孔变窄，椎动脉受挤压，可引起头昏等多种不适表现。骨质增生是人体正常生理性防御反应，可引起关节软骨损伤、韧带软化、

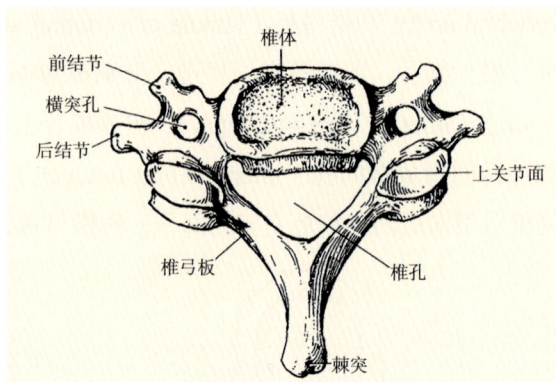

图 5-5 颈椎上面观

滑膜一些部位的损伤及无菌性类症表现。在实际生活中，若无疼痛症状，可无须治疗，但引起疼痛、麻木、身体不适症状时就应治疗。治疗不是消除骨质增生，原则是控制骨质增生发展，软化正在形成的钙化组织，消除炎症，促进损伤组织愈合，消除疼痛，达到治愈目的。临床上，只要及时治疗，坚持康复训练，可有效控制病情复发。

2）椎体较小：颈椎的椎体较小，横断面呈椭圆形。上、下关节突的关节面几乎呈水平位。当颈椎受斜行或横向暴力时，易导致脱位。$C_3 \sim C_7$ 椎体上面侧缘向上凸起称椎体钩（uncus of vertebral body）。椎体钩若与上位椎体的前后唇缘相接，则形成钩椎关节，又称 Luschka 关节。如果椎体钩增生肥大，可使椎间孔狭窄，压迫脊神经，产生疼痛等颈椎病症状。C_6 横突末端前方的结节较大，称颈动脉结节，有颈总动脉行经其前方。当头部大出血时，可将颈总动脉压迫于此结节，进行止血。

3）椎管腔较大：由于支配躯干和下肢的神经还没有分出，所以颈髓的体积较大，为了容纳较大体积的颈髓，必须有足够大的椎管腔。

4）棘突分叉：$C_2 \sim C_6$ 的棘突较短，末端分叉。

5）特殊形态的椎体：其中第 1、2、7 颈椎形态较为特殊。①C_1，又名寰椎（atlas）（图 5-6），呈环状，由前弓、后弓及侧块（lateral mass）组成，无椎体、棘突和关节突。前弓较短，其后面正中有齿突凹（dental fovea），与枢椎的齿突相关节，侧块连接前后两弓，其上面各有一凹陷的椭圆形关节面称为上关节凹，与枕髁相关节；在上关节凹后方的横行浅沟称椎动脉沟，为椎动脉通过处。下面有圆形的下关节面，与枢椎上关节面相关节。②C_2，又名枢椎（axis）（图 5-7），椎体向

上伸出指状的突起，称齿突（dens），与寰椎齿突凹相关节，以适应头部的旋转运动。齿突原为寰椎的椎体，发育过程中脱离寰椎而与枢椎体融合。③ C_7，又名隆椎（prominent vertebrae），棘突特长，末端不分叉，称隆突，活体易于扪触，临床上为计数椎骨序数的重要标志。棘突下方凹陷处为中医所称"大椎穴"。

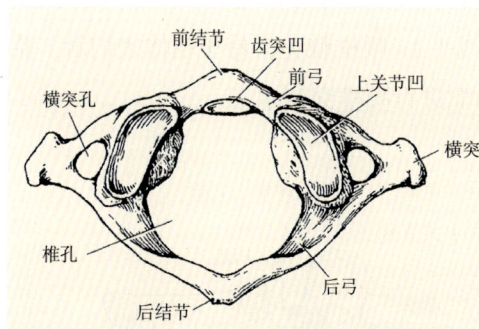

图 5-6 寰椎上面观　　　　图 5-7 枢椎后面观

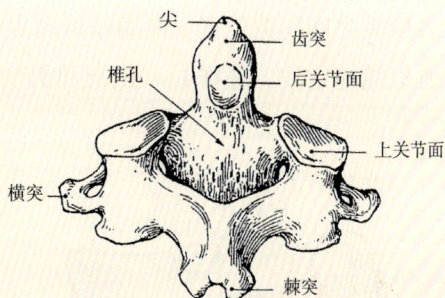

临床上，颈椎间盘退变突出或颈骨赘生物的形成，可突向椎管、椎间孔和横突孔，压迫脊髓、脊神经和椎动脉，引起血管、神经等一系列症状，临床上称颈椎病。寰枢关节是脊柱特殊的关节，周围有许多韧带加强，在外伤时，枢椎齿突骨折，若寰椎横韧带保持完整，齿突可保持原位，不会引起严重症状。若寰椎横韧带松弛或断裂，寰椎向前脱位，齿突后移，椎孔狭窄，使脊髓受压，严重时可危及生命。

生活中我们常听到的颈椎病，又称颈椎综合征，是颈椎骨关节炎、增生性颈椎炎、颈神经根综合征、颈椎间盘脱出症的总称，是一种以退行性病理改变为基础的疾患，主要由于颈椎长期劳损、骨质增生、椎间盘脱出、韧带增厚，致使颈椎脊髓、神经根或椎动脉受压，出现一系列功能障碍的临床综合征。表现为椎节失稳、松动，髓核突出或脱出，骨刺形成，韧带肥厚和继发的椎管狭窄等，刺激或压迫了邻近的神经根、脊髓、椎动脉及颈部交感神经等组织，引起一系列症状和体征，为名副其实的"白领职业病"。要治疗颈椎病，除做必要的治疗外，每天坚持颈部运动是必不可少的。

（2）胸椎（thoracic vertebrae）　胸椎的辨别特征为椎体与椎弓根交接部的上缘和下缘处，各有一呈半圆形的浅凹，称上、下肋凹（图 5-8）。椎体从上向下逐渐增大，横断面呈心形，上位胸椎近似颈椎，下位胸椎与腰椎相似。$T_1 \sim T_{10}$ 胸椎横突末端前面，有横突肋凹与相应肋骨的肋结节相关节。典型胸椎关节突的关节面几乎呈冠状位，上关节突关节面朝向后，下关节突关节面朝前。棘突较长，向后下方倾斜，呈叠瓦状排列。两侧肩胛冈内侧缘连线平 T₃ 棘突。

（3）**腰椎**（lumbar vertebrae）　腰椎的辨别特征为既没有横突孔，也没有椎体肋凹（图 5-9）。其椎体粗大，横断面呈肾形，与承重较大有关。上、下关节突粗大，关节面几乎呈矢状位，易于腰椎做屈伸运动。棘突宽而短，呈板状，水平伸向后方，各棘突之间间隙较宽。两髂嵴最高点连线平 L₄ 腰椎棘突，易于在体表扪触。临床上常以髂嵴定位，选择 L₃、L₄ 腰椎棘突间隙进行腰椎穿刺术。

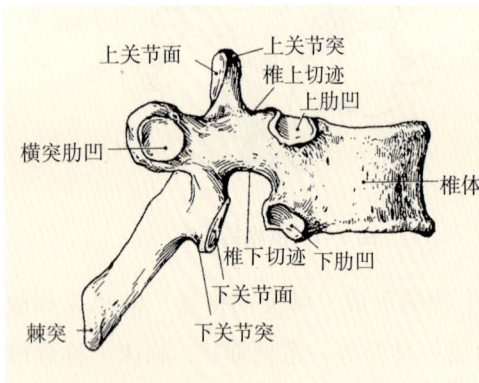

图 5-8　胸椎侧面观　　　　图 5-9　腰椎侧面观

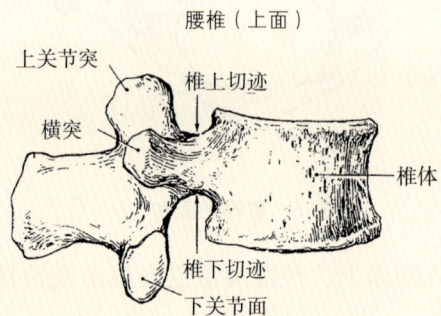

不同椎体间的形态有所差异，见表 5-1。

表 5-1　不同椎体间的形态对比

	椎体	横突	棘突	上、下关节面
颈椎	较小、三角形	横突孔	末端分叉	呈水平位
胸椎	似心形、上下肋凹	横突肋凹	细长、向后下倾斜	呈冠状位
腰椎	最大	较发达	棘突间间隙较宽	呈矢状位

（4）**骶骨**（sacrum）　成人骶骨由 5 块骶椎融合而成，构成骨盆后壁。似倒置的三角形，可分为底、尖、前面、后面和外侧部。底向上，尖向下，前面（盆面）凹陷，较光滑。上缘中部向前隆凸，称骶骨岬（promontory），女性骶骨岬是产科测量骨盆入口大小的重要标志之一。中部有四条横线，是椎体融合的痕迹。横线两端有 4 对骶前孔。骶骨背面粗糙隆起，正中线上有骶正中嵴，为骶椎棘突融合的痕迹。骶外侧有 4 对骶后孔，它们是针灸"八髎穴"的位置。自上而下，分别为上髎、次髎、中髎、下髎穴。骶前、后孔均与骶管（sacral canal）相通，有骶神经前、后支

和血管通过。骶管上端接椎管，下端的裂孔称骶管裂孔（sacral hiatus）。骶管裂孔位置的高低是运动员选材中考虑的一个重要指标。骶管裂孔位置越高，骶管内的骶神经根暴露越多，越容易发生损伤。骶管裂孔的两侧向下突起明显称骶角（sacral cornu），为临床骶管麻醉的常用骨性标志。骶骨外侧部上宽下窄，上部有耳状面与髂骨的耳状面构成骶髂关节，耳状面后方骨面凹凸不平，称骶粗隆。骶骨的性别差异明显，男性长而窄，女性短而宽（图5-10）。

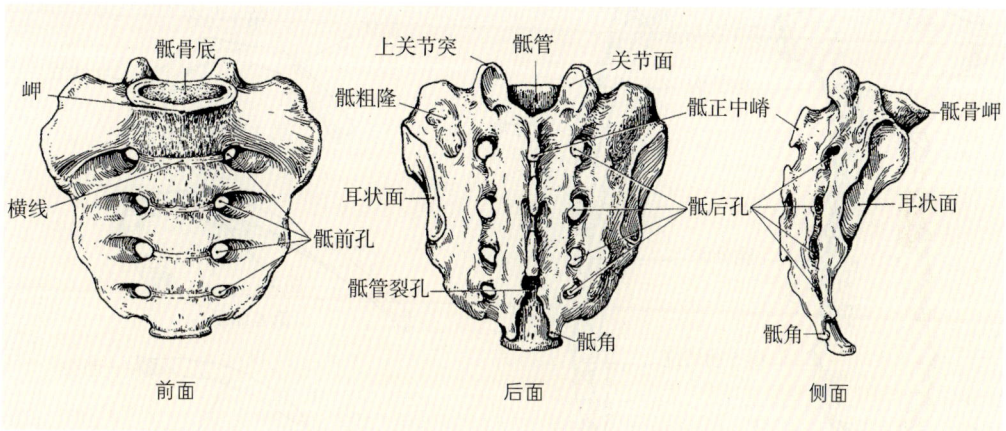

图5-10 骶骨

（5）尾骨（coccyx） 由3～4块退化的尾椎融合而成。呈倒置的三角形，底向上与骶骨相连接，尖向下游离为尾骨尖，位于肛门之后。

（二）胸骨

胸骨（sternum）为扁骨（图5-11），位于胸前壁正中，上宽下窄，前凸后凹，自上而下可分为胸骨柄（manubrium sterni）、胸骨体（body of sternum）和剑突（xiphoid process）三部分。胸骨柄上缘有三个切迹，中间的一个为颈静脉切迹（jugular notch），两侧有锁切迹与锁骨相连接。胸骨柄与胸骨体连接处微向前突，称胸骨角（sternal angle），可在体表扪触，两侧平对第2肋，是计数肋的重要标志。胸骨柄和胸骨体两侧共有7对肋切迹，分别与第1～7肋软骨相连。剑突扁而薄，形状变异性较大，下端游离。剑突中部常有一孔，幼年时为软骨。25岁前，胸骨三部分仍呈分离状态；至少40岁时，胸骨的三部分才完全融合为一整骨；老年后完全骨化。

胸骨属扁骨，骨髓腔内含红骨髓，是临床抽取骨髓的常用部位之一。根据胸骨前骨密质及髓腔厚度，胸骨体上部为最佳穿刺位置。其骨密质最薄，进针阻力小。

由于胸骨各部的后骨密质均较前骨密质薄，因此进针切勿过深，以免用力过猛伤及纵隔结构。胸骨柄由于肌肉和韧带的附着，骨密质较坚实，且老年人胸骨柄骨髓内常为黄骨髓，不宜穿刺。胸骨体下端是胸骨变异发生率最高的部位，加之后方有心脏，故尽量不在此处穿刺。

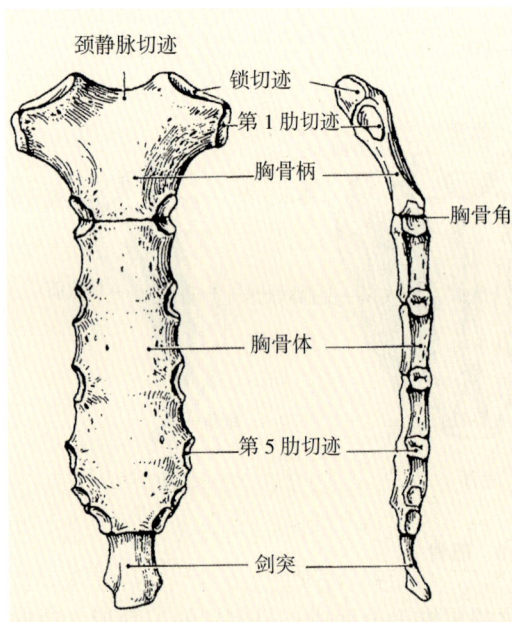

图 5-11　胸骨

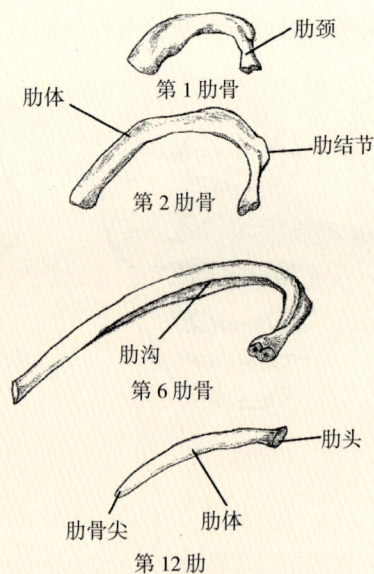

图 5-12　肋骨

（三）肋

肋（ribs）由肋骨（costal bone）与肋软骨（costal cartilage）组成，共 12 对，位于胸廓的侧面和前、后面的大部分。其中第 1～7 对肋与胸骨相连接，称真肋。第 8～10 对肋前端借肋软骨与上位肋软骨连结，形成肋弓（costal arch），称假肋。第 11、12 对肋前端游离于腹壁肌层中，称浮肋（图 5-12）。

1. 典型肋骨的形态　肋骨属扁骨，分为体和前、后两端。后端膨大的部分，称肋头（costal head），有关节面与相应胸椎肋凹相关节。肋头外侧稍细的部分，称肋颈（costal neck）。肋颈与肋体交界处朝向后方的粗糙突起，称肋结节（costal tubercle），有关节面与相应胸椎的横突肋凹相关节。肋体长而扁，分内、外两面和上、下两缘。内面近下缘处有一浅沟称肋沟（costal groove），有肋间神经、血管经过。体的后部曲度急转处称肋角（costal angle）。肋骨前端稍宽，末端微凹与肋软骨相接。

2. 特殊肋骨的形态　第 1 肋骨扁宽而短，分上、下面和内、外缘，无肋角和肋沟。内缘前部有前斜角肌结节，为前斜角肌腱附着处。其前、后方分别有锁骨下静脉和锁骨下动脉经过的压迹（沟）。第 2 肋骨为过渡型，较细长。第 11、12 肋骨无肋结节、肋颈及肋角。所有肋骨中第 7 肋最长，上、下渐次缩短。

3. 肋软骨　位于各肋部的前端，由透明软骨构成，终生不骨化。

4. 胸廓　胸骨与肋构成胸廓。胸廓的形状和大小与年龄、性别、健康状况及职业等因素有关。临床上常见的胸廓畸形有：①扁平胸，前后径不及横径的一半，呈扁平状，多见于瘦长体型者或慢性消耗性疾病患者；②桶状胸，前后径等于或超过横径，呈圆筒状，多见于慢性阻塞性肺病患者；③佝偻病胸，是佝偻病导致的胸廓畸形，包括佝偻病串珠、肋膈沟、漏斗胸和鸡胸等，多见于儿童，还常合并方颅、"O"形腿或"X"形腿等；④其他，如脊柱畸形可致胸廓改变、心肺疾病导致胸廓一侧变形或局部隆起等。

（四）躯干骨的骨性标志

1. 胸骨角　在胸骨柄下方可摸到的横行隆起。两侧平对第 2 肋，是计数肋骨序数的重要标志。胸骨角向后平对第 4 胸椎体下缘。

2. 颈静脉切迹　是胸骨柄上方的凹窝，其两侧为锁骨的胸骨端。

3. 肋弓　由第 8～10 肋软骨形成，分为左、右肋弓，居皮下，剑突两侧。是临床上触摸肝、脾等腹腔脏器的重要标志。

4. 剑突　胸骨下部的突起，在两侧肋弓的夹角内。

5. 第 7 颈椎棘突　低头时在颈根皮下可摸到，是确定椎骨序数和针灸取穴的标志。

6. 骶角　在骶骨背面下端的两侧，可摸到一对小突起即骶角，两骶角间为骶管裂孔，临床上可由此进行骶管神经阻滞麻醉术。

二、骨连结

（一）脊柱

脊柱（vertebral column）是人体中轴骨骼的重要组成部分，由 24 块椎骨（又称脊柱骨）、1 块骶骨、1 块尾骨以及连接它们的椎间盘、关节和韧带等构成（图 5-13）。儿童脊柱由 33 块椎骨构成，其骶椎和尾椎未愈合，所以还包括 5 块骶椎和 4 块尾椎。椎骨上有椎孔，椎孔相连形成椎管（图 5-14），内有脊髓。上下椎体之间形成椎间孔（图 5-15），两侧各有 23 个，内有脊神经通过。

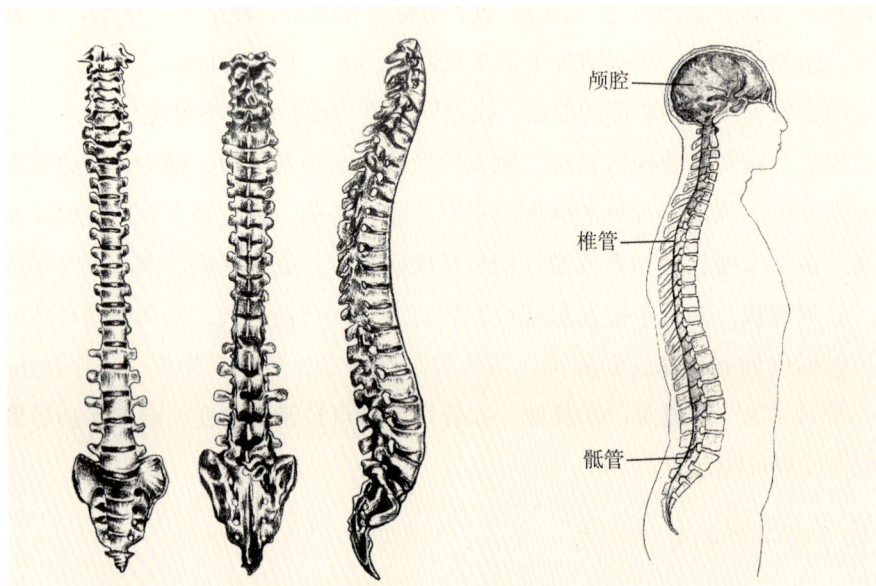

图 5-13　脊柱的前、后及侧面观

图 5-14　椎管

1. 椎骨间连结　各椎骨之间不是孤立存在的，而是由椎间盘、韧带和关节等相连接的。椎骨间连结包括椎体间的连结和椎骨其他部位的连结（图 5-15）。连接各椎骨的韧带主要有前纵韧带、后纵韧带、黄韧带、横突间韧带、棘间韧带、棘上韧带和项韧带等。连接椎骨间的关节主要有寰枕关节、寰枢关节和关节突关节等。此外，腰骶连结和骶尾联合等结构也具有连接椎骨的作用。

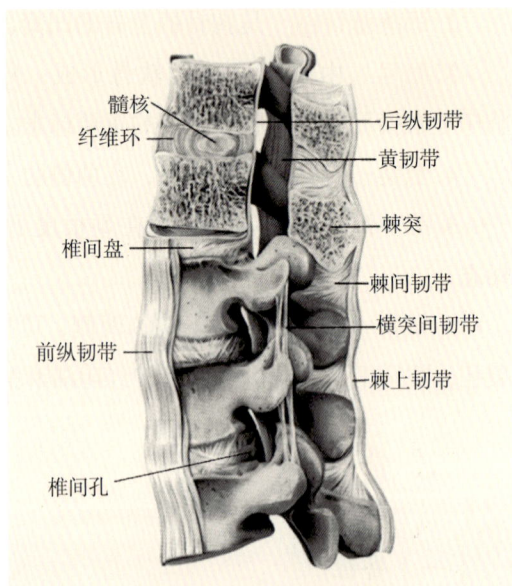

（1）椎间盘　椎间盘（intervertebral disc）是连接上下两个相邻椎骨椎体的纤维软骨盘（图 5-16）。成人有

图 5-15　椎体间连结侧面观

23 个椎间盘（第 1、2 颈椎之间和骶椎、尾椎之间不存在椎间盘）。椎间盘由周围的纤维环（annulus fibrosus）和中央的髓核（nucleus pulposus）组成。

纤维环是由多层胶原纤维环按同心圆交错排列而成的（图 5-17）。每层胶原纤维的方向约与垂直轴成 65º 角（以 θ 表示），相邻层的纤维方向相反。这样的结构决定了它可以牢固地将椎体连接在一起，具有较好的韧性和弹性，除了有利于承受身体压力、增大脊柱运动幅度外，还有利于防止髓核的溢出。髓核由呈白色而富有弹性的胶状物质组成，是胚胎时期脊索的残留物。青少年腰椎椎间盘髓核的成分主要是水，占 70% ～ 90% 不等，有助于髓核持续分散与转换重量至连续的脊椎。

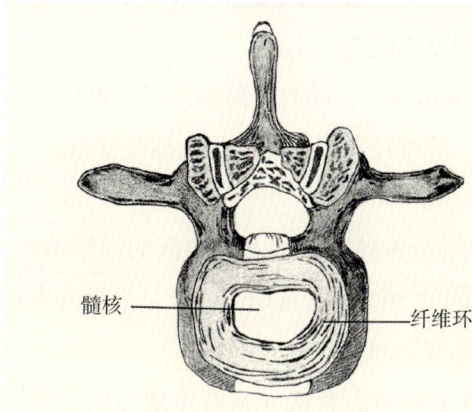

图 5-16　椎间盘上面观　　　　　　　图 5-17　纤维环

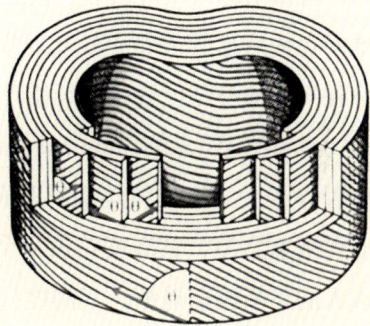

椎间盘具有良好的弹性和复原性，它在承受压力的同时可以被压缩，解除压力后又可复原。这相当于一个"弹簧垫"，可以有效地抵挡外力的冲击，保护脑和脊髓。椎间盘受力时会发生形变，受力不同，椎间盘发生的形变也不同（图 5-18）。根据椎间盘的特点，人体在早晚测量身高时可有 1 ～ 3cm 的变化范围。早上身体几乎还未承重，测得的身高值更大；经过一天的劳动和负重后，椎间盘被长时间挤压，测得的身高值变小。

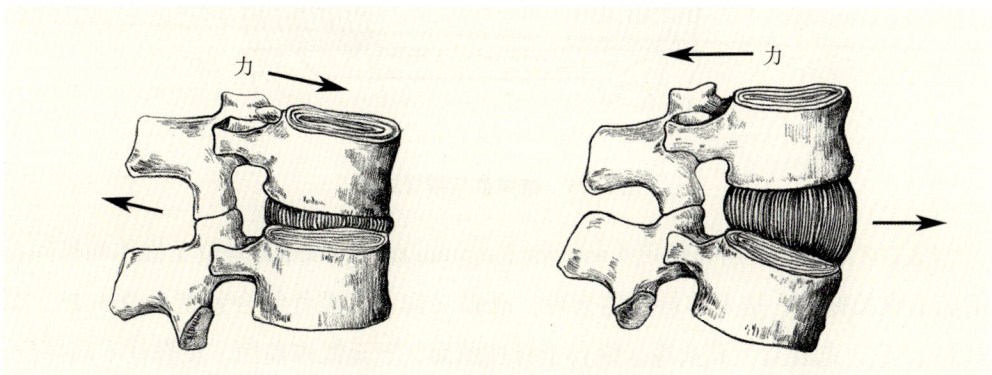

图 5-18　椎间盘受力时发生形变

　　各椎骨间椎间盘的厚度是不相等的。腰部的椎间盘最厚，约为 10mm；胸中部最薄，约为 2mm。同一椎间盘各部分厚度也不均等：一般情况下，颈椎部和腰椎部的椎间盘前厚后薄；胸椎部的椎间盘则前薄后厚。椎间盘的厚度和大小在不同年龄阶段也是不同的。儿童出生后，椎间盘会迅速增长以适应脊柱的生长。到 20 岁左右，腰椎间盘开始退行性变，导致椎间盘变薄。成年人椎间盘的总厚度约为全脊柱总长度的 1/4 ～ 1/5。随着年龄的增长，椎间盘开始发生退化，髓核含水量逐渐减少、纤维环和髓核的胶质纤维变性，再加上颈椎和腰椎椎间盘后部较薄弱，所受压力较大，可以引起纤维环破裂，髓核突出，引发椎间盘突出症。

　　椎间盘内有血管分布，幼年时期丰富，可达深层，随着年龄的增长，血管逐渐变少。椎间盘的神经仅分布在纤维环的浅层，纤维环深层和髓核均无神经分布。

附：椎骨终板（vertebral endplate）

　　椎骨终板，又称脊椎终板，是覆盖在大部分椎体上表面和下表面的结缔组织。出生时终板非常厚，其高度约占每个椎间空间的 50%。儿童期，终板是椎骨的生长板。成人的终板逐渐退缩，其高度只占每个椎间空间的 5%。

　　朝向椎间盘的椎骨终板面主要由纤维软骨构成，直接并强有力地与椎间盘纤维环中的胶原蛋白结合在一起（图 5-19）。这种纤维软骨结合形成了相邻椎骨之间的主要连接力。朝向椎体的椎骨终板面主要由连接至椎体的钙化软骨组成，连接力微弱。

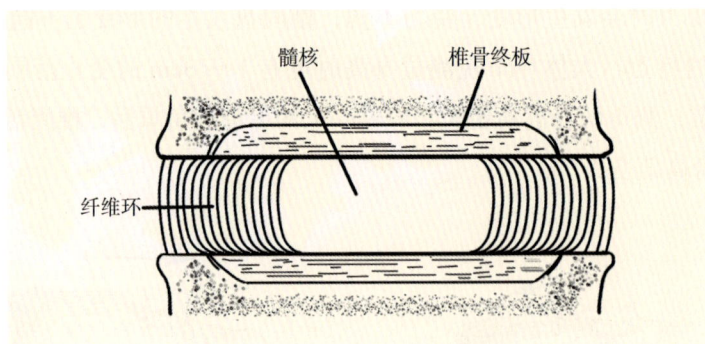

图 5-19　椎间盘与椎骨终板

　　（2）前纵韧带　前纵韧带（anterior longitudinal ligament）是位于椎体和椎间盘前面的纵长韧带，是人体最长的韧带，既强又韧，与椎骨结合紧密（图 5-15、图 5-20）。它上起枕骨大孔前缘，纵行于脊柱前面，下至骶椎前面。在脊柱不同部位，它的宽窄厚薄有所不同。在胸椎部略窄、厚度较厚；在颈椎和腰椎部略宽、厚度较薄。前纵韧带具有限制脊柱过度后伸和防止椎间盘向前脱出的作用。

（3）后纵韧带　后纵韧带（posterior longitudinal ligament）位于椎管内椎体的后方，细长而坚韧，上宽下窄（图 5-15、图 5-21）。它上起第 2 颈椎（枢椎），与覆盖枢椎的椎体覆膜相续，沿椎体后面下行至骶管。后纵韧带比前纵韧带窄，虽与椎间盘紧密连接，但不及前纵韧带。后纵韧带具有限制脊柱过度前屈和防止椎间盘向后脱出的作用。

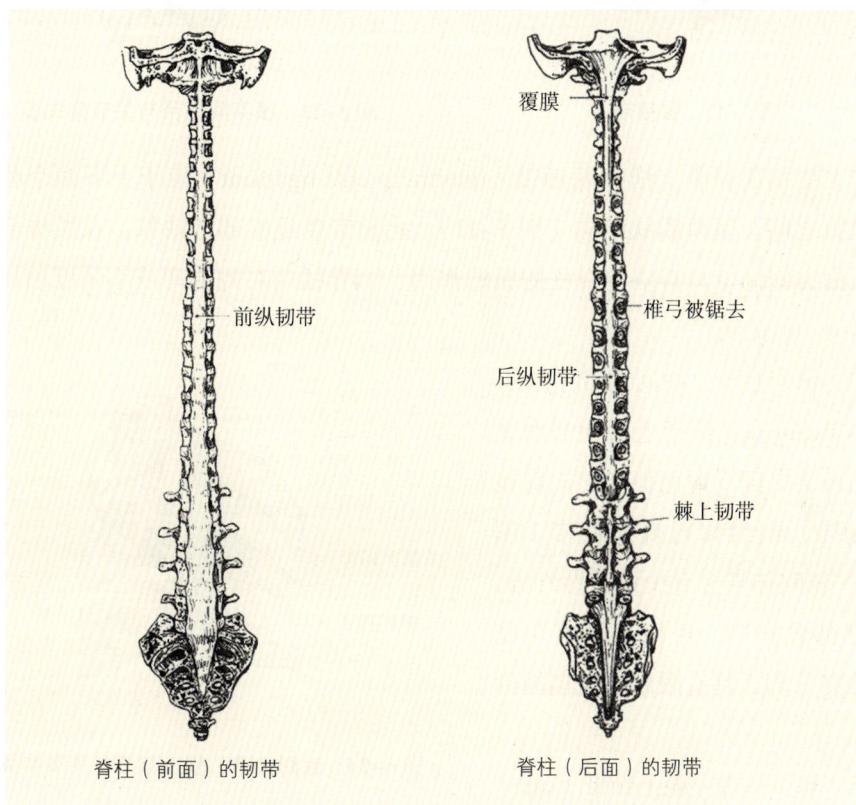

脊柱（前面）的韧带

前纵韧带

脊柱（后面）的韧带

覆膜
椎弓被锯去
后纵韧带
棘上韧带

图 5-20　前纵韧带　　　　图 5-21　后纵韧带

（4）黄韧带　黄韧带（ligamentum flavum）又称弓间韧带，是位于上下两个相邻椎骨椎弓之间的韧带（图 5-22）。它起自上位椎弓的下缘和前面，止于下位椎弓的上缘和后面，由大量黄色弹性纤维和胶原纤维构成。同种纤维互相平行，不同纤维相互交错，决定了其特有的弹性，既可在延展下变长变薄，又可缩短变厚。黄韧带在脊柱不同部位厚薄宽窄也不相同，颈椎部薄而较宽，胸椎部窄而较厚，腰椎部最厚。黄韧带具有限制脊柱屈曲、增加脊柱弹性和维持身体直立的作用。

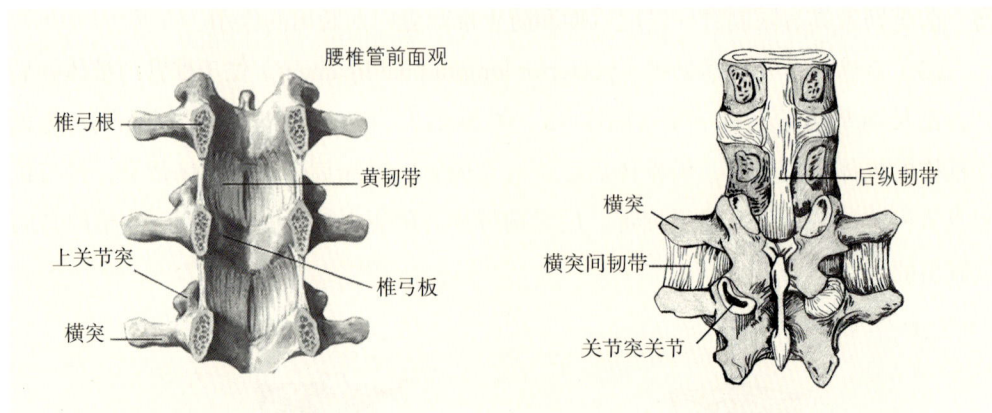

图 5-22 黄韧带

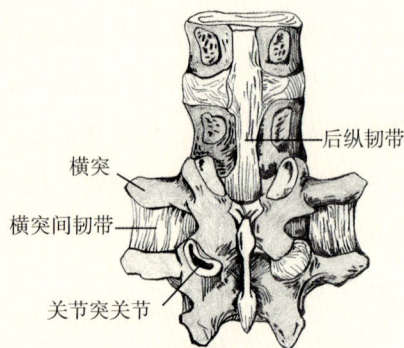

图 5-23 横突间韧带与关节突关节

（5）横突间韧带 横突间韧带（intertransverse ligament）位于上下两个相邻椎骨的横突之间，呈薄膜状结构（图 5-23）。此韧带在颈椎部常缺如，在腰椎部发育较好。横突间韧带具有限制脊柱侧屈的作用，当脊柱向对侧侧弯或小角度前屈时可被拉紧。

（6）棘间韧带 棘间韧带（inter-spinous ligament）位于上下相邻两个椎骨的棘突之间，薄而似膜，向前接续黄韧带，向后移行棘上韧带（图5-24）。棘间韧带含有少量弹性纤维，在腰椎部较宽厚，可以抵抗避免相邻的棘突分离，具有限制脊柱前屈的作用。

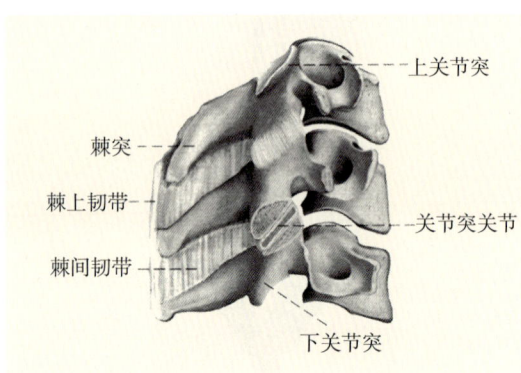

图 5-24 棘间韧带、棘上韧带与关节突关节

（7）棘上韧带 棘上韧带（supra-spinous ligament）是棘间韧带向后移行的部分，是架在各椎骨棘突尖上的纤维软骨组织（图 5-24）。它起于第 7 颈椎棘突，向下沿着各个棘突尖止于骶中嵴。棘上韧带的深层连接 2 个相邻棘突，中层跨越 2～3 个棘突，浅层跨越 3～4 个棘突，具有限制脊柱过度屈曲的作用。

（8）项韧带 项韧带（ligamentum nuchae）是一层弹性膜，从颈椎棘突向后拓展为三角形板状，向上起于枕外隆凸，向下达第 7 颈椎棘突并与棘上韧带相续（图5-25）。牵张项韧带产生的被动张力为头部与颈部提供了一种虽小但是有用的支持方式。同时，项韧带也为肌肉提供了一个中线附着处。

（9）寰枕关节　寰枕关节（atlanto-occipital joint）是指由寰椎两侧的上关节凹与相应的枕髁构成的椭圆关节，是由左右对称的两个关节合成的联合关节（图5-26）。寰枕关节的凹凸结构可允许两个自由度的活动，绕额状轴可前屈和后伸头部，绕矢状轴可侧屈头部。

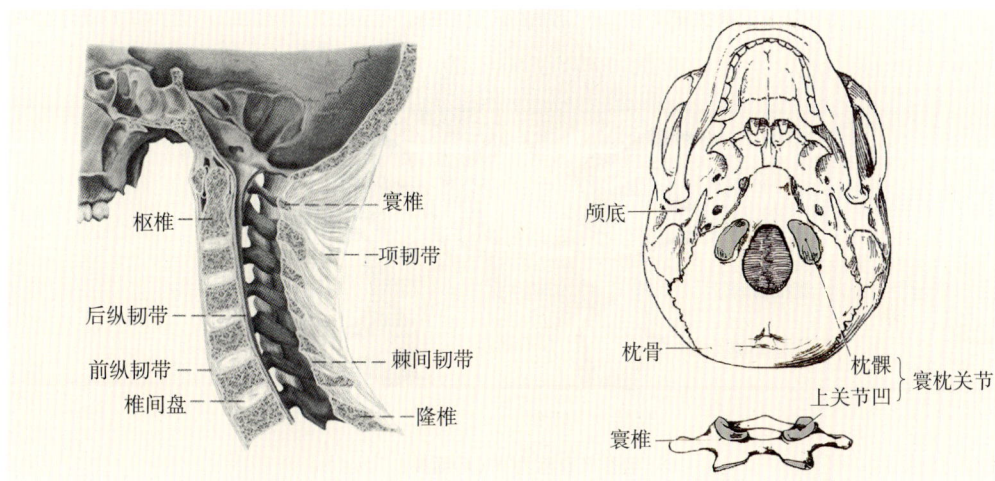

图 5-25　项韧带

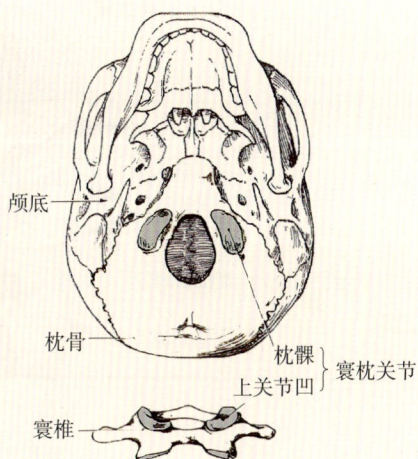

图 5-26　寰枕关节

（10）寰枢关节　寰枢关节（atlanto-axial joint）是第 1 颈椎寰椎和第 2 颈椎枢椎之间的连结，由 3 个独立的关节组成（图 5-27），分别是 1 个寰枢正中关节和两个寰枢外侧关节。寰枢外侧关节由寰椎的下关节面和枢椎的上关节面构成；寰枢正中关节由枢椎齿突的前关节面和寰椎前弓后的关节面构成。寰枢关节可以使头部绕垂直轴进行水平旋转运动，绕额状轴进行前屈和后伸运动。

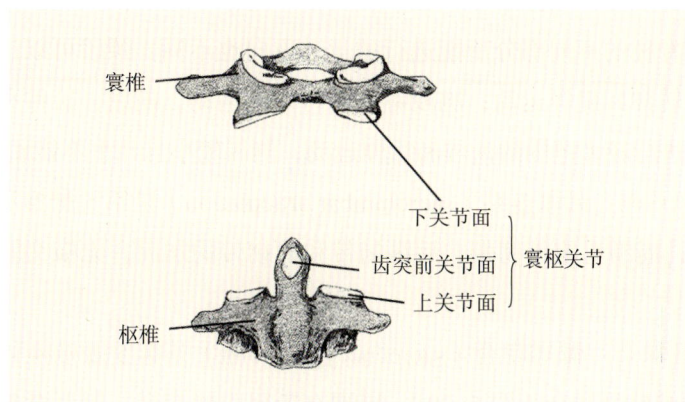

图 5-27　寰枢关节

寰枕关节和寰枢关节亦构成联合关节，并被一系列韧带（如寰椎十字韧带、翼状韧带等）加固（图 5-28）。

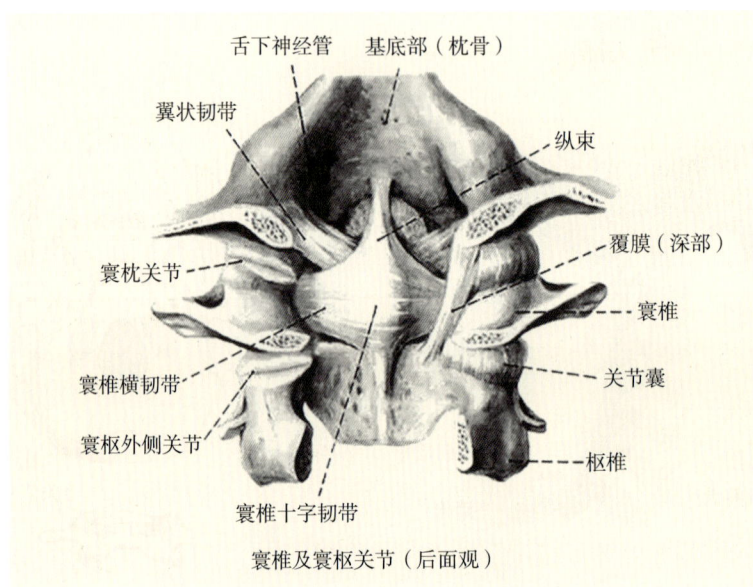

图 5-28　寰枕关节和寰枢关节构成的联合关节

（11）**关节突关节**　关节突关节（zygapophyseal joint）又称椎间关节（intervertebral joint），由上位椎骨的下关节突关节面和下位椎骨的上关节突关节面组成，左右对称各有一个（图 5-23、图 5-24）。脊柱包含 24 对关节突关节，左右关节突关节是联合关节。此类关节属于平面关节，只能进行微小的运动，但上下所有关节突关节的微小运动叠加起来可使脊柱进行大范围的活动。关节突关节的关节面在脊柱不同部分方向不同，在颈椎部近似于水平位，在胸椎部近似于额状位，在腰椎部近似于矢状位。这导致脊柱的不同部分所能进行的运动方向也不同：颈段可以进行前屈、后伸、侧屈、环转和回旋等运动；胸段可以进行侧屈运动，前屈、后伸和回旋范围较小；腰段可以进行较大范围的前屈和后伸运动，侧屈较小且几乎不能回旋。

（12）**腰骶连结**　腰骶连结（sacrolumbar articulation）是第 5 腰椎和骶骨间的连结（图 5-29），周围有前纵韧带、后纵韧带和黄韧带的加固，无横突间韧带，但两侧有髂腰韧带。

（13）**骶尾联合**　骶尾联合（sacrococcygeal joint）是第 5 骶椎椎体和第 1 尾椎椎体之间的纤维软骨联合（图 5-29），周围有骶尾腹侧韧带、骶尾背侧韧带和骶尾侧韧带加固。

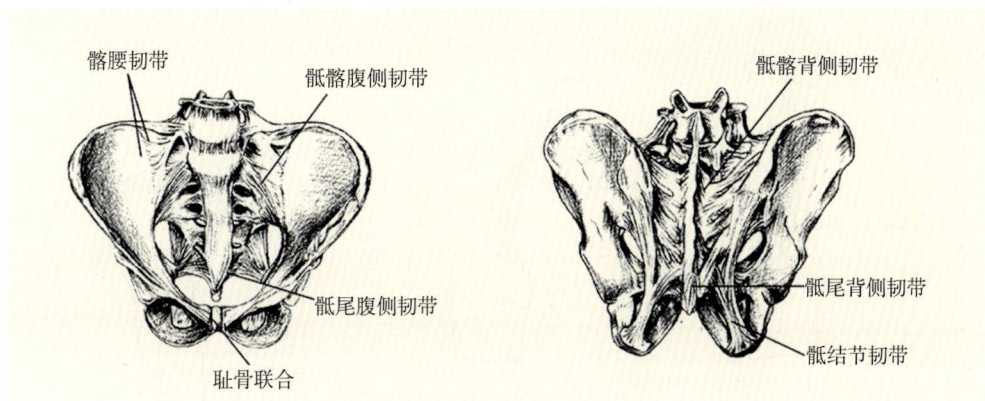

图 5-29　腰骶连结与骶尾联合

2. 脊柱的整体观、功能及其运动

（1）脊柱的整体观　人体脊柱在前、后和侧面看是不同的。正常脊柱从前面看类似一条直线；从后面看，椎骨棘突连成一条直线，颈椎棘突较短、末端分叉，胸椎棘突较长，呈叠瓦状向后下方紧密排列，腰椎棘突呈板状，方向近乎水平；从侧面看，脊柱具有四个弯曲，颈椎和腰椎向前凸，胸椎和骶椎向后凸，形成"S"形（图 5-1）。在胚胎期，人体整个脊柱都向后凸（图 5-30）。颈椎和腰椎段在出生后逐渐变为向前凸，这与人体维持直立姿势和运动功能的形成有关。当婴儿出现抬头动作的发育时，颈椎逐渐前凸；开始学习行走时，腰椎逐渐前凸。

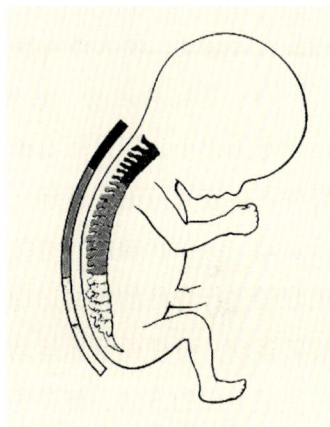

图 5-30　胚胎期的脊柱

人体脊柱的自然生理曲度并不固定，它会随着人体姿势的改变而做出相应动态调整（图 5-31）。脊柱伸展时，颈椎和腰椎的前凸增加；脊柱屈曲时，胸椎的后凸增加，而骶骨的曲度相对固定。

（2）脊柱的功能　脊柱作为中轴骨骼重要的组成部分，奠定了人体的基本形态。除此之外，脊柱还具有支撑体重、保护脊髓和器官、运动等功能。脊柱可以承受头颈部、胸廓及胸腔器官、上肢、腹壁及腹腔器官的重量。人体重力线位于各个生理弯曲顶部的凹侧（图 5-32），可以帮助脊柱维持各个生理弯曲的最佳形状和承重能力。脊柱的四个生理曲度增强了脊柱的弹性，在人体跑步跳跃时可以减轻对大脑和内脏等的震荡，有利于维持身体的正常姿势和平衡能力。椎骨之间的椎间盘和

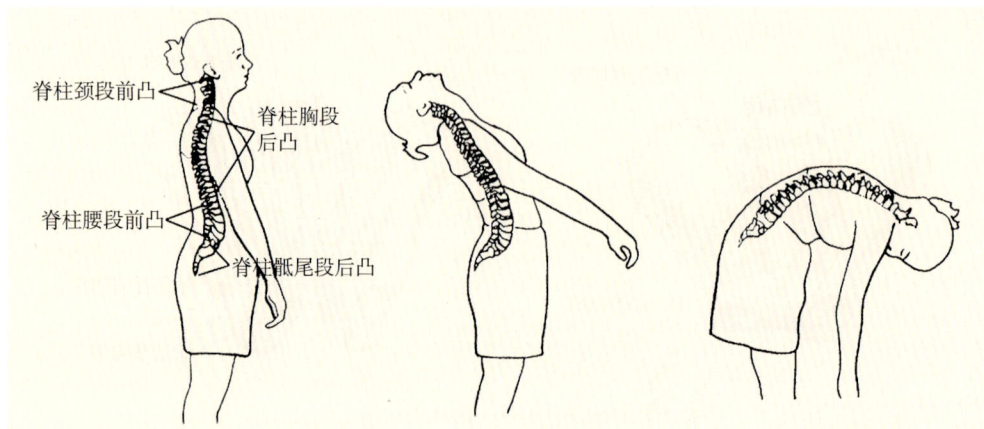

图 5-31 活动下的脊柱

椎间关节，可以使脊柱进行前屈、后伸、左右侧屈和旋转等运动，使人体可以灵活地改变姿势。

（3）脊柱的运动　虽然相邻两个椎骨之间的运动范围很小，但是所有椎骨间的运动总和可以使脊柱产生较大范围的运动。脊柱围绕三个运动轴进行运动，绕额状轴进行脊柱的前屈和后伸运动；绕矢状轴进行脊柱的侧屈运动；绕垂直轴进行脊柱的旋转运动。脊柱的整体运动幅度还受到椎间盘、关节突关节面的方向、棘突的位置和形状、韧带和肌肉等因素的影响。脊柱不同部位的运动幅度见图5-33。

颈段脊柱的椎间盘较厚，棘突较短，所以三个轴方向的运动范围都较大，尤其是寰枢关节复合体

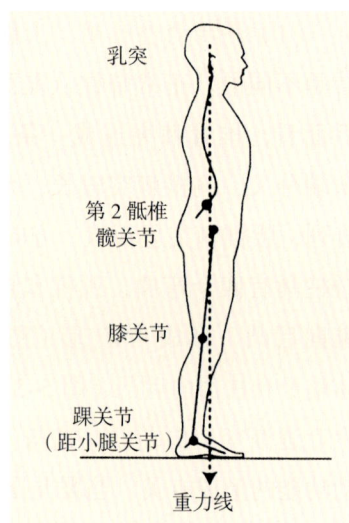

图 5-32 理想站立姿势的重力线分布图

可以进行较大范围的旋转运动。胸段脊柱的椎间盘较薄，棘突较长，所以胸段脊柱的运动范围有限，主要为幅度比较恒定的左右侧屈运动。腰段脊柱的椎间盘最厚，关节突关节面的关节近似矢状位，棘突较短，有利于腰段进行较大范围的前屈后伸运动，但同时也会限制其轴向旋转运动。此外，后纵韧带、棘间韧带、棘上韧带和黄韧带可限制脊柱的屈曲运动，前纵韧带可限制脊柱的伸展运动，横突间韧带限制脊柱的侧屈运动。

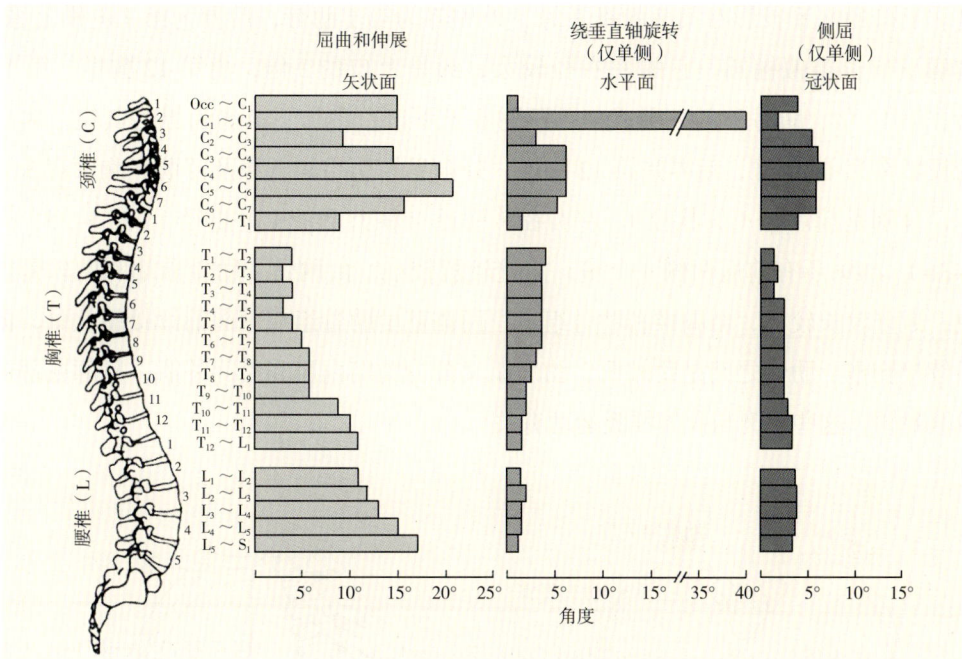

图 5-33 脊柱不同部位的运动幅度

（二）胸廓

胸廓（thorax）前面由 1 块胸骨及关节和韧带构成，两侧由 12 对肋骨和肋软骨构成，后面由 12 个胸椎骨及椎间盘构成（图 5-34）。

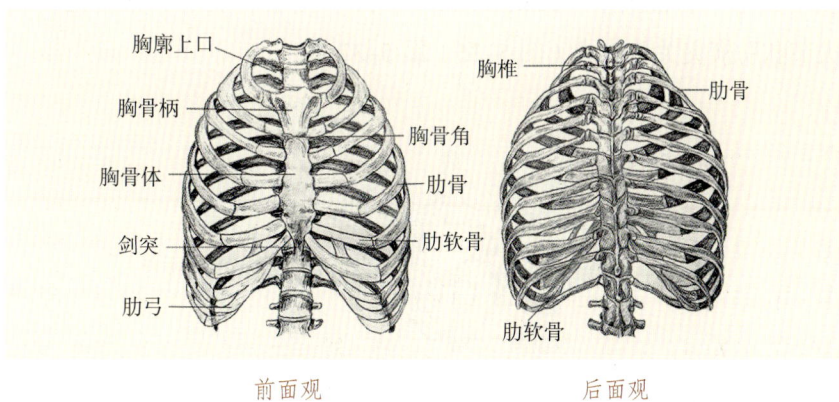

图 5-34 胸廓

胸廓有两个口。上口是一个横径大于前后径的椭圆平面，由第 1 胸椎、第 1 肋和胸骨上的颈静脉切迹围成，向前下方倾斜，内有食管、气管、神经和血管等通过。上口的水平投影在第 2 胸椎下缘，外侧界为第 1 肋骨，后界为第 1 胸椎上缘。胸廓下口也类似椭圆。它的左右径较大，约是上口的 3 倍，由第 12 胸椎、第 12 肋、第 11 肋、肋弓和剑突围成，膈肌附着于下口。胸廓下口的前界为剑突，向后的投影在第 10 胸椎，后界是第 12 胸椎，外侧界为肋弓软骨缘及浮肋。胸廓有 3 个径，分别是前后径（矢状径）、左右径（横径）和上下径（垂直径）（图 5-35、图 5-36）。胸廓还有前后两侧 4 个壁，前壁较短较小，由胸骨、肋骨前端和肋软骨构成；后壁较长较大，由胸椎和肋骨组成；两侧壁由肋骨组成，向前续接肋软骨，向后续接胸椎。肋骨之间是肋间肌，肋间肌又分为肋间内肌和肋间外肌，胸廓底部被膈肌封闭，这些肌肉与人体呼吸运动有关。

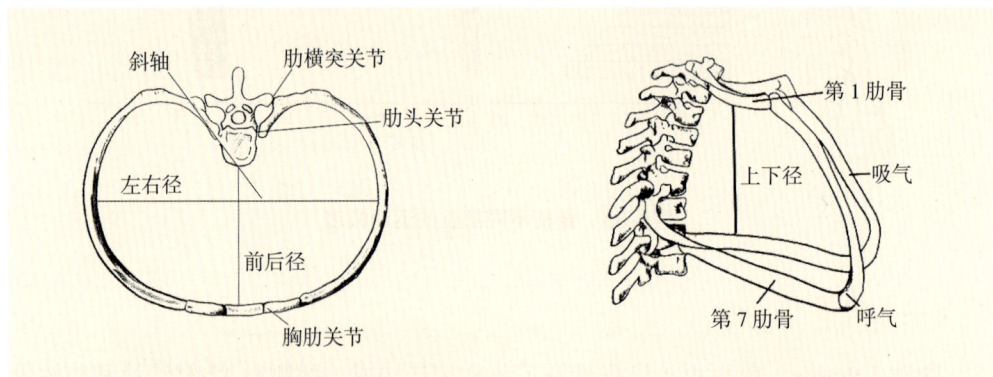

图 5-35　胸廓的前后径、左右径及肋椎关节　　　图 5-36　胸廓的上下径

1. 肋椎关节　肋椎关节（costovertebral joint）是肋骨后端和椎骨之间的连结，由肋头关节和肋横突关节构成（图 5-35、图 5-37）。

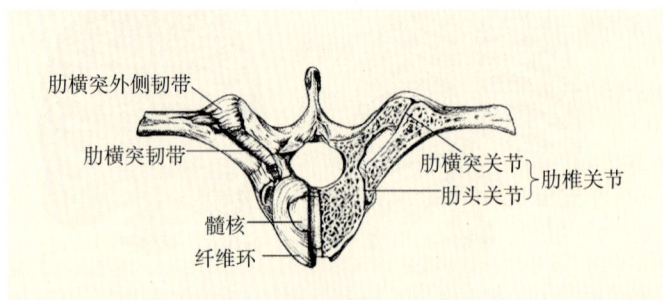

图 5-37　肋椎关节（上面观）

（1）**肋头关节**　肋头关节（joints of costal head）是以肋骨的肋头为关节头，以相邻椎体的上下肋凹为关节窝构成的关节（除了第 1、11 和 12 肋的肋头仅与一个胸椎肋凹相接外，其余肋头均与相邻椎体的上下肋凹和椎间盘相接），属于平面关节。

肋头关节的关节面上覆盖有纤维软骨，关节间有肋头辐状韧带、肋头关节间韧带等加固。肋头关节间韧带位于关节囊内，但第1、10、11、12肋头关节的关节囊内无此韧带，第1、11、12肋头关节的关节囊较松弛。肋头关节属于三轴关节，只能进行微小的活动。

（2）**肋横突关节** 肋横突关节（costotransverse joint）是以肋结节为关节头，以胸椎上的横突肋凹为关节窝构成的关节，第11和第12肋无此关节。肋横突韧带可将肋骨与胸椎横突牢固地结合在一起，具有稳定关节的作用。

肋头关节和肋横突关节在功能上属于联合关节，共同完成肋骨的上提和下降运动。

2. 胸肋关节 胸肋关节（sternocostal joint）也称作肋胸关节，是连结前7根肋骨前侧肋软骨与胸骨外侧的部分。有文献将第2至第7肋软骨与胸骨的肋切迹之间的部分称为胸肋关节（因这一部分关节属于滑液关节，可轻微活动）；第1肋软骨与胸骨柄的肋切迹之间的部分称为软骨结合（第1肋与胸骨间的连结属于不动关节）。第8至第10肋软骨分别与其上位肋软骨相连构成软骨间关节，在胸骨两侧形成肋弓。胸肋关节的关节囊薄而松弛，关节腔狭窄，胸肋辐状韧带有助于强化关节囊（图5-38）。

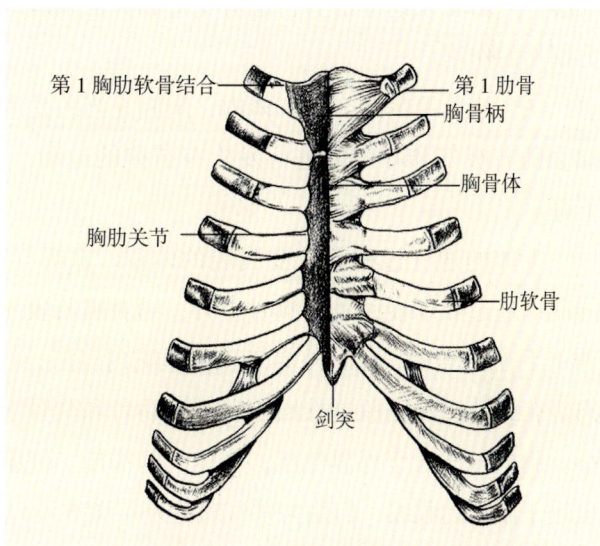

图 5-38 胸骨与肋软骨之间的连结

由于肋骨和胸骨之间有肋软骨的存在，所以胸肋关节在结构上可以分为肋骨软骨连接和软骨胸骨连接。肋骨软骨连接是每根肋骨前端和软骨相接的部分，这部分并没有任何韧带或关节囊包裹。

3. 胸廓的整体观、功能及其运动

（1）**胸廓的整体观** 成人的胸廓近似圆锥形，上部狭小，下部宽阔，左右径长于前后径，比值约为1.5∶1。由胸廓围成的空腔是胸腔，有心、肺等器官在内。

正常胸廓的形状受到年龄、性别和营养状况等因素的影响，在不同个体之间表现有所差别。新生儿胸廓前后径和左右径略相等，肋骨与脊柱之间的夹角几乎成直角，胸廓整体呈"桶状"。6 岁之后胸廓左右径逐渐增大，到 13 岁时与成年人胸廓相似。成年人根据肌肉营养和肺的发育情况等不同可分为扁平形、圆柱形和圆锥形胸廓。老年人胸廓因骨质钙化、弹性降低等因素呈长扁形。胸廓形状在不同性别之间也存有差异。一般说来，男性胸廓各径比女性要大，胸廓上窄下宽，呈圆锥形；女性胸廓上口、下口直径相差较小，上下径较短，呈钝圆形。

（2）胸廓的功能　胸廓作为一个封闭的系统，它的主要功能是参与呼吸运动。肺位于胸腔内，在呼吸的过程中，胸腔的形状会通过各种关节不同程度的运动而不断发生变化。由于关节和肋弓等的存在，胸廓还具有一定的弹性和活动性，可以用来缓冲外部带来的冲击力，起着支持和保护胸腹腔脏器及重要血管、神经，免受外力损伤的作用。

（3）胸廓的运动　在人体内，胸腔充当的是通气的机械风箱。人体呼吸时，胸廓会随着吸气和呼气的进行发生有节律的运动，主要表现为肋骨和胸骨的上提和下降。

人体的通气过程会改变胸腔的体积。在吸气的过程中，附着在胸骨和肋骨上的肌肉通过收缩使肋骨和胸骨上升，同时膈肌收缩下降，出现胸廓前后径、左右径和上下径的增大。此时外界气压大于胸内气压，气体进入肺（图 5-39）。呼气时肌肉舒张，肋骨和膈肌弹性回位，导致肋骨和胸骨下降、膈肌上升，使得胸廓各径缩小。胸内气压大于外界气压，气体从肺排出。健康人的呼气是一个被动的过程，不依赖于肌肉的收缩，但用力呼气时除外（图 5-40）。

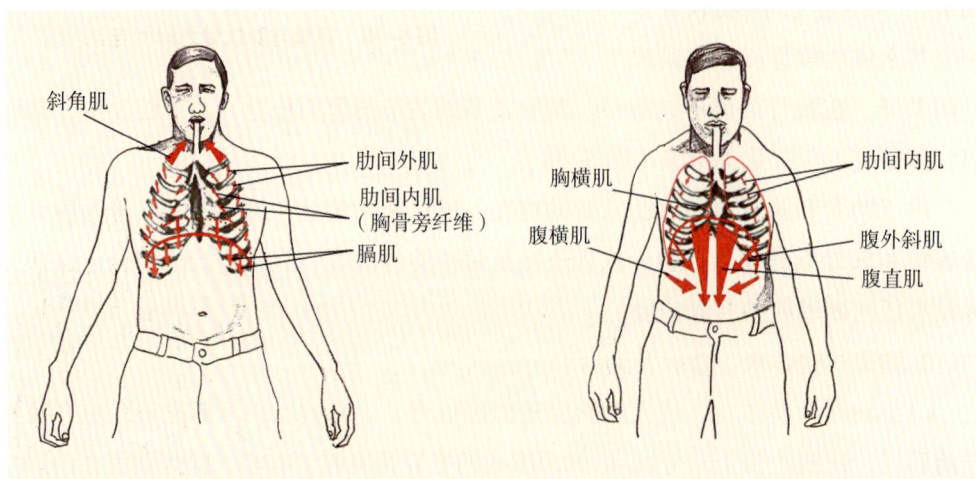

图 5-39　吸气过程　　　　　　图 5-40　（用力）呼气过程

第二节 骨骼肌

一、颈部肌

颈部肌位于颈部前外侧，可依其所在位置分为颈浅层肌、颈中层肌和颈深层肌。

（一）颈浅层肌

颈浅层肌包括颈阔肌和胸锁乳突肌（图 5-41）。

1. 颈阔肌（platysma muscle）

（1）位置与形态　位于颈部浅筋膜中，薄而宽阔，平行排列，薄层肌，称皮肌。

（2）起点　胸大肌和三角肌上部表面的筋膜。

（3）止点　口角、下颌骨下缘及下颌部皮肤。

（4）功能　下固定，向外下拉动口角、下唇，下颌向下做惊讶、恐怖、生气表情，并使颈部皮肤出现褶皱；上固定，上提肩

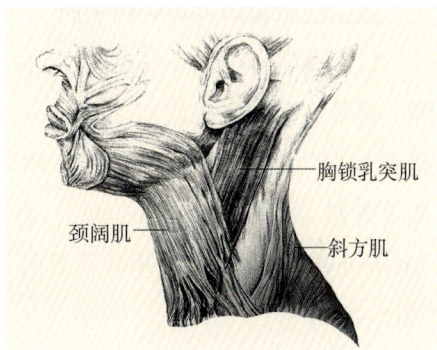

图 5-41　颈浅层肌

前、胸部上方皮肤。颈阔肌参与降下颌，颈椎充分伸展时该肌可限制咬合动作。

2. 胸锁乳突肌（sternocleidomastoid muscle）

（1）位置与形态　位于颈部前外侧，颈阔肌深面，粗壮强劲，每侧呈倒"Y"形，双侧共同形成"V"字形（图 5-42）。

（2）起点　胸骨柄前面和锁骨胸骨端（锁骨内侧 1/3）。

（3）止点　颞骨乳突外侧面，其腱膜止于上项线外侧 1/2。

（4）功能　下固定时，引起颈斜位，即颈椎同侧侧屈、向对侧旋转；两侧收缩，颈椎屈曲，寰枕关节的屈伸取决于肌拉力线在矢状面的分量与该关节运动冠状轴之间的位置关系。上固定时，上提锁骨近端，可使肩胛骨上回旋；上提胸廓，助吸气。

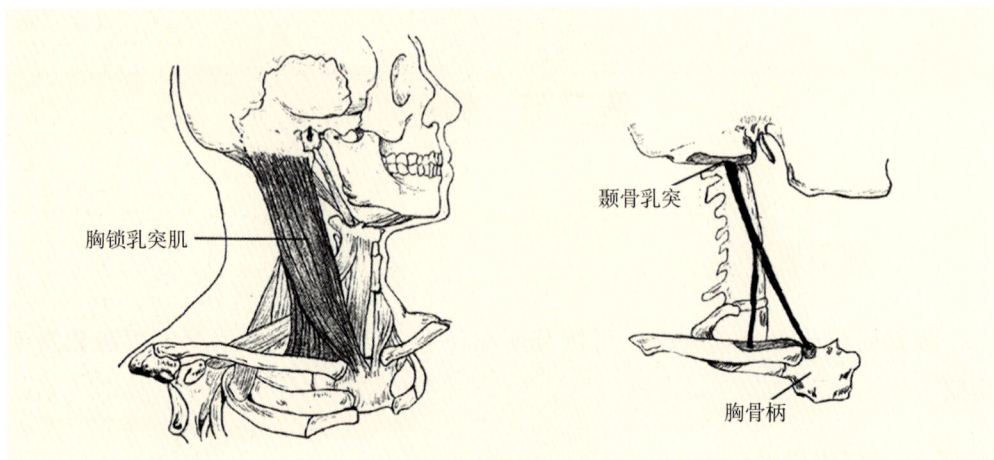

图 5-42　胸锁乳突肌

（二）颈中层肌

颈中层肌包括舌骨肌和咽肌。

1. 舌骨肌（tongue muscle） 位于颈椎前方，胸锁乳突肌内侧，分为上、下肌群。舌骨上肌群：二腹肌（digastric muscle）、下颌舌骨肌（mylohyoid muscle）、茎突舌骨肌（stylohyoid muscle）、颏舌骨肌（geniohyoid muscle）。舌骨下肌群：胸骨舌骨肌（sternohyoid muscle）、肩胛舌骨肌（scapularhyoid muscle）、胸骨甲状肌（sternothyroid muscle）、甲状舌骨肌（thyrohyoid muscle）。以上均以起止点方法命名（图 5-43）。

功能：降下颌肌；其中下颌舌骨肌、颏舌骨肌为下颌下方提供软组织屏障，胸骨甲状肌、甲状舌骨肌参与甲状软骨的运动；诸肌皆参与稳定和运动舌骨。

2. 咽肌（pharyngeal muscle） 咽壁的肌层由咽缩肌和咽提肌两组横纹肌组成。咽缩肌包括上、中、下三部，呈叠瓦状排列，即咽下缩肌覆盖于咽中缩肌下部，咽中缩肌覆盖于咽上缩肌下部。当吞咽时，各咽缩肌自上而下依次收缩，即将食团推向食管。咽提肌位于咽缩肌深部，肌纤维纵行。起于茎突（茎突咽肌）、咽鼓管软骨（咽鼓管咽肌）、腭骨（腭咽肌），止于咽壁及甲状软骨上缘（图 5-44）。

功能：咽提肌收缩时，上提咽及喉，舌根后压，会厌封闭喉口，梨状隐窝开放，食团越过会厌，经喉咽进入食管。

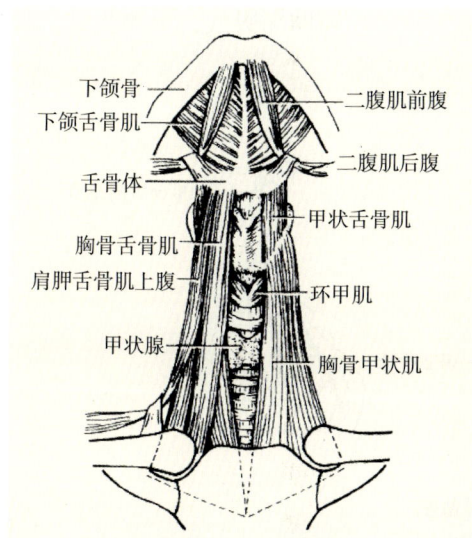

图 5-43　舌骨肌

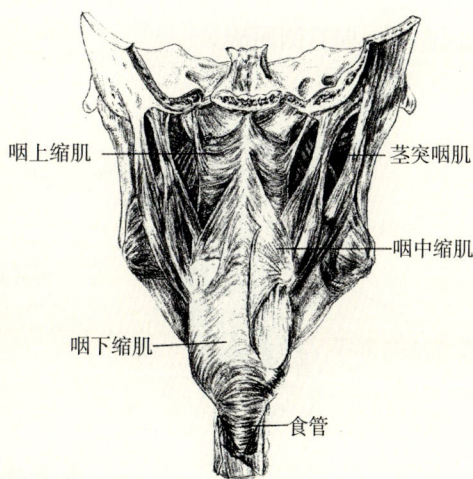

图 5-44　咽肌

（三）颈深层肌

颈深层肌包括内侧群和外侧群。

1. 内侧群　位于颈椎前方，包括头长肌、颈长肌。

（1）头长肌（longus capitis）　起于第 3 ～ 6 颈椎横突前结节，止于枕骨大孔前方咽结节，头前直肌起点前内侧。

功能：寰枕关节、寰枢关节屈曲。

（2）颈长肌（longus colli muscle）　分三束：竖肌束、上斜肌束、下斜肌束。竖肌束起于第 2 颈椎～第 3 胸椎椎体前外侧，止于第 4 ～ 7 颈椎横突前结节；上斜肌束起于寰椎前弓（第 1 颈椎前外侧），止于第 3 ～ 6 颈椎横突前结节；下斜肌束起于第 1 ～ 3 胸椎椎体前外侧，止于第 5 ～ 7 颈椎横突前结节。

功能：颈椎屈曲，单侧收缩可侧屈头颈部。

头、颈长肌合称椎前肌，是颈部重要的稳定肌。两侧等长收缩，矫正颈椎前凸，稳定颈椎曲度。

2. 外侧群　位于颈椎两侧，包括前、中和后斜角肌（表 5-2、图 5-45）。

（1）前斜角肌（scalenus anterior）

1）起点：第 3 ～ 6 颈椎横突前结节，第 3 ～ 4 颈椎常同时起于后结节。

2）止点：第 1 肋骨的上缘，前斜角肌结节。

3）功能：双侧收缩，颈椎屈曲，上提第1肋骨，辅助深吸气；单侧收缩，颈椎同侧屈，向对侧回旋。

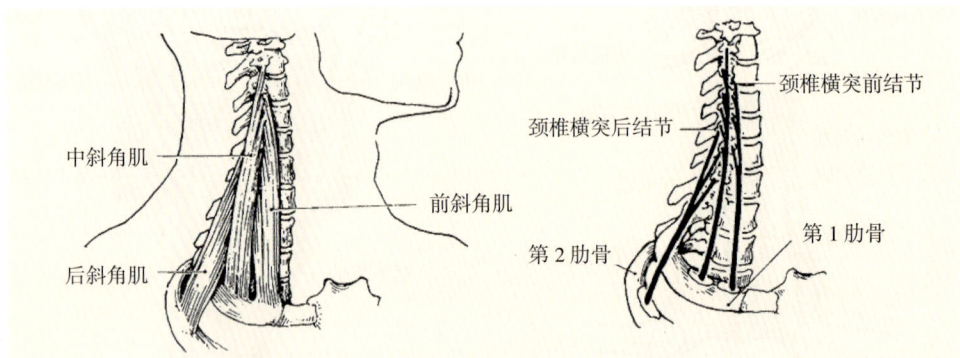

中斜角肌

后斜角肌

前斜角肌

颈椎横突前结节

颈椎横突后结节

第2肋骨

第1肋骨

图 5-45　斜角肌

（2）中斜角肌（scalenus medius）

1）起点：第2～7颈椎横突后结节，也可起自结节顶部、结节沟底前面、沟后面，或以腱性起点起于前结节。

2）止点：第1肋骨的上缘，锁骨下动脉沟后方。

3）功能：双侧收缩，颈椎屈曲，上提第1肋骨，辅助深吸气；单侧收缩，颈椎同侧屈。

（3）后斜角肌（scalenus posterior）

1）起点：第5～7颈椎横突后结节。

2）止点：第2肋外侧面中部的粗隆。

3）功能：上提第2肋骨，辅助深吸气；颈椎同侧屈。

表 5-2　斜角肌

名称	起点	止点	功能
前斜角肌	第3～6颈椎横突前、后结节	前斜角肌结节	颈椎屈曲 上提第1肋骨，辅助深吸气 颈椎同侧屈，向对侧旋转
中斜角肌	第2～7颈椎横突后结节	第1肋骨的上缘，锁骨下动脉沟后方	颈椎屈曲 上提第1肋骨，辅助深吸气 颈椎同侧屈
后斜角肌	第5～7颈椎横突后结节	第2肋外侧面中部的粗隆	颈椎屈曲 上提第2肋骨，辅助深吸气 颈椎同侧屈

二、躯干背侧肌

躯干背侧肌位于躯干背侧（图5-46），按深浅层次可分为躯干背侧浅层肌、躯干背侧中层肌与躯干背侧深层肌。该群肌肉自上至下纵贯脊柱背侧，连接头、脊柱与骨盆，横向连接脊柱与双侧肋骨、肩胛骨，引起拉力向后，参与各结构向后的克制工作、向前的退让工作或静力性工作，起到运动和稳定头、脊柱、骨盆与肩胛骨的功能。

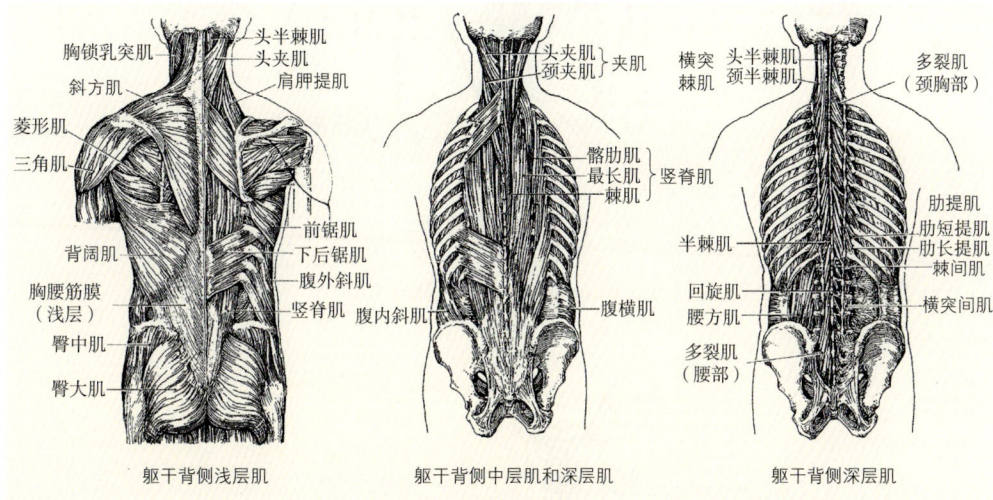

图5-46　躯干后面观

（一）躯干背侧浅层肌

1. 斜方肌（trapezius muscle）（图5-47）

（1）位置与形态　位于项部和背上部，呈三角形，两侧合一似斜方形。其肌束分上、中、下三部分，亦可将其上束分前、中、后三部，这里不做陈述。

（2）起点　枕外隆凸、上项线内侧1/2、项韧带和全部胸椎的棘突。

（3）止点　上束止于锁骨外侧1/3、肩峰及肩锁关节；中束止于肩胛冈上唇；下束止于肩胛冈上唇内侧半。

（4）功能　近固定并单侧收缩时，上束的拉力线在背部指向内上方，使肩胛骨上提、后缩、上回旋；中束的拉力线指向内侧，使肩胛骨后缩；下束的拉力线使肩胛冈的内侧指向内下方，产生的动作是肩胛骨下降、后缩、上回旋。三束同时收缩使肩胛骨后缩和上回旋。

远固定时，一侧上束可使头和颈椎后伸、向同侧屈并向对侧回旋，中下束均有使胸椎向对侧回旋的功能。双侧同时收缩，使头和脊柱伸直，引起扩胸挺背。

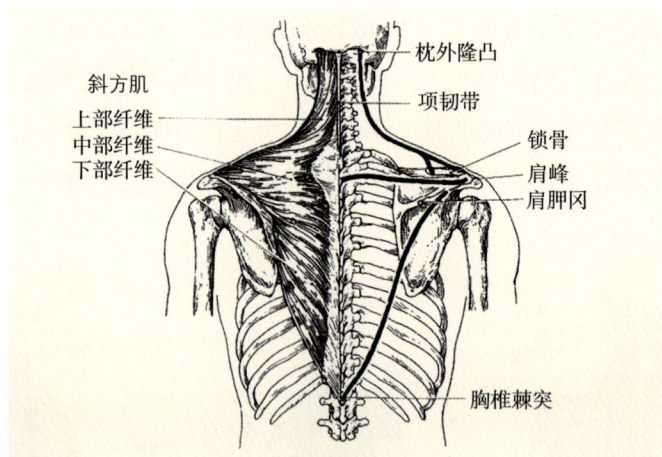

图 5-47 斜方肌

2. 背阔肌（latissimus dorsi muscle）（图 5-48）

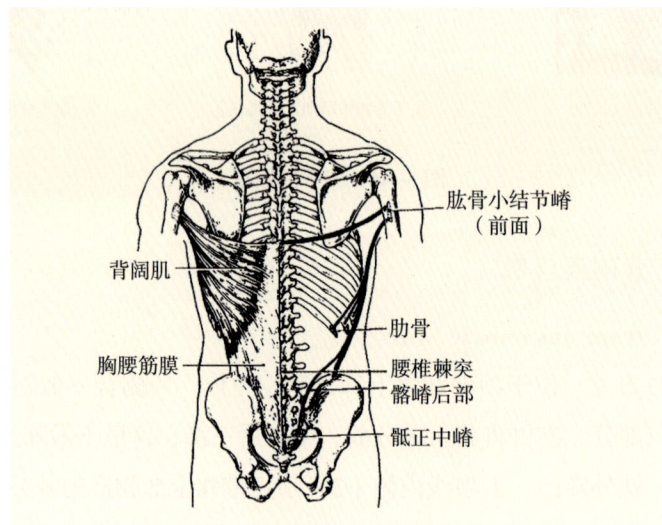

图 5-48 背阔肌

（1）位置与形态　为三角形扁肌，是全身最大的扁肌，位于腰背部和胸部后外侧，其内侧上部被斜方肌覆盖。

（2）起点　以腱膜起于第 7 ～ 12 胸椎和全部腰椎的棘突、骶正中嵴、髂嵴后部、腰骶筋膜、第 10 ～ 12 肋骨外侧面。

（3）止点　其主体肌束向外上方集中，经腋窝后壁移向臂前内侧，止于肱骨小结节嵴；一部分纤维附着于肩胛下角。

（4）功能　近固定时，向后、内、下方拉动肱骨，引起盂肱关节后伸、内收、内旋，其连接于肩胛骨下角的纤维可起到稳定肩胛骨的作用；远固定时，拉引躯干向上臂靠拢，动作如引体向上。值得注意的是，当发生肩胛骨上回旋，如肩关节外展时，该肌有明显的上提肋骨的作用，有助于该姿势下扩大胸腔容积，使吸气量增加。双侧背阔肌远端固定收缩时有助于稳定脊柱。

3. 肩胛提肌（scapular levator muscle）（图 5-49）

（1）位置与形态　斜方肌上部深面，为带状长肌。

（2）起点　第 1～4 颈椎横突后结节。

（3）止点　从起点起旋转 180°，上方纤维止于下，下方纤维止于上，附着于肩胛骨上角内侧缘。

（4）功能　近固定时，向内上方拉肩胛骨上角，使肩胛骨上提、下回旋；远固定时，单侧收缩使脊柱颈段同侧侧屈和回旋，双侧收缩使上四节颈椎向后运动，表现为上颈椎伸展。

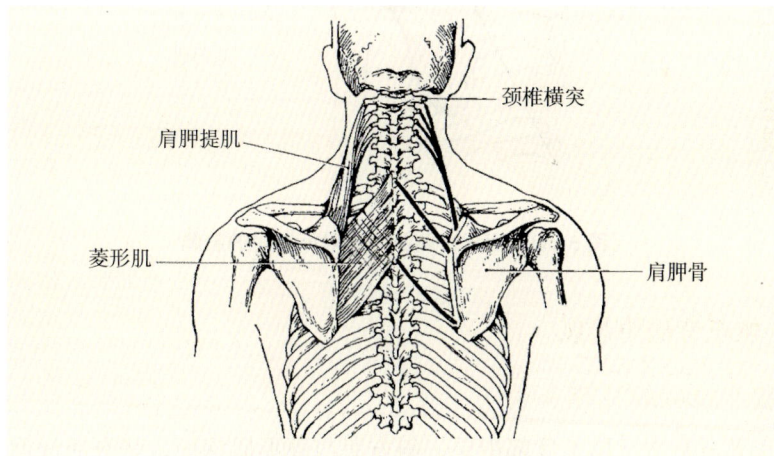

图 5-49　肩胛提肌、菱形肌

4. 菱形肌（rhomboid muscle）（图 5-49）

（1）位置与形态　斜方肌深层，肩胛骨内侧缘与脊柱之间，呈菱形。分为大菱形肌、小菱形肌，通常情况下，依照对肩胛骨的功能不同称之为菱形肌上束、下束。

（2）起点　第 6～7 颈椎棘突和第 1～4 胸椎棘突。

（3）止点 小菱形肌（上束）止于肩胛冈内侧端，大菱形肌（下束）止于肩胛骨内侧缘肩胛冈以下。值得注意的是，一般认为，在肩胛骨内侧缘肩胛冈以上区域无菱形肌附着。

（4）功能 远固定时，两侧同时收缩，使胸椎上段后伸，原理类似于斜方肌；近固定时，将肩胛骨拉向内上方，使其后缩、上提、并发生回旋动作。关于该肌引起肩胛骨回旋动作的说法不一，一说只引起肩胛骨下回旋，另一说上束与下束对肩胛骨引起"方向盘效应"。

躯干背侧浅层肌均连接脊柱与肩胛骨，将肩胛骨拉向后方引起后缩下的上提、上回旋，以及下降、下回旋的克制性动作，并同时稳定肩胛骨，防止其做前伸运动（图 5-50）。

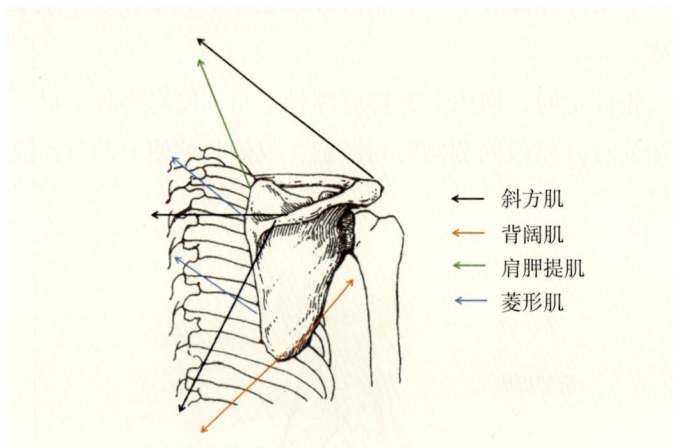

图 5-50 躯干背侧肌浅群对肩胛骨的影响

图例：
- 斜方肌
- 背阔肌
- 肩胛提肌
- 菱形肌

（二）躯干背侧中层肌

1. 夹肌（splenius）（图 5-51）

（1）位置与形态 位于背部中层，斜方肌与菱形肌深面，竖脊肌浅面，分为头夹肌（splenius capitis）、颈夹肌（splenius cervicis）。

（2）起点 头夹肌起于第 3 颈椎～第 3 胸椎棘突的侧面；颈夹肌起于第 3 ～ 6 胸椎棘突。

（3）止点 头夹肌止于颞骨乳突；颈夹肌止于第 1 ～ 3 颈椎横突后结节。

（4）功能 二者单侧收缩可使头颈向同侧屈，并向同侧回旋。两侧同时收缩使头颈后伸。

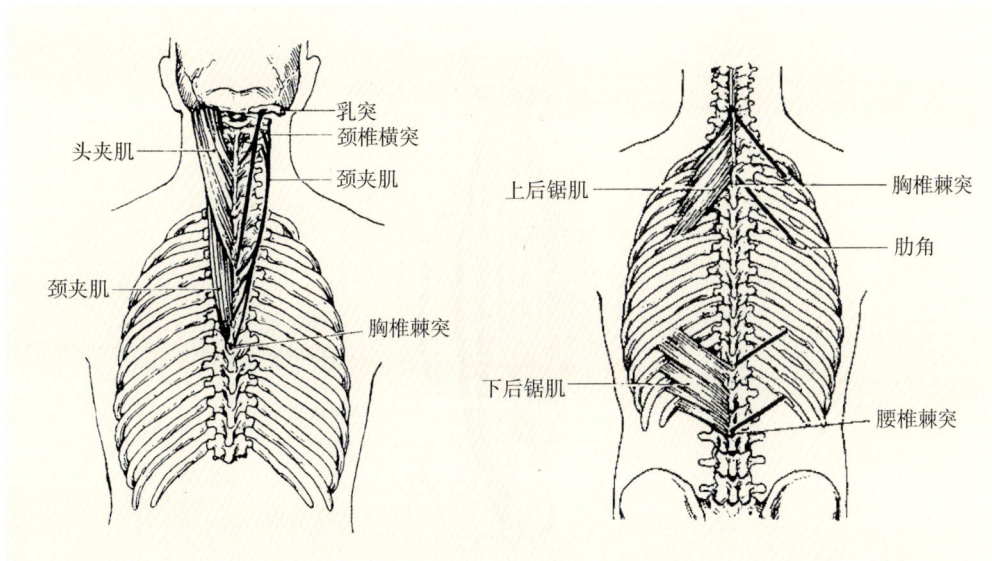

图 5-51 夹肌

图 5-52 后锯肌

2. 后锯肌（posterior serratus muscle）（图 5-52）

（1）位置与形态 分上下两部，上后锯肌（posterior superior serratus）位于菱形肌深面，也称后上锯肌，下后锯肌（posterior inferior serratus muscle）位于背阔肌中部深面，也称后下锯肌，二者皆呈菱形位于竖脊肌浅层。

（2）起点 上后锯肌起于项韧带下部与第 6 颈椎～第 3 胸椎棘突；下后锯肌腱膜起自第 11 胸椎～第 2 腰椎棘突。

（3）止点 上后锯肌止于第 2～5 肋角的外侧面；下后锯肌止于第 9～12 肋骨肋角外侧面。

（4）功能 上后锯肌可上提肋骨以助吸气，所以此肌肉发达可以提升肺活量；下部可下降肋骨以助呼气。后锯肌有约束竖脊肌的作用。

3. 竖脊肌（erector spinae）（图 5-53）

（1）位置与形态 躯干背侧最长、最大的肌肉群，大部分位于棘突与肋角间的沟内，自内向外侧依次排布有棘肌（spinalis）、最长肌（longissimus）和髂肋肌（iliocostalis）三部分。其中棘肌还分颈棘肌和胸棘肌，最长肌还分头最长肌、颈最长肌和胸最长肌，髂肋肌还分颈髂肋肌、胸髂肋肌和腰髂肋肌。

（2）起点 起于内侧下部，主要是骶骨背侧、髂嵴后部、腰椎棘突、胸腰筋膜等处。

（3）止点 止于外侧上部，主要是颈椎、胸椎的棘突、横突、颞骨乳突、肋角等。

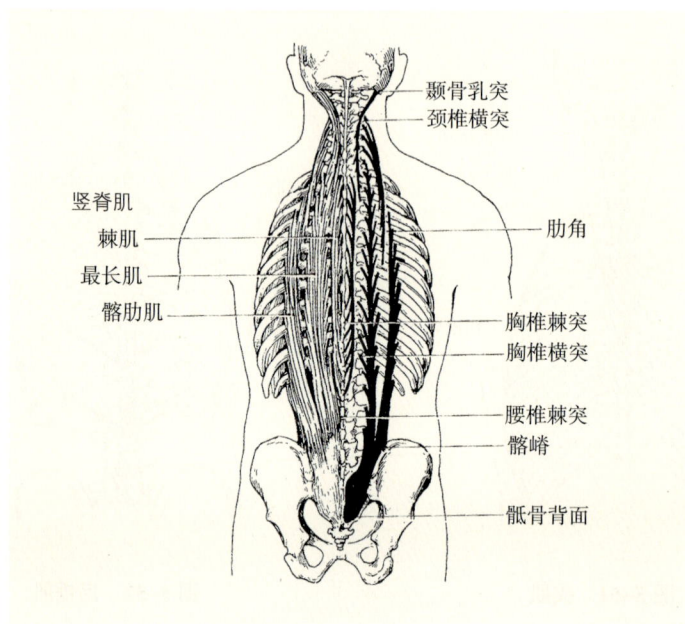

图 5-53 竖脊肌

（4）功能　下固定时，两侧收缩使头、脊柱后伸，单侧收缩使脊柱同侧屈，脊柱单侧后伸较少提及。上固定（头固定）时，两侧收缩使脊柱后伸并骨盆前倾，单侧收缩使脊柱向同侧侧屈，完成鞍马上的侧摆运动。交替收缩使骨盆前倾并左右摆动。该肌群分群较多，附着较复杂，如需研究具体分工，可将任一束看作一单一肌肉进行分析。竖脊肌群是运动中后动力链重要的组成部分，过度使用容易引起酸痛感。

（三）躯干背侧深层肌

1. 背短肌群 （图 5-54）

位置与形态：位于竖脊肌深层，为躯干背侧肌最深一层，呈节段性排列，按其附着点可分为横突棘突间肌（interspinous muscle of transverse process）、棘突间肌（interspinalis）和横突间肌（intertransversalis），其中横突棘突间肌又包括半棘肌（semispinalis）、回旋肌（rotatores）和多裂肌（multifidus）。

附着：相邻椎骨或数个椎骨间。

作用：可使脊柱伸、侧屈、回旋；核心稳定肌之一，主要用于加强椎骨间连结的稳定性和脊柱运动的灵活性。

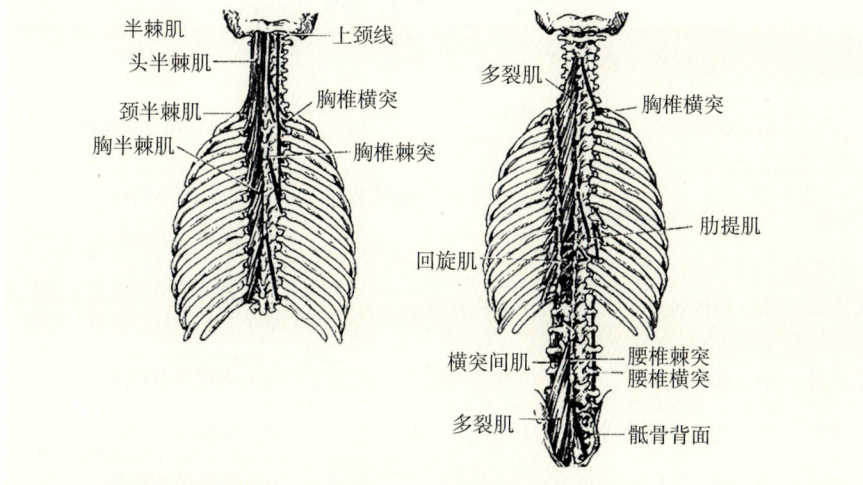

图 5-54 背短肌群

2. 枕骨下肌群（suboccipital muscle）（图 5-55）

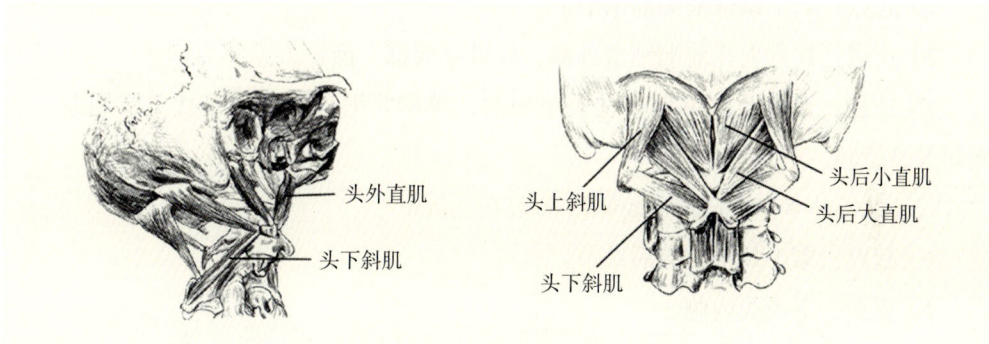

图 5-55 枕骨下肌群

位置与运动：位于枕骨下，围绕在上颈椎周围，连接枕骨与第 1 ～ 2 颈椎间，包括头后小直肌、头后大直肌、头上斜肌和头下斜肌，并与头前直肌、头外侧直肌合称枕骨下肌群。这些肌肉相互配合共同形成一个动态的悬挂系统，调节和稳定头的位置和运动，见表 5-3。

（1）头外侧直肌（rectus capitis lateralis）

1）起点：第 1 颈椎横突前结节。

2）止点：枕骨颈静脉孔后方。

3）功能：双侧收缩可维持双侧乳突前缘 – 第 1 颈椎横突 – 冠状轴共轴。

表 5-3 枕骨下肌群

名称	起点	止点	功能
头侧直肌	第 1 颈椎横突前结节	枕骨颈静脉孔后方（颞骨乳突深部）	乳突前缘 – 第 1 颈椎横突 – 冠状轴
头前直肌	第 1 颈椎横突前结节	枕骨大孔前咽结节外侧	（双）寰枕关节屈曲 （单）寰枕关节屈曲
头后大直肌	第 2 颈椎棘突	下项线外侧半	（双）寰枕关节与寰枢关节后伸 （单）上颈椎同向旋转、后伸
头后小直肌	第 1 颈椎后结节	下项线内侧	（双）寰枕关节后伸
头上斜肌	第 1 颈椎横突后结节	下项线外侧端	（双）寰枕关节后伸
头下斜肌	第 2 颈椎棘突	第 1 颈椎横突后结节	（双）寰枢关节后伸 （单）寰枢关节同侧旋转后伸

（2）**头前直肌**（rectus capitis anterior）

1）起点：第 1 颈椎横突前结节。

2）止点：枕骨大孔前咽结节外侧，枕骨基底部下面。

3）功能：双侧收缩可使寰枕关节屈曲，单侧收缩可使该侧寰枕关节屈曲、微侧屈及微旋转。

（3）**头后小直肌**（rectus capitis posterior minor）

1）起点：第 1 颈椎横突后结节。

2）止点：下项线内侧。

3）功能：后伸寰枕关节。

（4）**头后大直肌**（rectus capitis posterior major）

1）起点：第 2 颈椎棘突上缘。

2）止点：下项线外侧半。

3）功能：双侧收缩可使寰枕关节与寰枢关节后伸，单侧收缩可使枕骨与枢椎间同向旋转、侧屈。

（5）**头上斜肌**（obliquus capitis superior）

1）起点：第 1 颈椎横突后结节。

2）止点：下项线外侧端。

3）功能：双侧收缩可使寰枕关节后伸，单侧收缩可使寰枕关节向同侧微侧倾。

（6）头下斜肌（oblique capitis inferior）

1）起点：第 2 颈椎棘突外侧。

2）止点：第 1 颈椎横突后结节。

3）功能：双侧收缩可使寰枢外侧关节后伸，单侧收缩可转寰枢中央关节向同侧旋转。

三、胸腹肌

（一）胸肌

胸肌分为胸上肢肌和胸固有肌。其中胸上肢肌均起自胸廓外面，止于上肢带骨或肱骨，包括胸大肌、胸小肌、前锯肌等；胸固有肌指两端均附着于胸廓表面的肌肉，主要包括浅层肋间外肌、肋间内肌以及位于其深面的胸横肌、最深肋间肌等，此处我们仅介绍浅层两肌。

1. 胸大肌（pectoralis major muscle）（图 5-56）

（1）**位置与形态**　位置浅表，覆盖胸廓前壁的大部，呈扇形，宽而厚。

（2）**起点**　锁骨的内侧半、胸骨及第 1 到第 7 肋骨的肋软骨，以及腹直肌鞘前壁上部。

（3）**止点**　肱骨的肱二头肌沟外唇。

（4）**功能**　近固定时，肩关节屈曲、内收、内旋及水平内收，肩关节伸展（由屈曲位到解剖位）。远固定时，拉引躯干向上臂靠拢，或提肋辅助吸气。

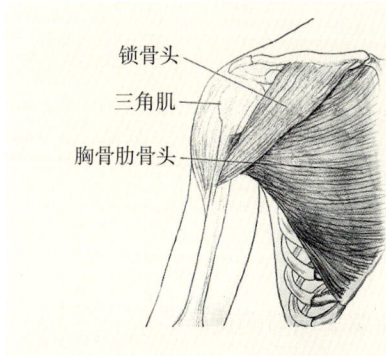

图 5-56　胸大肌

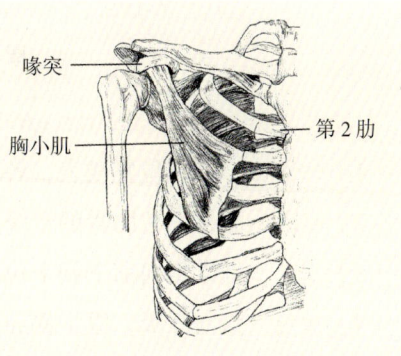

图 5-57　胸小肌

2. 胸小肌（pectoralis minor muscle）（图 5-57）

（1）**位置与形态**　位于胸大肌深面，呈三角形。

（2）起点　第3～5肋骨，肌束向外后上方走行。

（3）止点　肩胛骨喙突。

（4）功能　近固定时，拉力方向指向前内下方，其旋转分力使肩胛骨下降、前伸和下回旋。远固定时，拉力方向指向后外上方，能提肋辅助吸气。

3. 前锯肌（serratus anterior muscle）（图5-58）

（1）位置与形态　位于胸廓外侧面，其前上部为胸大肌和胸小肌所遮盖，为锯齿状的扁肌。

（2）起点　第1～9肋骨的前方外侧面。

（3）止点　肩胛骨整个内缘的前表面。

（4）功能　近端固定（肋骨固定）：肩胛骨前伸、上回旋，上半部纤维上抬肩胛骨，下半部纤维下压肩胛骨。远端固定：协助用力吸气。

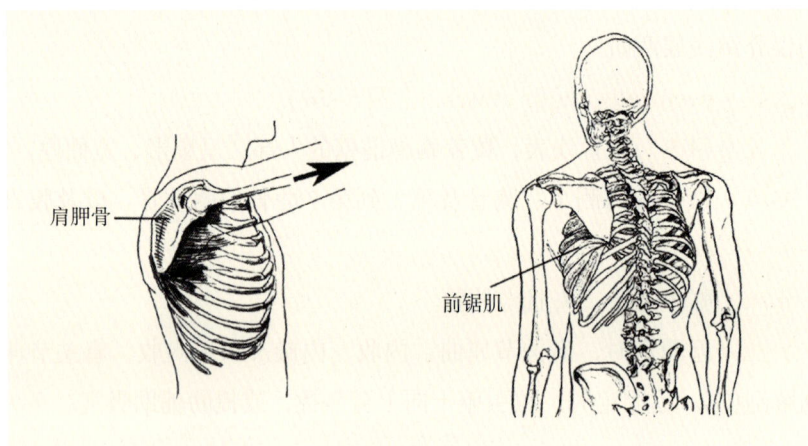

图5-58　前锯肌

4. 肋间外肌（external intercostal muscle）（图5-59）

（1）位置与形态　位置浅表，各肋间隙的浅层，为扁肌。

（2）起点　起自上位肋骨的下缘。

（3）止点　纤维斜向前下到下位肋骨的上缘。

（4）功能　参与呼吸，躯干侧屈，肋间外肌使躯干向对侧旋转。

5. 肋间内肌（internal intercostal muscle）（图5-60）

（1）位置与形态　位于肋间外肌的深面，为扁肌。

（2）起点　起自下位肋骨的上缘。

（3）止点　纤维斜向前上到上位肋骨的下缘。

（4）功能　参与呼吸，躯干侧屈，肋间内肌使躯干向同侧旋转。

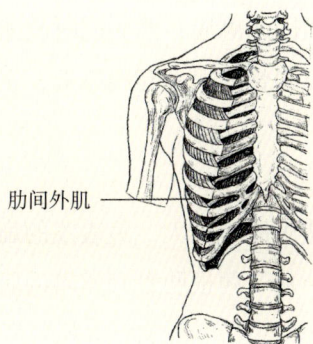

图 5-59　肋间外肌　　　　　　图 5-60　肋间内肌

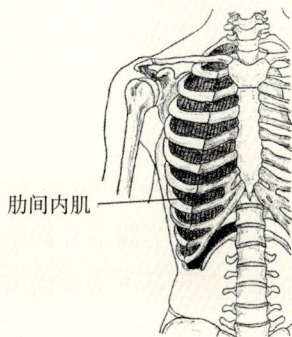

（二）腹肌

腹肌指上附着于胸廓，下附着于骨盆，腹肌参与构成了腹前壁、侧壁和后壁的大部分，分为前外侧群和后群。其中腹前外侧群主要包括腹直肌、腹外斜肌、腹内斜肌和腹横肌，位于腹前外侧部，附着于肋骨、髂骨、腹股沟韧带、腹白线等部位。该群肌肉对于腹内压的维持、核心肌群的组成以及躯干的运动有重要的作用。

1. 腹直肌（rectus abdominis muscle）（图 5-61）

（1）位置与形态　位于腹前壁正中线的两旁，占腹前壁全长，居腹直肌鞘内，为上宽下窄的带形多腹肌，其肌纤维通常会被 3 或 4 个腱划分隔开。腱划由结缔组织构成，第 1 个腱划一般位于剑突的尖端，第 2 个接近肚脐的平面，第 3 个在第 1 个与第 2 个之间，有时在肚脐下方也有一个不完全性的腱划。腱划与腹直肌鞘的前壁紧密连接，可防止腹直肌收缩时的移位。

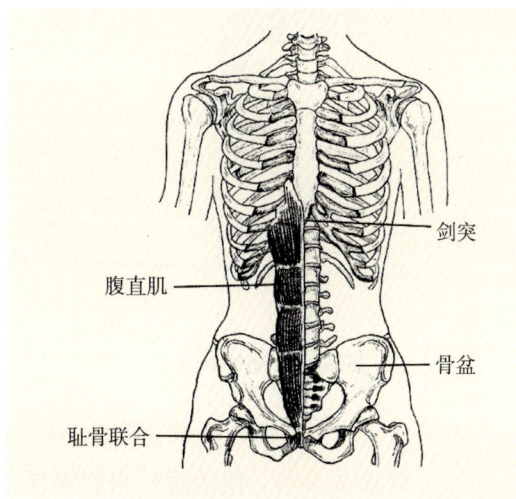

（2）起点　耻骨联合上缘、耻骨嵴。

图 5-61　腹直肌

剑突

腹直肌

骨盆

耻骨联合

（3）止点　第5～7肋骨、肋软骨和胸骨剑突。

（4）功能　近固定并单侧收缩时，脊柱向同侧侧屈，骨盆向同侧侧倾；两侧同时收缩，骨盆后倾。远固定并单侧收缩时，脊柱向同侧侧屈；两侧同时收缩，使脊柱前屈，并可降肋助呼气。无固定时，使胸廓下口和骨盆上口互相靠近，完成卷腹的动作。

2. 腹外斜肌（external oblique muscle）（图 5-62）

（1）位置与形态　为腹前外侧壁扁肌，是三块腹肌中最大、最表浅的扁肌，其肌纤维方向总体上是由外上方向内下方斜向走行，从下两根肋骨到髂嵴的肌束几乎是垂直走行。

（2）起点　以锯齿状肌束起自第5～12肋骨的外侧面，并同前锯肌混合。

（3）止点　后部肌束向下止于髂嵴前部，下缘止于髂前上棘和耻骨结节，形成腹股沟韧带，前部肌束移行为腱膜参与形成腹直肌鞘前层，止于腹白线。

（4）功能　近固定并单侧收缩时，使骨盆向同侧旋转及侧倾，使脊柱向同侧旋转及侧屈；两侧同时收缩，使骨盆后倾。远固定并单侧收缩时，使脊柱向对侧旋转及同侧侧屈；两侧同时收缩，使脊柱屈曲，并可降肋辅助呼气。无固定时，使胸廓下口和骨盆上口互相靠近，完成卷腹屈曲的动作。

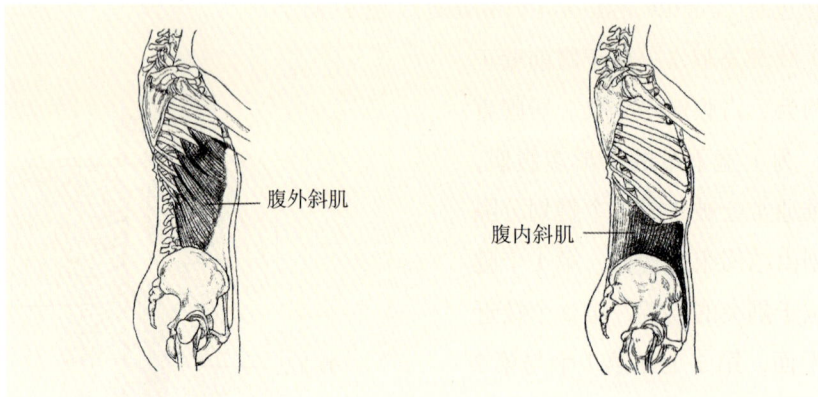

图 5-62　腹外斜肌　　　　　　　图 5-63　腹内斜肌

3. 腹内斜肌（internal oblique muscle）（图 5-63）

（1）位置与形态　位于腹外斜肌深层，腹横肌的浅层。肌纤维在身体直立时，从接近成垂直的、往后侧的，经过中间部肌纤维以对角线的方向往内侧与往上方行进，到最尾端的肌纤维成为水平的走向，总体上是从外下方向前上方斜行。

（2）起点　胸腰筋膜、髂嵴和腹股沟韧带外侧。

（3）止点　后部肌纤维止于第 10 ~ 12 肋骨下缘，前部肌纤维参与形成腹直肌鞘前层和后层，止于腹白线。

（4）功能　近固定单侧收缩时，骨盆向对侧旋转及向同侧侧倾，使脊柱向对侧旋转及向同侧侧屈，双侧同时收缩使骨盆后倾。远固定单侧收缩时，使脊柱向同侧旋转及向同侧侧屈，双侧同时收缩使脊柱前屈，并可降肋助呼气。无固定时，使胸廓下口和骨盆上口互相靠近，完成卷腹屈曲的动作。

4. 腹横肌（transverse abdominis muscle）（图 5-64）

（1）位置与形态　位于腹内斜肌的深层，肌纤维向前内方横行，几乎是呈水平的方向跨越腹部，在前方经由腹直肌鞘而附着于中线处的腹白线。

（2）起点　起自胸腰筋膜、第 7 ~ 12 肋骨内面、髂嵴和腹股沟韧带外侧。

（3）止点　肌纤维移行为腱膜，参与形成腹直肌鞘后层，止于腹白线。

（4）功能　与其他腹肌共同维持腹内压，协助完成排便、分娩和咳嗽等生理功能，有助于用力呼气时排出空气，并且能支持和稳定腰椎。

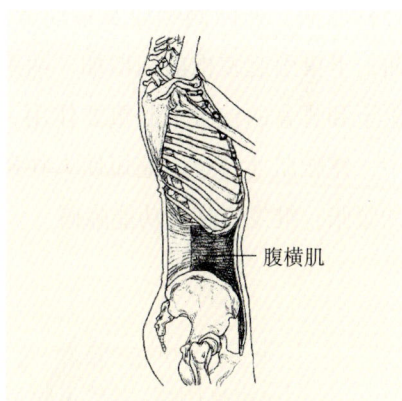

图 5-64　腹横肌

5. 腰方肌（quadratus lumborum muscle）（图 5-65）

（1）位置与形态　位于腹后壁，呈不规则的四方形扁肌，其后方为竖脊肌，内侧为腰大肌。

（2）起点　髂嵴的后部。

（3）止点　向上止于第 12 肋骨和第 1 ~ 4 腰椎横突。

（4）功能　单侧收缩时，使脊柱向同侧侧屈，骨盆上提，双侧同时收缩使脊柱后伸，并且下降第 12 肋辅助呼吸，并可增加腹内压。

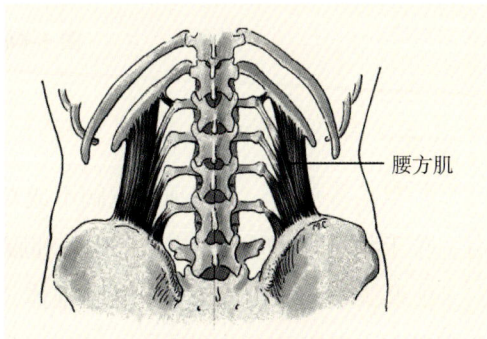

图 5-65　腰方肌

6. 髂腰肌（iliacus psoas muscle）（图 5-66）

（1）**位置与形态** 髂腰肌由腰大肌和髂肌组成。腰大肌位于腰椎两侧，延伸至骨盆内侧面，为单羽状肌。髂肌位于骨盆内侧面，呈扇形。

（2）**起点** 腰大肌起于第 12 胸椎至第 5 腰椎横突、椎体及相应椎间盘外侧，依其分布可分为上束和下束，分别起于第 12 胸椎至第 3 腰椎，第 3 腰椎至第 5 腰椎的相应骨性结构；髂肌起于髂窝。

（3）**止点** 两肌向下汇合，经腹股沟韧带深面和髋关节的前内侧，止于股骨小转子。

（4）**功能** 近固定时，使髋关节屈曲和外旋。远固定时，一侧髂腰肌收缩，使脊柱屈曲、向同侧侧屈及带动骨盆向同侧旋转；两侧同时收缩，上束引起腰椎屈曲，下束引起腰椎前凸增加，两束合力使腰椎屈曲、骨盆前倾。髂腰肌在维持人体躯干和骨盆的位置中起重要作用，其与使骨盆后倾的肌肉互为拮抗肌。在久坐人群中，髂腰肌通常会因缩短使人在站立位时骨盆前倾，或因腰部疼痛及其他原因导致的紧张，继发疼痛和功能障碍。

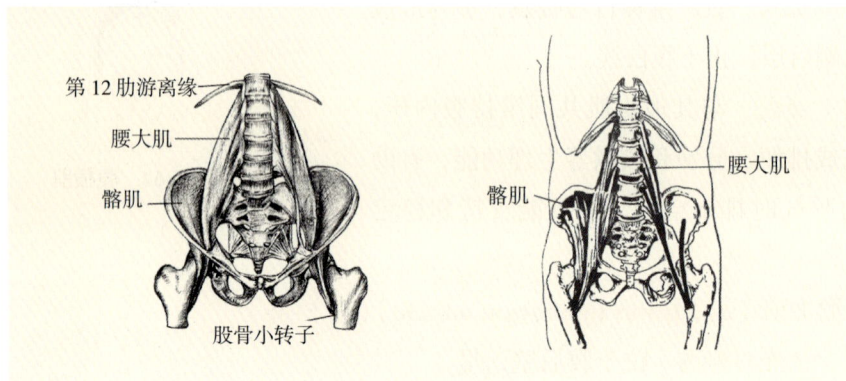

图 5-66　髂腰肌

（三）膈（diaphragm）（图 5-67）

1. **位置与形态** 为圆顶形宽阔不成对的薄肌，中央为腱性部分，周围为肌性部分，位于胸腹腔之间，构成胸腔的底和腹腔的顶。

2. **起点** 起自腰部第 1～3 腰椎体、第 2 腰椎横突，肋部第 7～12 肋骨内面，胸腹部剑突后面。

3. **止点** 肌纤维向中央移行止于中心腱。

4.功能　主要的呼吸肌，并提供躯干的稳定性。其收缩时圆顶稍为扁平而下降 1 ～ 3cm，胸腔扩大吸气，放松时圆顶升高，胸腔缩小呼气。膈在深呼吸时，上下运动幅度可达 7 ～ 12cm，大约下降 10cm 高度时，膈顶可达第 6 肋间，平静呼吸时上下运动幅度仅为 1.5cm。当尽力呼气后，右侧膈顶前面水平相当于第 4 肋软骨或右侧乳头，而左侧膈顶水平约低一

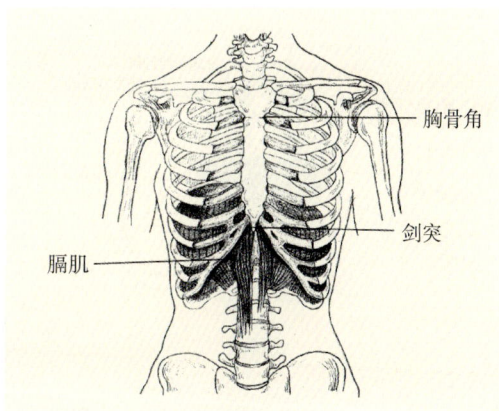

图 5-67　膈

肋。在不同的体位下，膈的位置也不一样，在仰卧位时，膈高于直立位水平，当身体侧卧位时，侧卧下半侧部分的膈要明显高于上半侧部分。

中心腱位于膈的中央，向上隆起，形成两个穹隆顶，膈上有主动脉裂孔、食管裂孔、腔静脉裂孔。主动脉裂孔位置最低、最靠后的大孔，位于第 12 胸椎下缘和胸腰椎间盘水平，在正中线稍左侧，一般通过主动脉、胸导管，也有一些胸后壁的淋巴管、奇静脉等通过。食管裂孔位于主动脉裂孔前上方，稍偏左侧，平第 10 胸椎水平，有食管、胃神经、胃左血管的食管支及淋巴管通过。腔静脉孔为三大孔中最高者，约平第 8 和 9 胸椎间盘水平面，最主要是有下腔静脉和右膈神经通过。

（四）盆底肌（图 5-68）

盆底肌是起自骨盆内壁的两组肌肉，梨状肌和闭孔内肌组成部分骨盆壁，它们也是下肢的主要肌肉，而封闭小骨盆下口处的相应肌肉，包括位于后部的肛提肌和尾骨肌（形成盆膈，并形成真骨盆下界），以及位于前部的会阴浅横肌和会阴深横肌等，这些肌肉具有承托盆腔器官，括约肛管和阴道以及调节腹压的作用。覆盖肌肉的筋膜与上方的盆筋膜脏层及下方的会阴盆筋膜和外侧的闭孔筋膜相延续。肛提肌是一片贴附于真骨盆内表面厚度不等的宽阔的肌肉，它形成了大部分的盆底，分为坐骨尾骨肌、髂骨尾骨肌和耻骨尾骨肌，它们通常被认为是各自独立的肌肉，但是每个肌肉的边界不易区分，而且具有相似的生理功能。肛提肌也形成大部分盆形肌性盆膈，支持盆腔脏器，并且与膈共同收缩以增加腹内压。

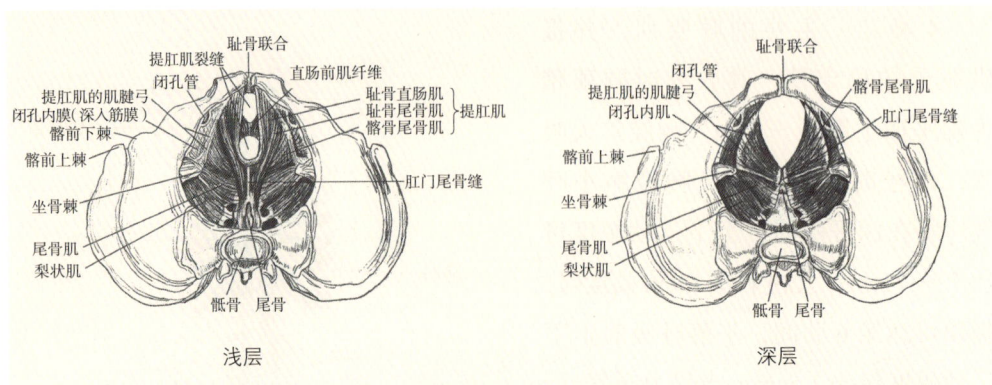

图 5-68　盆底肌

（五）躯干的肌间结构

1. 腹直肌鞘　腹直肌鞘指包绕腹直肌的鞘状结构，由腹前外侧壁 3 块扁肌的腱膜构成，分为前、后两壁，前壁由腹外斜肌腱膜与腹内斜肌腱膜的前层融合而成，后壁由腹内斜肌腱膜的后层与腹横肌腱膜融合而成。在脐下 4～5cm 处 3 块扁肌的腱膜全部转到腹直肌的前面构成腹直肌鞘的前壁，使后壁缺如，此处以下腹直肌后面与腹横筋膜相贴。腹直肌鞘具有保护、固定腹直肌，以及提供肌肉附着等作用（图 5-69）。

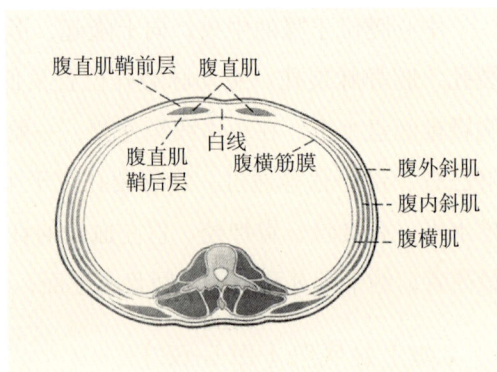

图 5-69　腹直肌鞘、白线

2. 腹白线　腹白线位于腹前壁正中线上，为左、右腹直肌鞘之间的分隔，由两侧腹外斜肌、腹内斜肌和腹横肌腱膜的纤维交织而成，上方起自胸骨剑突，下方止于耻骨联合，其上宽下窄，在其中点处有疏松的瘢痕组织区，即脐环，这个位置为腹壁的薄弱点。腹白线可为腹前外侧壁肌肉提供附着点（图 5-69）。

3. 腹股沟管　腹股沟管位于腹前外侧壁的下部、腹股沟韧带内侧半的上方，为男性精索或女性子宫圆韧带所通过的一条肌与腱之间的裂隙，由外上斜向内下，长约 4.5cm。内口称腹股沟管深（腹）环，位于腹股韧带中点上方约 1.5cm 处，外口即腹股沟管浅（皮下）环。

体弱者在腹压突然增大时，腹腔内容物易于由腹股沟管和腹白线等腹壁的薄弱区膨出，形成疝。因此，在进行体育运动时，对体弱者及儿童少年应少安排腹压过大的练习。

4.胸腰筋膜　胸腰筋膜在腰部，包裹在竖脊肌和腰方肌的周围，可以分为浅层、中层、深层，浅层位于竖脊肌的浅面，中层分隔竖脊肌和腰方肌，中层和浅层在外侧汇合，构成竖脊肌鞘，深层覆盖腰方肌的前面，三层筋膜在腰方肌外侧缘汇合，成为腹内斜肌和腹横肌的腱性起点。

（六）核心稳定系统与腹内压

腹内压是形成腹腔壁的肌肉所围成的区域内的压力，这些肌肉包括腹腔顶部的膈肌，腹腔底的盆底肌，腹前外侧壁与外侧壁的腹直肌、腹外斜肌、腹内斜肌与腹横肌，腹后群的腰方肌、躯干背侧背短肌群等。其中任何一块肌肉收缩都会使腹压发生变化，故称腹压肌。腹压增加，不仅能协助完成咳嗽、呕吐、排便和分娩等生理功能，在做憋气动作时，全体腹压肌和呼吸肌强有力地收缩，有利于体育运动中许多动作的顺利完成。

腹压肌群收缩时对腹腔脏器产生压力，而脏器对这种压力又产生反作用力，这两种力相互作用的结果即形成腹压。腹压对于固定脏器的正常位置和排出脏器的内容物是非常重要的。

近年来，有研究表明，不同体位移动重物时所增加的腹压可以改变脊柱的负荷。例如举重时，举重者本能地产生一个称之为"瓦尔萨耳瓦（valsalva）"的憋气动作，即声门与全部腹腔出口关闭，此时腹肌与呼气肌收缩，使胸腹形成高压封闭腔，使外加的压力转移到脊柱前面刚硬的衍梁般的结构，有学者称之为"可膨结构"，继而向下转移至骨盆与会阴部，向上转移至胸廓。这种压力向可膨结构转移的过程明显地减轻了对脊柱的轴向压力，从而保护了椎骨与椎间盘。

四、躯干肌的功能分群

按照运动功能可以将躯干分为运动脊柱的肌群和产生呼吸运动的肌群，运动脊柱的肌群的主要功能为使脊柱产生屈伸、侧屈、旋转运动。参与呼吸运动的肌群，又可以分为固有呼吸肌与辅助呼吸肌。值得注意的是，在具体的运动分析时，肌肉的作用会根据动作的改变而产生变化，并不是一成不变的（表5-4）。

表 5-4　躯干肌的功能分群

关节		动作	主要肌肉	
脊柱	颈椎	屈曲	胸锁乳突肌、颈阔肌、舌骨肌、头长肌、颈长肌	
		伸展	斜方肌上束、头夹肌、颈夹肌、头半棘肌、头最长肌、枕骨下肌群、肩胛提肌	
		旋转	胸锁乳突肌、斜方肌上束、头夹肌、颈夹肌、头半棘肌、头最长肌、枕骨下肌群、肩胛提肌	
	胸椎	屈曲	肋间内外肌；腹肌	
		伸展	竖脊肌、背短肌群、背阔肌、斜方肌、菱形肌	
		旋转	一侧竖脊肌、背短肌群、背阔肌	
	腰椎	屈曲	腹肌、腰大肌	
		伸展	竖脊肌、背短肌群、背阔肌	
		旋转	一侧竖脊肌、背短肌群、背阔肌	
骨盆		前倾	竖脊肌、背阔肌、腰大肌；股直肌、阔筋膜张肌、缝匠肌、臀中小肌前束、内收肌群前群	
		后倾	腹肌前外侧群前方；臀大肌、腘绳肌、臀中小肌后束	
		侧倾	腹前外侧群侧方、腰方肌、一侧腰大肌、一侧竖脊肌、一侧背阔肌、一侧骨盆盆带肌、一侧大腿肌（跨髋关节）	
		回旋	腹内外斜肌、背阔肌、臀大肌、髂肌	
呼吸		吸气	膈肌、肋间肌、斜角肌	辅助肌：胸大肌、胸小肌、上后锯肌、前锯肌、肋提肌
		呼气	腹肌、胸横肌	辅助肌：下后锯肌、肋下肌

第三节　神经支配

一、颈部肌的神经支配

（一）颈浅层肌的神经支配

颈浅层肌主要包括颈阔肌、胸锁乳突肌，分别接受面神经和副神经支配。

1. 颈阔肌的神经支配　支配颈阔肌的神经来自面神经丛的颈支（详见头部表情肌的神经支配）。

2. 胸锁乳突肌的神经支配　胸锁乳突肌由副神经支配（图 3-23、图 3-39）。

副神经为第 11 对脑神经，含特殊内脏运动纤维，由脑根和脊髓根组成。脑根的纤维起自疑核，自迷走神经根下方出脑后与脊髓根同行，经颈静脉孔出颅，加入迷走神经，支配咽喉肌。脊髓根的纤维起自位于上 5 节颈髓内的副神经核，在颈神经前后根之间出脊髓，在椎管内上行，经枕骨大孔入颅腔，与脑根汇合后经颈静脉孔出颅腔。出颅腔后，又与脑根分开，绕颈内静脉行向外下，于胸锁乳突肌深面继续向外下斜行至斜方肌深面，分支支配胸锁乳突肌和斜方肌。

（二）颈中层肌的神经支配

1. 舌骨上肌群的神经支配　舌骨上肌群包括二腹肌、下颌舌骨肌、茎突舌骨肌和颏舌骨肌，其中二腹肌前腹接受三叉神经支配，后腹接受面神经支配；下颌舌骨肌受三叉神经支配；茎突舌骨肌受面神经支配；颏舌骨肌受舌下神经支配。

2. 舌骨下肌群的神经支配　舌骨下肌群包括胸骨舌骨肌、肩胛舌骨肌、胸骨甲状肌和甲状舌骨肌，其中甲状舌骨肌受舌下神经支配，其余三块均由颈襻分支支配（颈丛）（图 3-23）。

颈襻，又名舌下神经襻，属于颈神经丛的一部分，由第 1～3 颈神经前支的分支构成。第 1 颈神经前支的部分纤维随舌下神经走行，在颈动脉三角内离开此神经，称为舌下神经降支，沿颈内动脉及颈总动脉浅面下行，又名颈襻上根。第 2、3 颈神经前支部分纤维，经过颈丛联合，发出降支，称为颈襻下根，沿颈内静脉浅面下行。上、下两根在肩胛舌骨肌中间腱上缘处（平环状软骨弓），在颈动脉鞘浅面吻合构成颈襻。

此外，还有部分第 1 颈神经纤维，继续沿舌下神经走行一段后，从舌下神经分出两支，分别支配颏舌骨肌和甲状舌骨肌。

3. 咽喉肌的神经支配　咽喉肌中除茎突咽肌受舌咽神经支配外，其余均由迷走神经支配（图 3-38、图 3-39）。

（1）舌咽神经　起自延髓，与迷走神经和副神经同出颈静脉孔，出颅后先在颈内动、静脉间下降，然后呈弓形向前，经舌骨舌肌内侧达舌根。

（2）迷走神经　起自延髓，经颈静脉孔出颅，迷走神经干在颈部位于颈动脉鞘内，在颈内静脉与颈内动脉或颈总动脉之间的后方下行达颈根部，由此向下，左、右迷走神经的行程略有差异。左迷走神经在颈总动脉与左锁骨下动脉间，越过主动脉弓的前方，经左肺根的后方至食管前面分散成若干细支，构成左肺丛和食管前丛，在食管下端延续为迷走神经前干。右迷走神经过锁骨下动脉前方，沿气管右侧下行，经右肺根后方达食管后面，分支构成右肺丛和食管后丛，向下延为迷走神经后干。迷走神经前、后干与食管伴行，穿膈肌的食管裂孔进入腹腔，分布于胃前、后壁，来自迷走后干的腹腔支与交感神经纤维共同参与构成腹腔神经丛。

迷走神经支配咽喉肌的分支如下：①咽支，来自延髓孤束核的部分神经纤维组成副神经脑根，出颅后离开副神经加入迷走神经，以咽支抵达咽壁，支配除茎突咽肌以外的全部咽肌。②喉上神经，为迷走神经在颈部的分支，在颈内动脉内侧下行，在舌骨大角处分内、外两支，喉外支支配环甲肌，喉内支与喉上动脉一同穿甲状舌骨膜入喉，分布于声门裂以上的喉黏膜以及会厌、舌根等处。③喉返神经，为迷走神经在胸部的分支，右喉返神经在右迷走神经经过右锁骨下动脉前方处发出，并勾绕此动脉，返回至颈部，左喉返神经在左迷走神经经过主动脉弓前方处发出，并绕主动脉弓下方，返回至颈部。在颈部，两侧的喉返神经均上行于气管与食管之间的沟内，至甲状腺侧叶深面、环甲关节后方进入喉内称为喉下神经，分数支分布于喉，其运动纤维支配除环甲肌以外所有的喉肌；感觉纤维分布至声门裂以下的喉黏膜。

（三）颈深层肌的神经支配

1. 外侧肌群的神经支配　外侧肌群为 3 块斜角肌，均由颈神经前支分支支配。支配前斜角肌的一般为 $C_{5\sim7}$，支配中斜角肌的一般为 $C_{2\sim7}$，支配后斜角肌的一般为 $C_{5\sim6}$。

2. 内侧肌群的神经支配 内侧肌群包括头长肌和颈长肌，均有颈神经前支分支支配。支配头长肌的一般为 $C_{1\sim6}$，支配颈长肌的一般为 $C_{3\sim8}$。

二、躯干背侧肌的神经支配

（一）躯干背侧浅层肌的神经支配

躯干背侧浅层肌主要包括斜方肌、背阔肌、菱形肌、肩胛提肌等。

1. 斜方肌的神经支配 斜方肌由副神经支配，副神经详见胸锁乳突肌的神经支配。

2. 背阔肌的神经支配 背阔肌由胸背神经支配。胸背神经（$C_{6\sim8}$）起自臂丛后束，向下与肩胛下动脉伴行，沿着肩胛下肌的腋窝缘下行，达背阔肌深面，进入背阔肌（图3-25）。

3. 菱形肌与肩胛提肌的神经支配 菱形肌与肩胛提肌均由肩胛背神经支配。肩胛背神经（$C_{2\sim6}$）起自臂丛的根部，穿经中斜角肌，斜向后下方，经肩胛提肌深面至菱形肌深面，支配此二肌（图3-27）。

（二）躯干背侧中层肌的神经支配

1. 夹肌的神经支配 夹肌包括头夹肌和颈夹肌，均由第2～5颈神经后支的外侧支支配。

2. 后锯肌的神经支配 包括上后锯肌和下后锯肌，其中上后锯肌由肋间神经（$T_{1\sim4}$）支配，下后锯肌由肋间神经（$T_{9\sim12}$）支配。

3. 竖脊肌群的神经支配 竖脊肌群由脊神经后支（$C_1\sim L_1$）的肌支支配。

（三）躯干背侧深层肌的神经支配

1. 背短肌群的神经支配 背短肌群包括半棘肌、回旋肌和多裂肌等，由邻近脊神经后支的肌支支配。

2. 枕骨下肌群的神经支配 枕骨下肌群主要包括头后小直肌、头后大直肌、头上斜肌和头下斜肌等，均由枕下神经支配。枕下神经为第1颈神经后支，在椎动脉与寰椎后弓间向后穿出至枕下三角，分支支配枕下各肌。

三、胸腹肌的神经支配

（一）胸肌的神经支配

1. 胸上肢肌的神经支配 胸上肢肌包括胸大肌、胸小肌和前锯肌，由臂丛分支支配（图 3-25）。

（1）胸内侧神经（C_8、T_1） 起自臂丛内侧束，穿过腋静脉和腋动脉之间弯曲前行，后与胸外侧神经的一支汇合，从深面进入并支配胸小肌，部分纤维穿过胸小肌支配胸大肌。

（2）胸外侧神经（$C_{5\sim7}$） 发自臂丛外侧束，跨过腋血管前面，穿过锁胸筋膜行于胸大肌深面分布该肌，同时分支与胸内侧神经分支联合，分布胸小肌。

（3）胸长神经（$C_{5\sim7}$） 起自神经根，经臂丛后方进入腋窝，沿前锯肌表面伴随胸外侧动脉下降，支配此肌。损伤此神经可导致前锯肌瘫痪，出现"翼状肩"。

2. 胸固有肌的神经支配 胸固有肌包括肋间外肌、肋间内肌、肋间最内肌等，由肋间神经的肌支支配。

（二）腹肌的神经支配

1. 腹前外侧肌群的神经支配 腹前外侧肌群包括腹外斜肌、腹内斜肌、腹横肌和腹直肌，由第 5 ~ 11 对肋间神经、肋下神经、髂腹下神经和髂腹股沟神经的肌支支配，上述神经对腹壁肌的支配具有一定阶段性（图 3-28、图 3-29）。

（1）肋间或肋下神经 胸神经前支行于第 1 ~ 11 肋间隙者为肋间神经，行于第 12 肋下者为肋下神经。

（2）髂腹下神经 为腰丛的分支，起于第 12 胸神经和第 1 腰神经。从腰大肌上部外侧缘穿出，斜经肾下部的背侧，在腰方肌腹侧，髂嵴上方，穿腹横肌腱膜，经腹横肌和腹内斜肌之间，绕行至腹前壁。分布于附近的皮肤和腹壁肌肉。

（3）髂腹股沟神经 为腰丛的分支，主要含有第 1 腰神经的纤维。在髂腹下神经的下方，行进方向与其大致相同。分布于附近的皮肤和腹壁肌肉。

2. 腹后群肌的神经支配 腰腹后群肌主要包括腰方肌和髂腰肌，支配腰方肌的脊神经前支主要来自 $T_{12}\sim L_3$，支配髂腰肌的脊神经前支主要来自 $L_{1\sim4}$。

（三）膈的神经支配

膈为主要的主动呼吸肌，受膈神经支配（图 3-23）。

膈神经（$C_{3\sim5}$）是颈丛最重要的分支。先于前斜角肌上端外侧，转至该肌前面下降至其内侧，在锁骨下动、静脉之间经胸廓上口进入胸腔，经过肺根前方，在纵隔胸膜与心包之间下行达膈肌。其运动纤维支配膈肌，感觉纤维分布于胸腹和心包，右膈神经的感觉纤维尚分布到肝、胆囊和肝外胆道等。膈神经损伤的主要表现是同侧的膈肌瘫痪，腹式呼吸减弱或消失，严重者可有窒息感。膈神经受刺激时可发生呃逆。

四、盆底肌的神经支配

盆底肌包括尿生殖区和肛区的肌，主要由阴部神经支配（图 3-31）。

阴部神经（$S_{2\sim4}$）为骶丛的分支之一，伴阴部内动、静脉出梨状肌下孔，绕坐骨棘经坐骨小孔入坐骨直肠窝，分为肛神经和会阴神经，分布于会阴部和外生殖器的肌和皮肤。

第六章　上肢部

学习目的

1. 掌握上肢骨和骨连结的组成，上肢带肌、上臂、前臂肌肉的附着点及功能，以及支配上肢部肌肉的主要神经。

2. 熟悉手肌肌肉的附着点及功能。

3. 了解主要神经的走行，为理论学习及临床实践提供必要的理论指导。

学习要点

①上肢骨。②上肢骨的骨连结。③上肢带肌、上臂、前臂肌肉的附着点及功能。④支配上肢部肌肉的主要神经。

第一节　骨与骨连结

一、骨

上肢骨可以分为上肢带骨和上肢自由骨。一侧上肢带骨包括锁骨和肩胛骨各一块；一侧上肢自由骨包括 1 块肱骨、1 块桡骨（外侧）、1 块尺骨（内侧）、8 块腕骨、5 块掌骨、14 块指骨，其中腕骨、掌骨和指骨统称为手骨。

（一）上肢带骨

1. 锁骨（clavicle）　约长 10cm，位于胸骨柄和肩峰之间。锁骨呈横 "S" 形弯曲，靠近中央 2/3 的部分向前凸。内侧端粗大为胸骨端，与胸骨柄形成胸锁关节，外侧端扁平为肩峰端，与肩峰形成肩锁关节（图 6-1）。锁骨可将上肢所承受的力量传到躯干，若力量过猛，例如跌倒时伸直的手臂着地，可造成锁骨骨折。

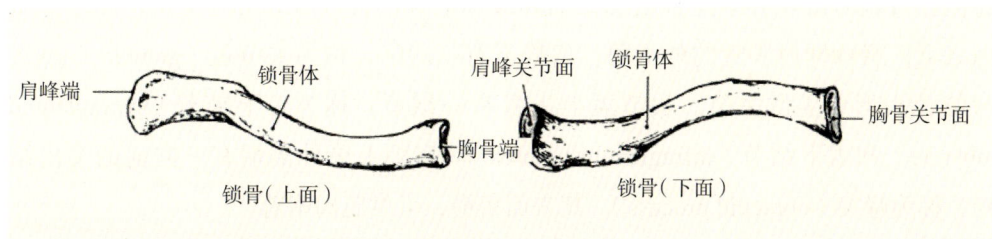

图 6-1　锁骨

2. 肩胛骨（scapula）　肩胛骨是一个大的倒三角形而扁平的骨骼，位于背部外上方，放松时约在第 2 至第 7 肋骨之间。肩胛骨有两个面、三条边以及三个角（图6-2、图 6-3）。

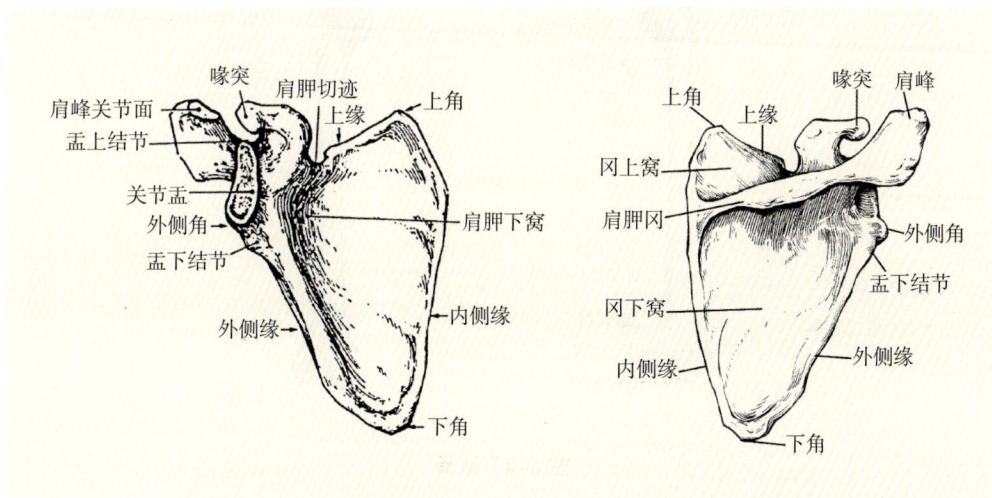

图 6-2　肩胛骨前面观　　　　图 6-3　肩胛骨后面观

（1）两个面　前面靠近胸壁，光滑且轻微凹陷，称为肩胛下窝（subscapular fossa），是肩胛下肌的附着处；背面中部有一尖锐的嵴，称为肩胛冈（spine of scapula），其上下分别有一凹陷——冈上窝（supraspinous fossa）和冈下窝（infraspinous fossa），分别是冈上肌和冈下肌的附着处。肩胛冈的外侧端突出，呈扁平宽阔的部分，称为肩峰（acromion），与锁骨形成肩锁关节。

（2）三条边　缘肩胛骨靠近脊柱的边缘单薄，称为内侧缘（medial border）；靠近腋部的边缘粗厚，称为外侧缘（lateral border）；肩胛骨的上缘被肌肉覆盖，体表无法触及。

（3）三个角　内侧缘和外侧缘汇合，形成肩胛下角（angulus inferior scapulae），在体表可轻易触及并感知其运动；内侧缘和上缘汇合，形成肩胛上角，深埋于肌肉之下；肩峰即肩胛骨的外上角。肩峰下有一凹陷，称为关节盂（glenoid fossa），与肱骨头形成盂肱关节。关节盂上下各有一结节，称为盂上结节（supraglenoid tubercle）和盂下结节（infraglenoid tubercle）。肩胛上缘外侧端有一向前的突出结构，称为喙突（coracoid process），其表面粗糙，可供肌肉附着。

（二）上肢自由骨

1. 肱骨（humerus）　肱骨是一典型的长骨，分为一体两端（图6-4）。

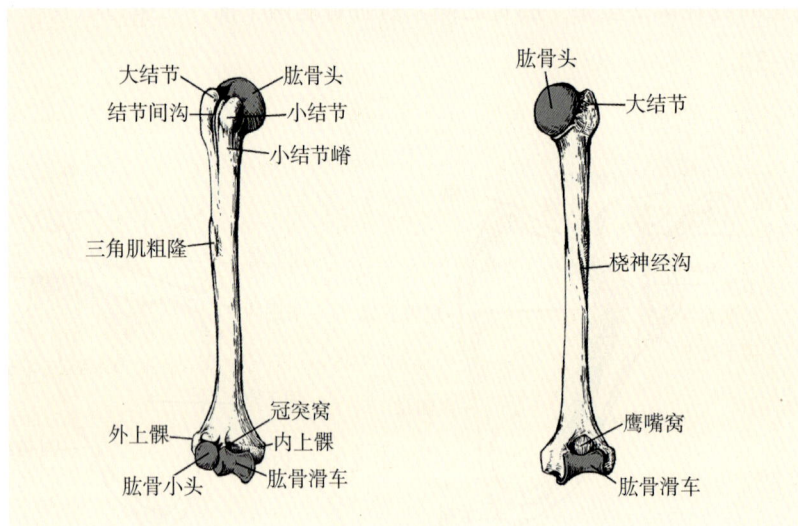

图6-4　肱骨

（1）肱骨上端有一半球形的关节面，表面覆盖关节软骨，称为肱骨头（head of humerus），与肩胛骨的关节盂形成盂肱关节。肱骨头的周边为解剖颈（anatomical neck），是关节囊附着处。肱骨头前下方的突起，称为小结节（lesser tubercle），向下延伸成小结节嵴；其外侧的隆起较大且较圆，称为大结节（greater tuberosity），向下延伸成大结节嵴。肱骨大结节是肩部圆形边界的组成部分。大、小结节之间的纵沟为结节间沟（intertubercular groove），也称肱二头肌沟，内有肱二头肌长头腱走行。上端与体分界处稍细的部分为外科颈，其为肱骨的易骨折处。

（2）肱骨体中部外侧面有一粗糙隆起，称为三角肌粗隆（deltoid tuberosity），是三角肌的附着处，位于肱骨外侧中部。体的后面有一条由内上斜向外下的宽而浅的沟，为桡神经沟（radial groove），有桡神经通过，因此，肱骨体骨折时易损伤其后方的桡神经。

（3）肱骨下端前后略扁平，外侧有一个半球形的光滑关节面称为肱骨小头（capitellum），与桡骨头形成肱桡关节；内侧是一个形似线轴的光滑关节面，称为肱骨滑车（trochlea humeri），与尺骨鹰嘴形成肱尺关节。肱骨下端位于最内侧的突起称为肱骨内上髁（Medial epicondyle of humerus），是屈腕肌的附着处；而肱骨下端位于最外侧的突起称为肱骨外上髁（Lateral epicondyle），是伸腕肌的附着处。位于两个上髁近端的是内、外髁上嵴。滑车后上方有一深窝称鹰嘴窝（olecranon fossa），当肘关节完全伸展时，可以容纳尺骨鹰嘴。内上髁后下方有一浅沟，称为尺神经沟（ulnar groove），内有尺神经通过。

2. 桡骨（radius）　桡骨是一典型的长骨，分为一体两端（图6-5、图6-6）。在前臂完全旋后的姿势下，桡骨位于前臂外侧（拇指侧）。

（1）桡骨近端上端细小，称为桡骨头（head of radius），呈圆盘状；桡骨头上表面微凹，有光滑的关节凹，与肱骨小头相关节。桡骨头周围有一圈环状关节面，称为环状关节面，与尺骨的桡切迹相关节。桡骨头下方缩细部分为桡骨颈（radial neck）。桡骨颈下方前内侧有一粗隆，为桡骨粗隆（radial tuberosity），是肱二头肌的附着处。

（2）桡骨远端下端粗大，其内侧面有与尺骨头相关节的尺切迹，外侧有突向下方的锥状突起，称为桡骨茎突（styloid process of radius），此为重要的骨性标志。桡骨下端的下面有光滑的关节面，称为腕关节面，与腕骨相连接。桡骨下端背侧有一结节，称为桡骨背侧结节，也称为Lister结节。

3. 尺骨（ulna）　位于前臂内侧，也是一典型的长骨（图6-5、图6-6）。

（1）上端粗大，前面有一半月形的关节面，叫做滑车切迹（trochlear notch），与肱骨滑车相关节；滑车切迹后上方的突起为鹰嘴（olecranon）；滑车切迹前下方的突起为冠突（coronoid process），冠突前下方有一粗糙隆起，叫做尺骨粗隆（ulnar tuberosity）；冠突外侧面有一关节面，称为桡切迹（radial notch），与桡骨环状关节面相关节。体稍弯曲，呈三棱柱状。其后缘全长均位于皮下。外侧缘薄而锐利，为前臂骨间膜的附着处，故名骨间嵴。

（2）下端有两个隆起，即位于外侧的尺骨头和由尺骨头的内后方向下伸出的尺骨茎突（styloid process of ulna）。桡骨茎突和尺骨茎突并不在同一平面，桡骨茎突较尺骨茎突低1～1.5cm。

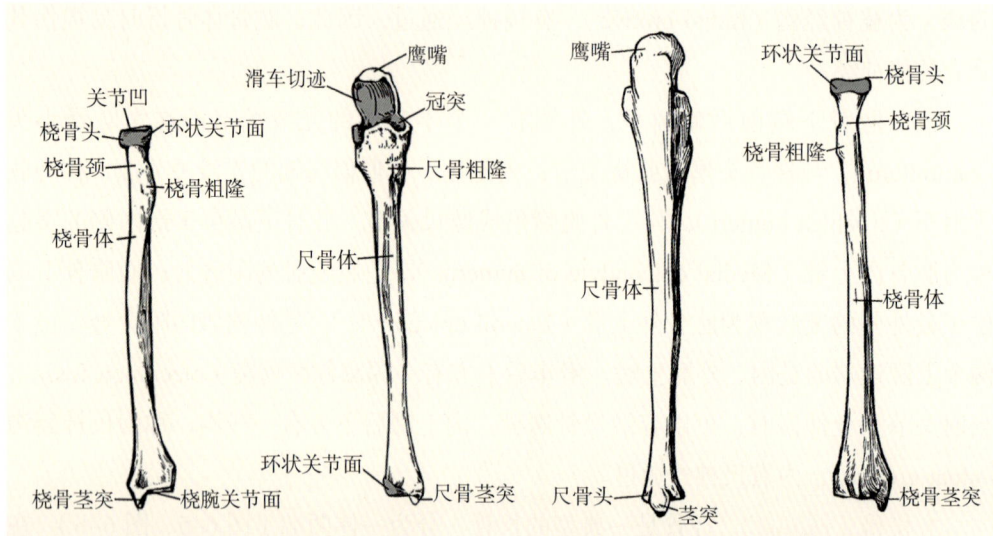

图 6-5 桡骨、尺骨前面   6-6 桡骨、尺骨后面

4. 腕骨（carpus） 由 8 块小的短骨组成，它们排列成近侧和远侧两列，每列 4 块。近侧列由桡侧向尺侧依次为手舟骨、月骨、三角骨和豌豆骨，但豌豆骨位于三角骨的前面（掌面），与其他三块近排腕骨并不在同一平面。远侧列为大多角骨、小多角骨、头状骨和钩骨。近侧列前三骨（除外豌豆骨）共同形成一椭圆形的关节面，与桡骨下端的腕关节面等相关节。8 块腕骨并不排列在一个面上，从前面看，其内侧缘和外侧缘较突出，中间凹陷为腕骨沟。近侧列腕骨之间的连接方式相对松散，反之，远侧列腕骨被有力的韧带紧实绑定，为掌骨提供刚性和稳定的关节底面（图 6-7、图 6-8）。

（1）**手舟骨（scaphoid bone）** 与四块腕骨和桡骨接触，其近端是桡骨，形成了桡腕关节的外侧部分，远端与大多角骨和小多角骨相连，内侧则是月骨。

（2）**月骨（semilunarbone）** 位于近排腕骨中间，其内侧和外侧分别是手舟骨和三角骨。因为形状以及与头状骨之间缺少韧带联系，它是腕骨中最不稳定的。

（3）**三角骨（triangularbone）** 位于近侧列腕骨的尺侧，紧贴腕横纹。

（4）**豌豆骨（pisiform bone）** 位于三角骨的掌面，明显突向掌侧。豌豆骨埋入尺侧腕屈肌韧带中，具有籽骨的特征。

（5）**头状骨（capitate bone）** 是所有腕骨中最大的一块，位于腕部中间，头状骨的远端关节面与第 3 掌骨底部形成稳定的关节，这种稳固的关节结构使头状骨和第 3 掌骨形成一个在功能上独立的柱状结构，为整个腕部和手部提供重要的纵向稳

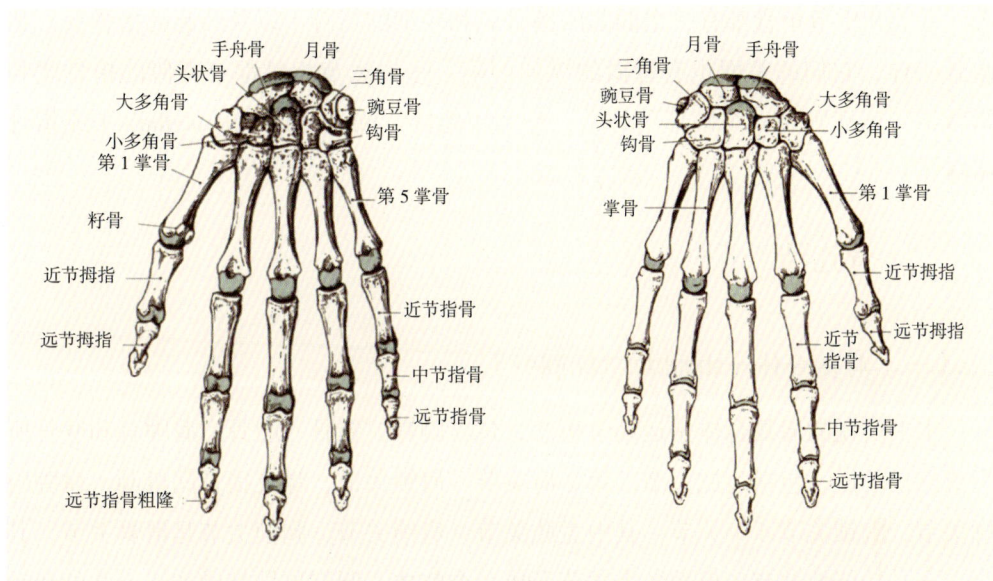

图 6-7　手骨掌面

图 6-8　手骨背面

定支持，也为定位头状骨提供了依据。所有腕部运动的旋转轴都穿过头状骨。

（6）大多角骨（greater multangular bone）　近端与手舟骨相关节。具有特殊功能的是其远端的鞍状关节面，与第 1 掌骨底相关节，构成鞍状关节，允许拇指进行大范围的活动。

（7）小多角骨（lesser multangular bone）　紧固地嵌入头状骨与大多角骨之间。

（8）钩骨（hamate bone）　顾名思义，其掌面有一个巨大的钩状突起。它与第 4、5 掌骨底形成关节，为手的尺侧部分提供重要的运动功能，特别是在手部握杯状物的时候。钩骨的钩部与豌豆骨一起，为腕横韧带的内侧缘提供骨性附着点。

5. 掌骨（metacarpus）　为典型的长骨，从桡侧开始被编号为 1～5 掌骨，每个掌骨具有类似的解剖特征，均由底、干、头三部分组成，掌骨底与腕骨形成腕掌关节，掌骨头与近端指骨相连，形成掌指关节（图 6-7、图 6-8）。

手部处于解剖休息位时，拇指的掌骨与其他手指的掌骨处于不同的平面，第 2 至第 5 掌骨通常并排排列，掌面都朝向前方，拇指的掌骨方向相对于其他手指向内旋转接近 90°，此外，拇指的掌骨较其他掌骨而言，更靠近掌面，这使得拇指的运动方向与其他手指不同，需要特殊的术语来描述其动作和位置。

6. 指骨（phalanges）　手部具有 14 节指骨，每根手指内的指骨都被分为近节、中节、远节，拇指只有近节和远节指骨（图 6-7、图 6-8）。每根指骨具有相似的形态。近节和中节指骨都有一个凹陷的指骨底和较细的指骨干以及凸起的指骨头。和掌骨一样，它们的掌面也有轻微的纵向凹陷。每根远节指骨都有类似的指骨底和指骨干，远端则是一个圆形的结节，称为甲粗隆（tuberositas unguicularis）或指骨粗隆。

二、骨连结

（一）肩复合体（shoulder complex）

本书所说的肩复合体是运动学概念，包含胸骨、锁骨、肋骨、肩胛骨和肱骨所形成的运动链，包括盂肱关节、第 2 肩关节、肩锁关节、喙突锁骨间机制、肩胛胸廓关节、胸锁关节 6 个关节，其中盂肱关节、肩锁关节、胸锁关节是滑囊关节，其余三个是功能性关节。肩部各个关节形成一个整体，所有连结都增加了上肢的活动范围。这些关节链中任意一处出现受限、疼痛、不稳，都会影响整个肩关节复合体的功能。

这六个关节可以分为两组：第 1 组包括盂肱关节和第 2 肩关节，产生肱骨和肩胛骨的相对运动，即前屈和后伸、内收和外展、内旋和外旋。第 2 组包括肩锁关节、喙突锁骨间机制、肩胛胸廓关节、胸锁关节，产生肩胛骨和胸壁之间的相对运动，即上提和下降、前伸和后缩、上回旋和下回旋。两组关节在力学上是相互联系的，功能上相互协调、协同运动。

1. 胸锁关节（sternoclavicular joint） 胸锁关节是由锁骨的内侧与胸骨所形成的鞍状关节（图 6-9），该结构可以让锁骨在三个平面上移动，相关动作包含：上抬下压、前突后缩、旋转运动。

胸锁关节提供了上肢到中轴骨唯一的骨骼附着处，因此必须要维持稳定，才能允许上肢大范围的活动。所有肩复合体的动作都源于胸锁关节，固定的胸锁关节会明显限制锁骨和肩胛骨的活动，从而造成整个肩关节活动受限。这样似乎自相矛盾的功能，通过广泛的关节周围结缔组织而达成，包括：前胸锁韧带、后胸锁韧带、锁骨间韧带、肋锁韧带、关节盘和周围的肌群（胸锁乳突肌、胸骨甲状肌、胸骨舌骨肌、锁骨下肌）。关节盘为扁平的关节软骨，不仅可以增强关节，而且可以增大关节接触面的面积，起到减震作用。

2. 肩锁关节（acromioclavicular joint） 肩锁关节是锁骨外侧端与肩胛骨肩峰形成的平面关节，外有关节囊包裹（图 6-10）。稳固肩锁关节的组织包括肩锁关节囊上韧带和囊下韧带、肋锁韧带、喙肩韧带，此关节动作不明显，但对于肩胛骨和肱骨之间的微调显得相当重要，同时对于维持肩胛骨紧贴着胸廓后壁的姿势也很重要。

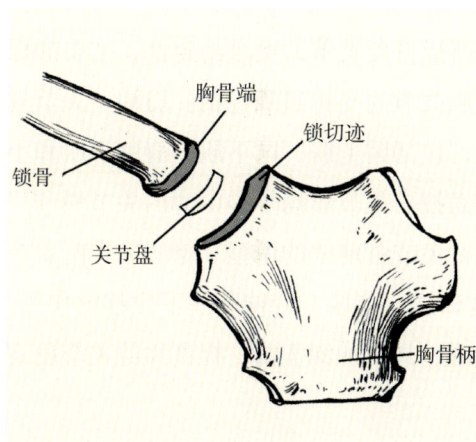

图 6-9　胸锁关节

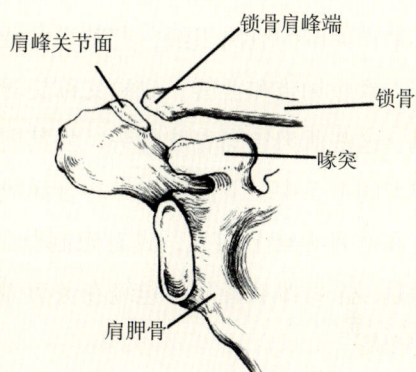

图 6-10　肩锁关节

3. 肩胛胸廓关节（scapulothoracic joint）　肩胛胸廓关节并非真正的关节，即没有典型的滑囊关节所具备的关节囊和关节面，但具备关节的功能——运动，所以被称为功能性关节。肩胛胸廓关节是由肩胛骨的前面和胸廓的外后侧面连接而成，两个面被肌群分隔开，并不直接接触，包括肩胛下肌、前锯肌、竖脊肌。

典型的肩胛胸廓关节运动是指肩胛骨相对于胸廓的运动。该关节的运动是肩部运动学的重要因素，肩关节的活动范围很大，相当一部分的原因是，肩胛胸壁关节的活动范围大。运动包括：上抬、下压、后缩、前伸、上回旋、下回旋（图 6-11）。

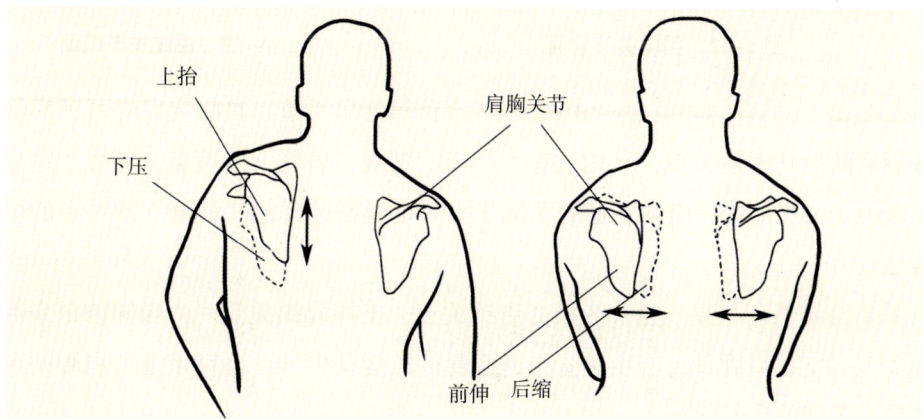

图 6-11　肩胛胸廓关节

4. 盂肱关节（glenohumeral joint） 盂肱关节是由肱骨头和肩胛骨的关节盂所形成的球窝关节（图 6-12、图 6-13）。肱骨头是一个又大又圆的半球体，关节盂浅而小，这样的结构使得盂肱关节成为人体中运动范围最大、最灵活的关节，也是全身大关节中结构最不稳固的关节。

盂肱关节的关节囊和韧带相对较薄，仅能提供此关节的次级稳定性，主要的稳定性来自周围的肌肉组织，尤其是肩袖。盂肱关节的支持组织包括：肩袖、关节囊韧带、喙肱韧带和盂唇。肩袖又称旋转肌袖，包括冈上肌、冈下肌、肩胛下肌和小圆肌。这些肌肉包围着肱骨头，将其向关节盂拉。关节囊韧带是由薄的关节囊和位于前方的上、中、下盂肱韧带融合而成，是对关节囊前壁的增强。喙肱韧带附着在喙突和肱骨大结节前方，具有限制肱骨过度外旋、前屈、后伸和往下位移的作用。盂唇是一个纤维软骨环，包绕在关节盂的边缘，具有加深盂窝、提高盂肱关节稳定性的作用。

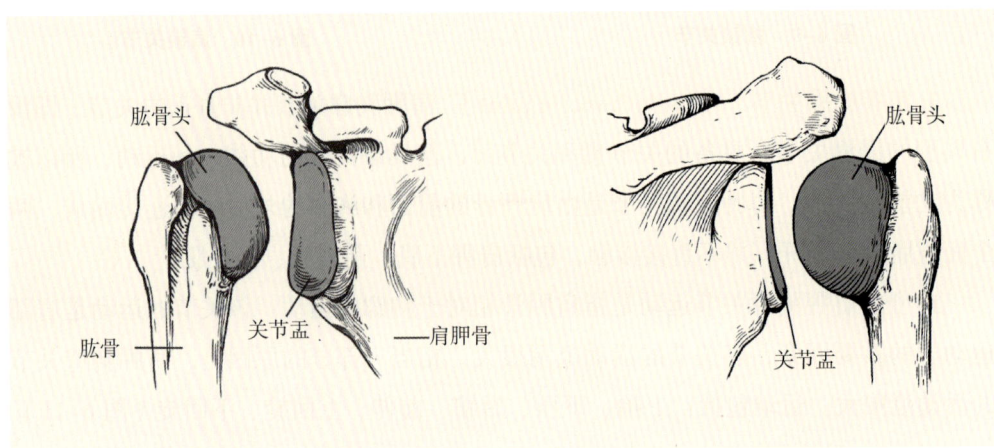

图 6-12　盂肱关节前面　　　　　6-13　盂肱关节后面

5. 肩峰下关节（subacromial joint） 也称第 2 肩关节，是喙突肩峰弓和肩峰下滑液囊之间的功能性关节，其构成有大结节、腱板、肩峰下滑液囊、肩峰、喙肩韧带、喙突。喙突肩峰弓有防止肱骨头向上方移动及滑轮作用。肩峰下滑液囊的机能是缓冲压力。

6. 喙突锁骨间机制 也称为第 2 肩锁关节，支持肩锁关节。由喙锁韧带来保持肩锁关节，支撑肩胛骨，产生锁骨与肩胛骨间的运动传导。此韧带也与肩胛间与锁骨的形成角度的负变化有关。

（二）肘与前臂复合体（elbow and forearm complex）

肘与前臂复合体由 3 块骨骼和 4 个关节组成，肱尺关节和肱桡关节构成肘关节，负责肘屈曲和伸展动作，起到调整上肢整体功能长度的作用；桡骨和尺骨分别在前臂的近端和远端相互衔接，形成两个桡尺关节，这两个关节使手掌无须借助肩部动作即可转动（掌心向上或向下）。肘和前臂关节相互协同作用，大大增加了手的有效活动范围。

1. 肘关节（elbow joint） 肘关节是由肱尺关节、肱桡关节和桡尺近端关节组成的复合关节，三个关节包绕在一个关节囊内（图 6-14、图 6-15、图 6-16）。

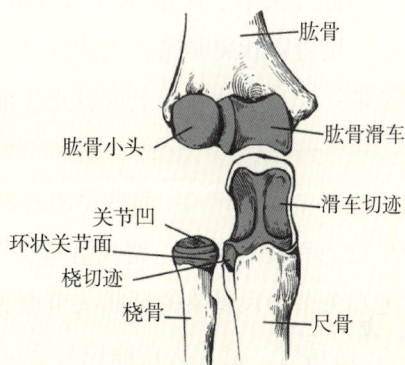

图 6-14　肘关节前面

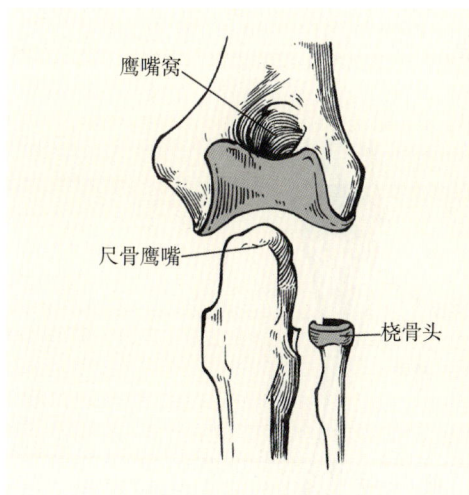

图 6-15　肘关节后面

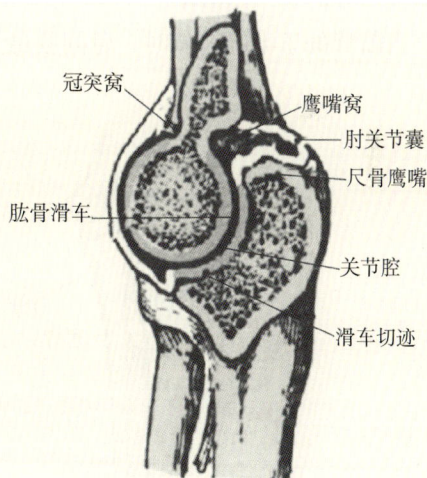

图 6-16　肘关节矢状面断面

（1）**肱尺关节**（humeroulnar joint） 是肘关节稳定性的主要因素，这是因为肱尺关节是由肱骨的滑车和尺骨鹰嘴所形成的滑车关节。这种类似门闩的关节限制了肘关节，只能执行屈伸运动。

（2）**肱桡关节**（humeroradial joint） 肱桡关节是由肱骨的球形肱骨小头和桡骨的桡骨头形成的球窝关节。虽然它本身的结构使其可以在三个平面上运动，但由于尺骨和桡骨通过骨间膜相对固定，所以肱桡关节只能和肱尺关节一起参与肘关节的屈伸运动，以及在前臂旋转时，桡骨相对于肱骨做旋转运动。其只能提供肘关节的次级稳定性。

（3）支撑肘关节的附属结构　①关节囊：薄且宽广的结缔组织，包住了3个关节——肱尺关节、肱桡关节和近端桡尺关节。②内侧副韧带：起源于肱骨内上髁，止于尺骨冠状突和鹰嘴内侧的纤维，通过抵抗肘外翻的力量提供稳定性。③外侧副韧带：起源于肱骨外上髁且止于前臂近端外侧，通过抵抗肘内翻的力量提供稳定性。

2. 前臂（forearm）　前臂是由近端和远端桡尺关节组成的联合关节，其共同作用产生旋前和旋后运动。桡尺近端关节由桡骨的环状关节面和尺骨的桡切迹构成，桡尺远端关节由尺骨头的环状关节面和桡骨的尺切迹构成，二者均是车轴关节（图6-17）。运动时，桡骨头在原位自转，当桡骨远端转动至尺骨前方并与之交叉，手背向前，称为旋前；反之，当桡骨转回至尺骨外侧，桡尺骨平行，称为旋后。前臂旋转围绕从桡骨头到尺骨头的一条轴线发生。连结桡尺骨的不仅有两个关节，还包括连结两骨的坚韧纤维膜——前臂骨间膜。当前臂处于旋前或旋后位时，骨间膜松弛；当前臂处于半旋前位时，骨间膜最为紧张。

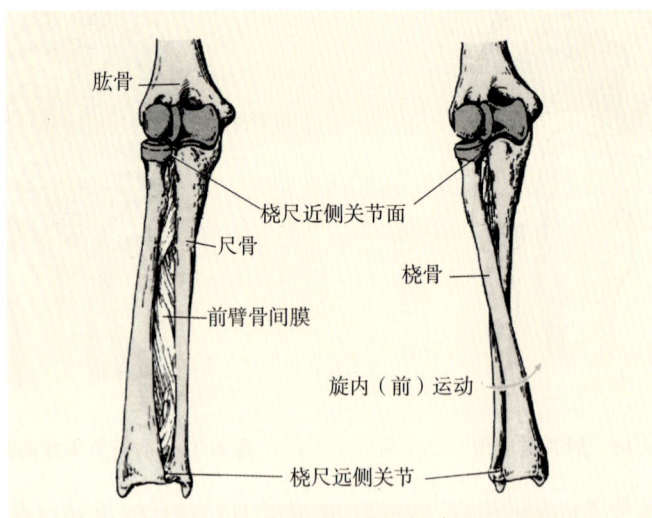

图 6-17　前臂

（三）腕（wrist）

腕关节主要由两个关节构成：桡腕关节和腕骨间关节，二者包绕在一个关节囊内（图 6-18、图 6-19）。腕关节不仅通过屈、伸、尺偏、桡偏和环转运动，为手部发挥功能提供恰当的位置，还是稳定手部的一个平台。

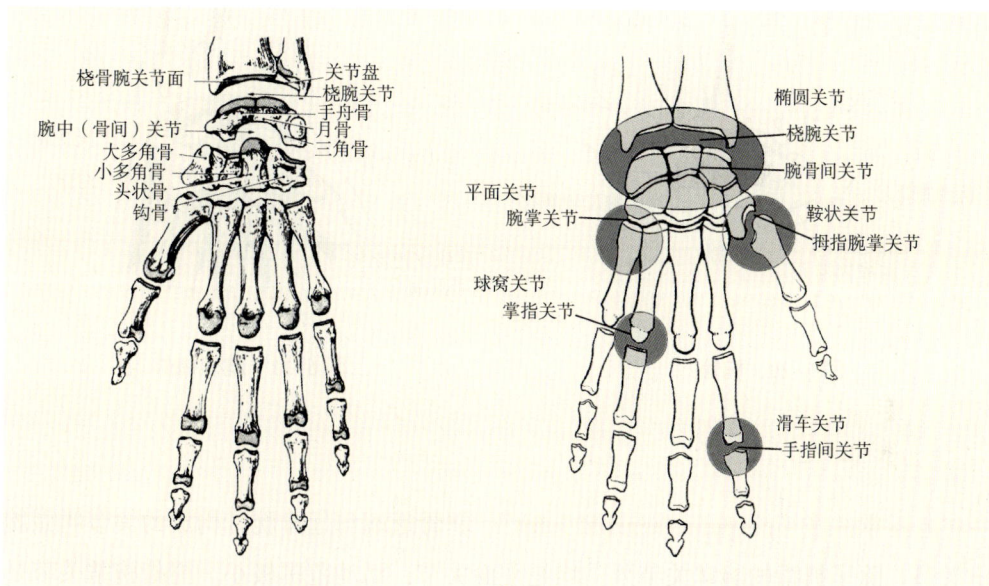

图 6-18　腕手部关节

图 6-19　腕手部关节类型

1. 桡腕关节（radiocarpal joint） 是经典的椭圆关节，由桡骨的腕关节面和尺骨头下方的关节盘作为关节窝，以及由手舟骨、月骨和三角骨的近端关节面作为关节头构成。关节囊松弛，关节的前后和两侧均有多条韧带加强。

2. 腕骨间关节（Intercarpal joints） 腕骨间关节其实是由近侧腕骨间关节、远侧腕骨间关节、腕横关节 3 组关节构成。近侧腕骨间关节是指手舟骨、月骨、三角骨和豌豆骨 4 块近排腕骨之间形成的关节。类似的，远侧腕骨间关节是远排腕骨之间形成的关节。腕横关节（midcarpal joint）又称腕中关节，是近侧列腕骨和远侧列腕骨之间形成的关节。各腕骨之间借助韧带连接成一个整体，彼此之间只能做轻微的滑动和转动，属于微动关节。

3. 腕管（carpal canal） 腕骨的掌侧形成一个凹陷。这个凹陷上面的拱形结构是一条厚厚的结缔组织纤维带，称为腕横韧带（transverse carpal ligament），也叫屈肌支持带，是很多手内肌和掌长肌的附着点（图 6-20、图 6-21）。该韧带连接腕部掌侧的 4 个突起结构，即尺侧的豌豆骨和钩骨的钩部，以及桡侧的手舟骨结节和大多角骨。腕横韧带覆盖腕部的凹陷，形成腕管。腕管是正中神经和手指外在屈肌的通道。此外，腕横韧带还把包绕的肌腱限制在腕管内，防止肌腱向前形成"弓弦状"突出腕管，这种作用在腕部部分屈曲进行抓握动作时最为明显。

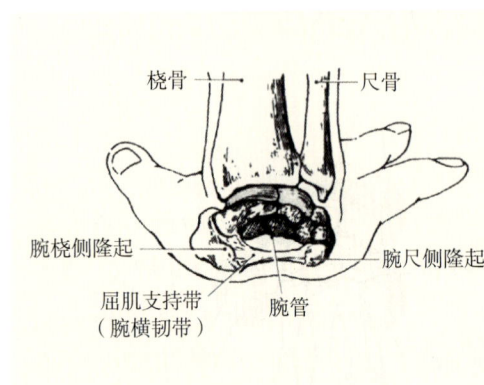

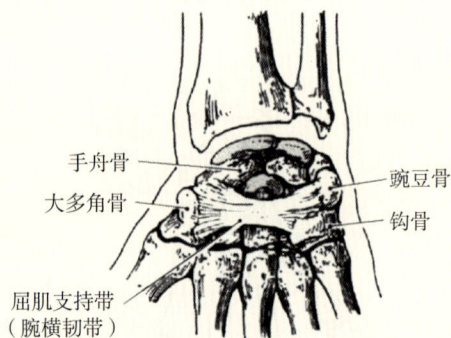

图 6-20　腕管　　　　　　　　　图 6-21　腕横韧带

（四）手

1. 腕掌关节（carpometacarpal joint）　掌骨近端与远排腕骨构成的关节叫做腕掌关节，除了拇指的腕掌关节外，均是平面关节，活动范围极小。拇指腕掌关节是由大多角骨和第 1 掌骨底构成的鞍状关节。关节囊厚而松弛，可做屈、伸、内收、外展、环转和对掌对指运动。由于第 1 掌骨向内侧旋转了近 90°，故拇指的屈伸运动发生在冠状面上，即拇指在手掌平面上向掌心靠拢为屈，离开掌心为伸。拇指的外展内收运动发生在矢状面上，即拇指在与手掌垂直的平面上离开示指为展，靠近示指为收。对掌运动是拇指向掌心或其余四指指根的运动，对指运动是拇指与其余四指指腹相对的运动。对掌对指运动加深了手掌的凹陷，是人类进行握持和精细操作所必需的主要动作。

2. 掌指关节（metacarpophalangeal joint，MC）　掌骨和近端指骨之间的关节叫做掌指关节，为球窝关节，关节囊薄而松弛，其前后有韧带增强，两侧有侧副韧带，从掌骨头两侧向下附着于指骨底两侧，屈指时紧张，伸指时松弛。故伸指时，掌指关节可做屈、伸、内收、外展和环转运动，而屈指时只能做屈、伸运动。尺侧四指的内收外展是以中指的正中线为准，向中线运动为内收，远离中线为外展。

3. 掌骨间关节　第 2 ~ 5 掌骨底之间的平面关节，可做细微运动。

4. 指骨间关节（interphalangeal join，IP）　每个手指都有两个指间关节，即近端指间关节（proximal interphalangeal joint，PIP）和远端指间关节（distal interphalangeal joint，DIP）。拇指只有两个指骨，所以只有一个指间关节。由相邻的

两节指骨的底和头构成，是典型的滑车关节，关节囊松弛，两侧有侧副韧带加强，只能做屈伸运动。

第二节　骨骼肌

上肢肌按部位的不同可分为上肢带肌、上臂肌、前臂肌和手肌（图 6-22）。

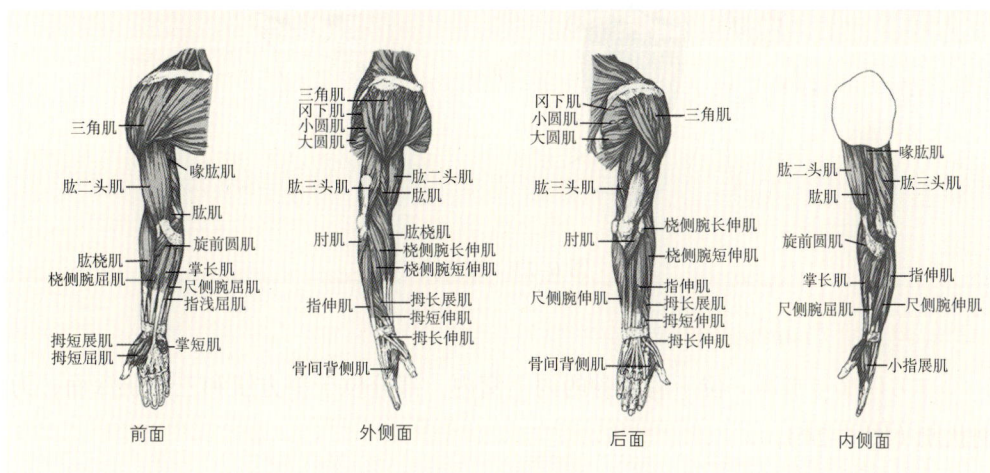

图 6-22　上肢肌

一、上肢带肌

上肢带肌又称肩肌，配布于肩关节周围，均起自上肢带骨，止于肱骨，能运动肩关节并能增强关节的稳固性。包括三角肌、冈上肌、冈下肌、小圆肌、大圆肌和肩胛下肌。

1. 三角肌（deltoid）

（1）位置与形态　位于肩部，呈三角形，分前、中、后三部，从前侧、外侧、后侧 3 个方向包绕和支持着肩关节。前部和后部的肌束为单羽肌，中部肌束为多羽肌。肱骨上端由于三角肌覆盖，使肩部呈圆隆形（图 6-23）。

（2）起点　锁骨外侧 1/3，肩峰和肩胛冈。

（3）止点　肱骨体外侧的三角肌粗隆。

（4）功能　近固定收缩时，前部肌纤维使上臂屈、内收和旋内；中部肌纤维使上臂外展；后部肌纤维使上臂伸、内收和旋外；整块肌肉收缩时使上臂外展。三角肌是使肩关节外展的主要肌肉，此肌在上臂外展 90°～ 180º 之间收缩效果最好，三角肌外展对于完成上举物品过头顶的活动是必不可少的。负重直臂侧平举可发展三角肌的力量。负重直臂侧平举可发展三角肌的力量。

肱骨外科颈骨折时常损伤腋神经而致三角肌瘫痪萎缩，使肩部失去丰满外形，呈现"方肩"畸形，类似肩关节脱位。

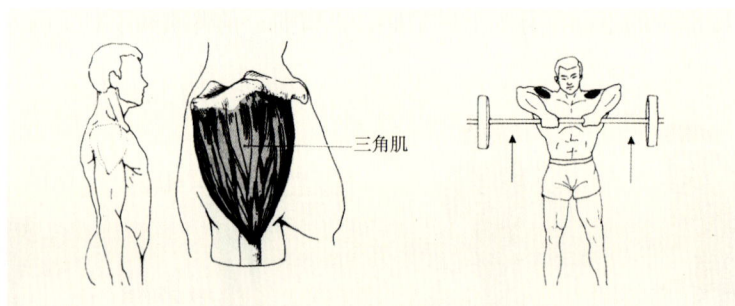

图 6-23　三角肌

2. 冈上肌（supraspinatus）

（1）位置与形态　位于肩胛骨的冈上窝内，部分位于斜方肌和三角肌深面，为羽状肌（图 6-24）。

（2）起点　冈上窝。

（3）止点　肱骨大结节的上部。

（4）功能　近固定收缩时使上臂外展，止于关节囊的纤维可拉紧关节囊稳定盂肱关节。上臂由下垂位置外展 20º 以内，主要由冈上肌起作用，故该肌也称肩关节外展的启动肌。当肩外展时，冈上肌可稳定肱骨头，并防止肱骨头冲击肩峰。

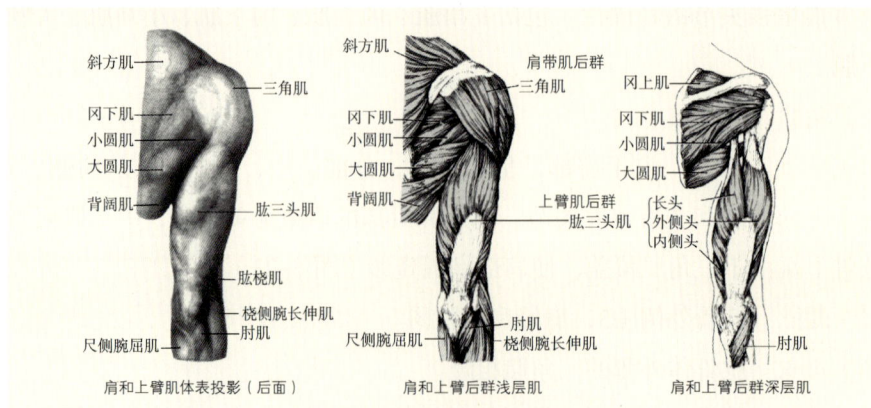

图 6-24　肩胛骨上附着的肌肉

3. 冈下肌（infraspinatus）

（1）位置与形态　位于肩胛骨的冈下窝内，部分被斜方肌和三角肌遮盖，为三角形的羽状肌（图 6-24）。

（2）起点　冈下窝。

（3）止点　肱骨大结节中部。

（4）功能　近固定收缩时，能使肩关节旋外、内收、伸和水平伸。冈下肌是肩关节最有力的外旋肌之一，对上肢"预加载"后伸和外旋以利肩关节运动是必不可少的，如过头投掷和击打运动。在适量强烈运动的持续或减速阶段，也会离心性调用冈下肌减慢上肢的运动。

4. 小圆肌（teres minor）

（1）位置与形态　位于冈下肌的下方，大部分被三角肌所遮盖，为圆柱形的小肌（图 6-24）。

（2）起点　肩胛骨外侧缘的背面。

（3）止点　肱骨大结节的下部。

（4）功能　近固定收缩时，能使肩关节旋外、内收和伸。在手臂过头活动的预加载阶段，小圆肌和冈下肌协同完成肩部外旋。

5. 大圆肌（teres major）

（1）位置与形态　位于冈下肌和小圆肌的下方，其下缘被背阔肌上缘所遮盖，整块肌呈柱状（图 6-25）。

（2）起点　肩胛骨下角的背面。

（3）止点　肱骨小结节嵴。

（4）功能　近固定收缩时，能使肩关节内收、内旋和伸。大圆肌是背阔肌的直接协同肌，它们共同完成所有相关活动：上臂伸展、内收和内旋，所以，大圆肌常被称为"背阔肌的小助手"。

6. 肩胛下肌（subscapularis）

（1）位置与形态　位于肩胛下窝内，前面与前锯肌相贴，为三角形扁肌，肌束排列呈多羽状（图 6-25）。

（2）起点　肩胛下窝。

（3）止点　肱骨小结节。

（4）功能　近固定收缩时，能使上臂在肩关节处内收和内旋。

冈上肌、冈下肌、小圆肌和肩胛下肌都从肩关节上方、后方和前方跨过肩关节，并与肩关节囊紧贴，它们的腱共同形成"肌腱袖"，又称肩袖（图 6-26）。这些肌肉整体的功能是把肱骨头稳定在关节窝内，对加强和保护肩关节起到一定的作用。此外，三角肌也有保持肩关节稳定的作用。

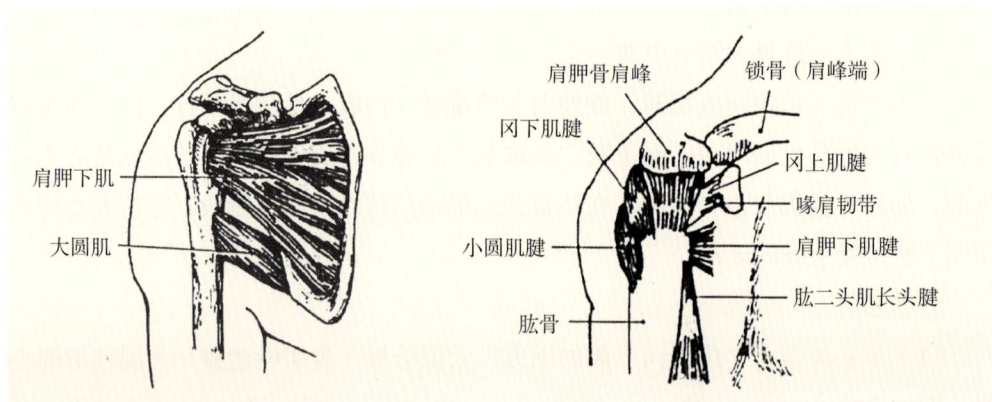

图 6-25　大圆肌、肩胛下肌　　　　　图 6-26　肩袖

当肩关节扭伤或脱位时，可撕裂肌腱袖，引起剧烈疼痛。肌腱袖的肌肉瘫痪时，可导致肩关节的半脱位。此外，冈上肌腱与喙肩韧带、肩峰及三角肌之间有一个大的肩峰下囊，其作用为减少运动时的摩擦，其病变可导致肩部运动障碍和疼痛，冈上肌腱也是肩关节周围肌腱中最常断裂的一个肌腱。

由于躯干背侧浅层的斜方肌、菱形肌、肩胛提肌和背阔肌均起于脊柱，其中除了背阔肌止于肱骨，参与肩关节的运动外，其余均止于肩胛骨，参与肩胛骨的运动。胸上肢肌包括胸大肌、胸小肌和前锯肌均起自胸廓外面，止于上肢带骨或肱骨，均参与上肢带骨和肩关节的运动。因此，假如不考虑位置，单纯从功能上来划分，躯干背侧浅层肌和胸上肢肌也属于上肢带肌的范畴。

二、上臂肌

（一）前群肌

1. 肱二头肌（biceps brachii）

（1）位置与形态　位于上臂浅层，上部被三角肌和胸大肌遮盖，肌腹呈梭形。该肌有长、短两个头，肌束平行排列，为双关节肌（图 6-27）。

（2）起点　长头起于肩胛骨的盂上结节，通过肩关节，经结节间沟下降；短头起自于肩胛骨的喙突。

（3）止点　桡骨粗隆和前臂屈肌筋膜。

（4）功能　近固定收缩时，能使上臂在肩关节处屈，使前臂在肘关节处屈；其中长头还可使上臂外展，短头还可使上臂内收。远固定收缩时，能使上臂向前臂靠拢。当前臂处于旋前位时，可使前臂旋后。肱二头肌长头和短头的相对附着点有助于在完成屈曲动作时，使肩关节稳定；而肱二头肌最主要的作用是使前臂屈曲，且在拧螺丝等动作中，其前臂旋后功能使其完成绞合动作。

2. 喙肱肌（coracobrachialis）

（1）位置与形态　位于肱二头肌短头内侧深面，被胸大肌遮盖，为长梭形肌（图6-28）。

（2）起点　肩胛骨喙突。

（3）止点　肱骨体中1/3内侧面。

（4）功能　近固定收缩时，能使上臂屈、内收和旋内。高尔夫球的挥杆及快速投出垒球时需要用到喙肱肌完成手臂运动，且其对肩关节的稳定也有重要作用，并在步行时可协调手臂向前摆动。

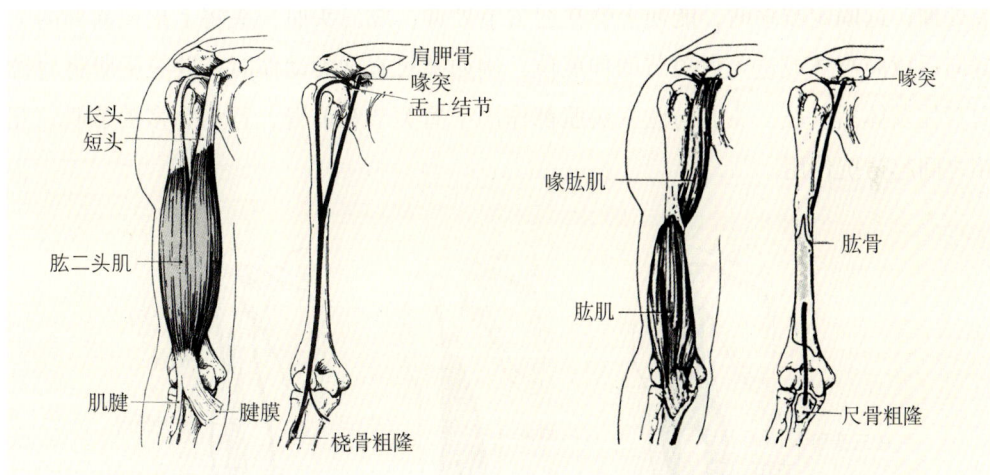

图6-27　肱二头肌　　　　　　　图6-28　喙肱肌、肱肌

3. 肱肌（brachialis）

（1）位置与形态　位于肱二头肌下半部的深面，为扁平梭形的羽状肌（图6-28）。

（2）起点　肱骨前面远侧半。

（3）止点　尺骨粗隆和冠突。

（4）功能　近固定收缩时，能使前臂在肘关节处屈；远固定收缩时，能使上臂在肘关节处屈。肱肌主要与肱二头肌和肱桡肌一起完成屈肘，但因为其附着于尺骨而不是桡骨，所以不能旋转前臂，是一个纯粹的屈肘肌。大幅度运动如举重、牵拉和引体向上都依赖于肱肌；当前臂处于旋前位时，肱二头肌和肱桡肌会失去其屈肘的力学优势，肱肌的屈肘作用此时尤其重要。

（二）后群肌

1. 肱三头肌（triceps brachii）

（1）位置与形态　位于上臂后面皮下，用力伸肘时可见该肌外形。肱三头肌分为长头、内侧头和外侧头，其中长头为双关节肌，内侧头和外侧头为单关节肌（图6-29）。

（2）起点　长头起于肩胛骨的盂下结节，外侧头起于肱骨体桡神经沟的外上部，内侧头起于肱骨体后部的内下部。

（3）止点　尺骨鹰嘴。

（4）功能　近固定收缩时，能使前臂在肘关节处伸，长头收缩时使上臂在肩关节处伸；远固定收缩时，能使上臂在肘关节处伸。肱三头肌长头将上抬或前伸的上臂向后拉向身体或进入肩关节的伸展位，例如塞衬衣这类动作时，肱三头肌将肩拉向身体及体后。肱二头肌与肱三头肌都作用于肩关节和前臂，且均为多关节肌，互相之间起拮抗作用。

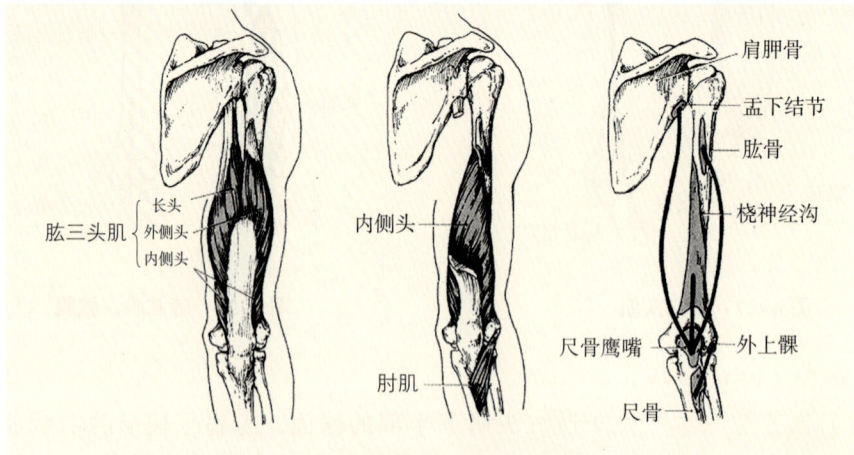

图6-29　肱三头肌、肘肌

2. 肘肌（anconeus）

（1）位置与形态　位于肘关节后外下方皮下，呈三角形，是靠近肱尺关节的一块较小肌肉（图 6-29）。

（2）起点　肱骨外上髁后面。

（3）止点　尺骨鹰嘴外侧面，尺骨体近端后面。

（4）功能　近固定收缩时，使肘关节伸并加固肘关节；远固定收缩时，助上臂在肘关节处伸。肘肌把鹰嘴固定于外上髁，这可以防止尺骨在前臂旋前和旋后时从鹰嘴窝中脱出。

三、前臂肌

前臂肌位于桡、尺骨周围，包括前后两群，每群又可分为浅、深两层。前群肌分为 4 层，共 9 块，一般为屈肌（屈肘、屈腕、屈掌、屈指）或旋前肌（前臂旋前），后群肌分 2 层，共 10 块，一般为伸肌（伸肘、伸腕、伸掌、伸指）或旋后肌（前臂旋后），每块肌的功能多与名称一致。

（一）前臂肌前群

浅层由桡侧向尺侧依次为肱桡肌、旋前圆肌、桡侧腕屈肌、掌长肌和尺侧腕屈肌，除肱桡肌起自于肱骨外上髁，止于桡骨茎突外，其余 4 块肌肉共同以屈肌总腱起自于肱骨内上髁以及前臂深筋膜；第 2 层仅有指浅屈肌；第 3 层 2 块，包括拇长屈肌、指深屈肌；第 4 层为旋前方肌。

1. 肱桡肌（brachioradialis）

（1）位置与形态　位于前臂肌的最外侧皮下，呈长扁形（图 6-30）。

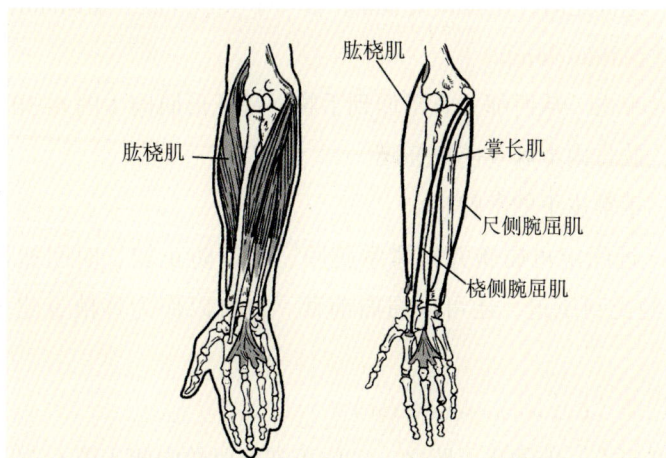

图 6-30　肱桡肌、桡侧腕屈肌、掌长肌、尺侧腕屈肌

（2）起点　肱骨外上髁上缘的近端 1/3，外侧肌间隔。

（3）止点　桡骨茎突的底部外侧。

（4）功能　近固定收缩时可屈肘，并且该肌可以使前臂转至"正中"位置，即当前臂处于旋前位时，能使前臂旋后；当前臂处于旋后位时，能使前臂旋前，可以把该肌看成一块调节肌。远固定收缩时，能使上臂向前臂靠拢。肱桡肌是主要的屈肘肌，尤其是在高抵抗快速运动中，在前臂的前外侧很容易触摸到该肌肉。采用负重弯举和引体向上等练习可发展该肌肉的力量。

2. 旋前圆肌（pronator teres）

（1）位置与形态　前臂前群浅层肌之一，外侧为肱桡肌，内侧为桡侧腕屈肌（图 6-31）。

（2）起点　肱骨内上髁和尺骨冠突。

（3）止点　桡骨外侧面中部。

（4）功能　近固定时，肌肉收缩可使前臂旋前；因跨越肘关节，近固定时，肌肉收缩协助屈肘关节。

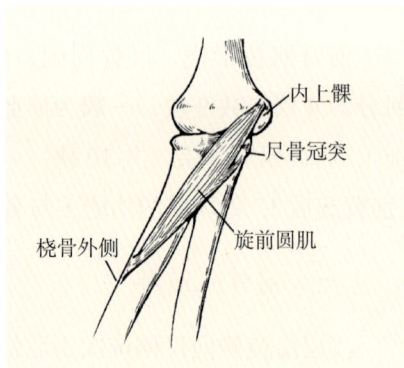

图 6-31　旋前圆肌

3. 桡侧腕屈肌（flexor carpi radialis）

（1）位置与形态　前臂前群浅层肌之一，外侧为旋前圆肌，内侧为掌长肌（图 6-30）。

（2）起点　肱骨内上髁及前臂筋膜。

（3）止点　第 2 掌骨底。

（4）功能　近固定时，使桡腕关节屈，参与手关节外展、辅助屈肘和前臂旋前。

4. 掌长肌（palmar longus）

（1）位置与形态　从肘部一直延伸到手腕，呈长形肌肉（图 6-30）。

（2）起点　肱骨内上髁及前臂筋膜。

（3）止点　手掌皮下的掌腱膜。

（4）功能　近固定可屈腕并拉紧掌腱膜，可以防止较长时间抓握器械时使手掌侧的血管神经受到压迫，还可以屈曲前臂。也可以作为移植重建手术中的物质来源。

5. 尺侧腕屈肌（flexor carpi ulnaris）

（1）位置与形态　前臂浅层肌之一，位于掌长肌的内侧（图 6-30）。

（2）起点　肱骨内上髁、前臂筋膜和尺骨鹰嘴。

（3）止点　豌豆骨、第 5 掌骨底。

（4）功能　近固定时，使桡腕关节屈、参与桡腕关节内收和肘关节屈。

6. 指浅屈肌（flexor digitorum superficialis）

（1）位置与形态　前臂前群的中层肌（图 6-32）。

（2）起点　起自肱骨内上髁、桡骨上半部前面。

（3）止点　止于第 2 至 5 指中节指骨底两侧。指浅屈肌的 4 条肌腱穿过腕部进入手的掌侧，在近节指骨水平每条肌腱分叉，让指深屈肌肌腱穿过。然后分叉的部分再汇合，越过近侧指间关节，最终止于中节指骨底两侧。

（4）功能　屈腕关节、掌指关节及第 2 至 5 指近侧指间关节，最为主要的作用是屈第 2 至 5 指近侧指间关节，除了小指，每个肌腱都可以独立控制，尤其是示指的独立控制功能最强。

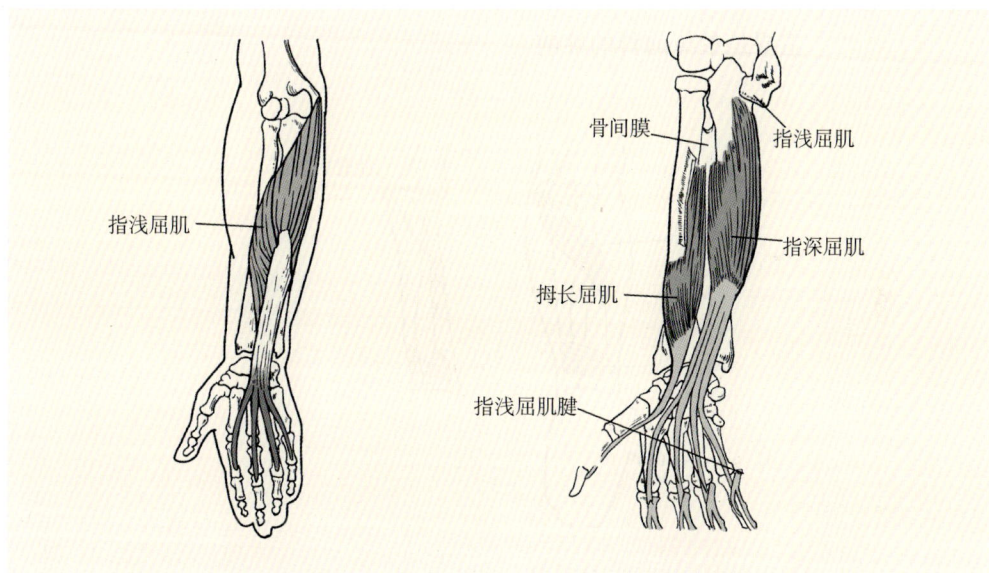

图 6-32　指浅屈肌　　　　　　　　6-33　拇长屈肌、指深屈肌

7. 拇长屈肌（flexor pollicis longus）

（1）位置与形态　前臂前群的深层肌肉之一，位于桡侧（图 6-33）。

（2）起点　桡骨上端前面及附近的骨间膜，下行移行为腱，经腕管入手掌。

（3）止点　拇指远节指骨底掌面的肌肉。

（4）功能　屈拇指指关节和掌指关节，拇长屈肌是屈拇指末节的唯一骨骼肌。

8. 指深屈肌〔flexor digitorum profundus〕

（1）位置与形态　前臂前群的深层肌肉之一（图 6-33）。

（2）起点　自尺骨近侧端前面及骨间膜上部。

（3）止点　第 2 至 5 指远节指骨底前面。

（4）功能　屈第 2 至 5 指指骨间关节、掌指关节和腕关节。指深屈肌是屈远侧指间关节的唯一肌肉。示指的指深屈肌可以单独控制，而其余三条的指深屈肌因肌腹被肌筋膜连接在一起，远侧指间关节不能单独屈曲。

9. 旋前方肌〔pronator quadratus〕

（1）位置与形态　位于前臂肌群第 4 层，位于桡骨、尺骨的远端，屈指肌腱的深面，呈扁平四方形（图 6-34）。

（2）起点　自尺骨远端的前面。

（3）止点　桡骨远端的前面。

（4）功能　主要是参与前臂的旋前。

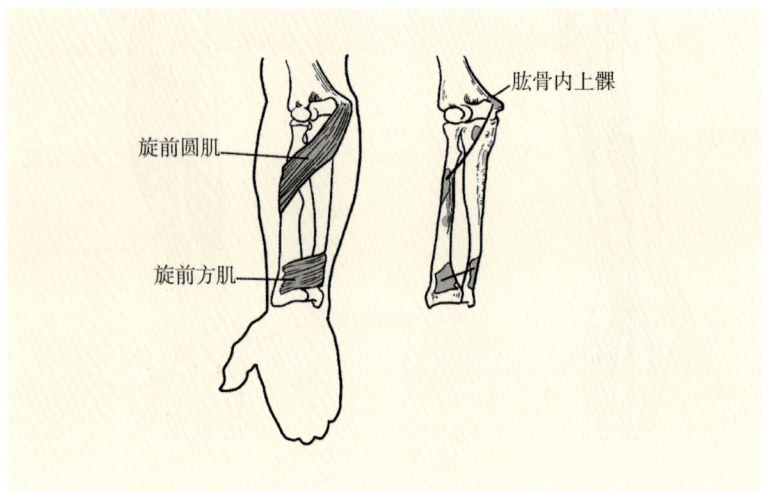

图 6-34　旋前方肌

（二）前臂肌后群

后群肌位于前臂后面及外侧，共 10 块。分浅深两层，浅层共 5 块，以一个共同的伸肌总腱起自肱骨外上髁的后面以及临近的深筋膜，由桡侧向尺侧依次为：桡侧腕长伸肌、桡侧腕短伸肌、指伸肌、小指伸肌和尺侧腕伸肌。其中桡侧腕长伸肌、桡侧腕短伸肌及尺侧腕伸肌分别止于第 2、3、5 掌骨底，收缩时可以使腕关节伸展。同时桡侧腕长伸肌、桡侧腕短伸肌在收缩时，还可以使腕关节发生桡偏，尺侧腕伸肌收缩可发生尺偏。指伸肌、小指伸肌分别止于小指和第 2 ~ 5 指的中节及远节指骨背面，形成指背腱膜后，向每指远端分出 3 束。收缩时，分别可伸腕、小指和第 2 ~ 5 指。

深层也有 5 块，由桡侧向尺侧依次为：旋后肌、拇长展肌、拇短伸肌、拇长伸肌和示指伸肌。除了旋后肌起自于肱骨外上髁，止于桡骨的近侧 1/3 前面外，其余 4 块肌肉均起自尺骨、桡骨和骨间膜背面，分别止于第 1 掌骨底、拇指近、远节指骨底和示指。旋后肌收缩时，使前臂旋后并且伸肘，拇长展肌收缩可使拇指外展，拇短伸肌、拇长伸肌和示指伸肌收缩分别可使拇指和其余四指伸展。

1. 桡侧腕长伸肌（extensor carpi radialis longus）

（1）位置与形态　位于前臂肌群后群浅层，沿前臂大约 1/3 的长度是肌腱（图 6-35）。

（2）起点　起自肱骨外上髁的后面。

（3）止点　第 2 掌骨底背侧。

（4）功能　近固定时，使腕关节伸，参与桡腕关节外展及肘关节伸。

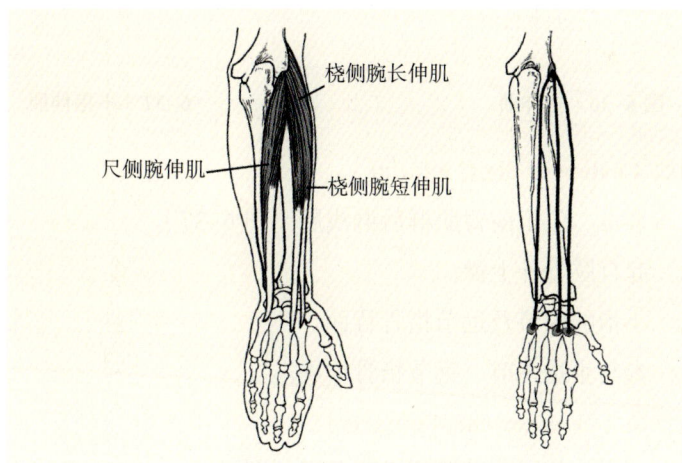

图 6-35　桡侧腕长伸肌、桡侧腕短伸肌、尺侧腕伸肌

2. 桡侧腕短伸肌（extensor carpi radialis brevis）

（1）位置与形态　位于前臂肌群后群浅层（图 6-35）。

（2）起点　起自肱骨外上髁的后面。

（3）止点　第 3 掌骨底背侧。

（4）功能　基本与桡侧腕长伸肌相同，近固定时，使手关节伸，参与桡腕关节外展及肘关节伸。肘关节的位置对于伸腕肌的功能是重要的。

3. 指伸肌（extensor digitorum）

（1）位置与形态　位于前臂肌群后群浅层（图 6-36）。

（2）起点　起自肱骨外上髁。

（3）止点　第 2～5 指的中节及远节指骨背面。

（4）功能　参与前臂、腕、第 2～5 指中节、远节指骨伸展。

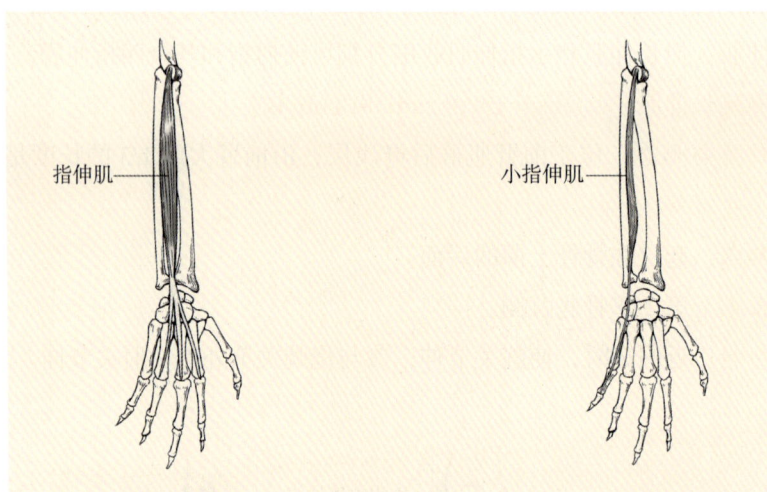

图 6-36　指伸肌　　　　　　6-37　小指伸肌

4. 小指伸肌（extensor digiti minimi）

（1）位置与形态　位于前臂肌群后群浅层（图 6-37）。

（2）起点　起自肱骨外上髁。

（3）止点　小指的中节及远节指骨背面。

（4）功能　参与小指中节、远节指骨伸展。

5. 尺侧腕伸肌（extensor carpi ulnaris）

（1）位置与形态　位于前臂肌群后群浅层（图 6-35）。

（2）起点　肱骨外上髁、前臂筋膜及肘关节囊。

（3）止点　第 5 掌骨底。

（4）功能　近固定时，使桡腕关节伸，参与手关节内收。

6. 拇长展肌（abductor pollicis longus）

（1）位置与形态　位于腕部最桡侧，走行于桡侧腕伸肌、指伸肌的深面和拇短伸肌的上方，在伸肌支持带深层，拇长展肌与拇短伸肌腱走行于同一个纤维鞘中（图 6-38）。

（2）起点　桡骨、尺骨的背面和前臂骨间膜。

（3）止点　止于第 1 掌骨底外侧。

（4）功能　参与拇指的外展。

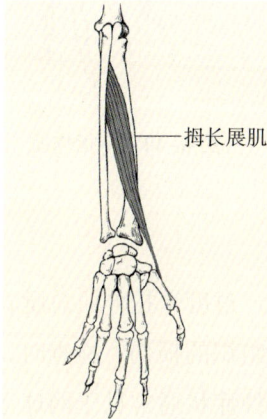

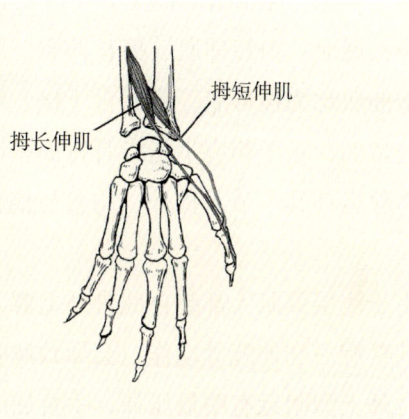

图 6-38　拇长展肌　　　　　图 6-39　拇长伸肌、拇短伸肌

7. 拇短伸肌（extensor pollicis brevis）

（1）位置与形态　拇短伸肌系前臂后群深层肌之一。外侧有拇长展肌，内侧有拇长伸肌（图 6-39）。

（2）起点　起自桡、尺骨背面和骨间膜。

（3）止点　止于拇指近节指骨底。

（4）功能　拇短伸肌收缩时可使拇趾背伸，还可使其外展。

8. 拇长伸肌（extensor pollicis longus）

（1）位置与形态　前臂后群深肌之一。外侧有拇短伸肌，内侧有食指固有伸肌（图 6-39）。

（2）起点　起自桡、尺骨背面和骨间膜。

（3）止点　止于拇指远节指骨底。

（4）功能　其功能为伸拇指。拇长伸肌肌腱损伤，多见于男子体操运动员，常发生在桡骨的拇长伸肌腱沟处。拇长伸肌腱因磨损变性、断裂后不宜做对端缝合，可做肌腱移位代植术，效果较好。

9. 示指伸肌（finger extensor）

（1）位置与形态　在尺骨与桡骨之间，位于旋后肌的深面（图 6-40）。

（2）起点　起自桡、尺骨背面和骨间膜。

（3）止点　止于示指指背腱膜。

（4）功能　伸示指掌指关节和指关节。

拇长展肌、拇短伸肌、拇长伸肌、示指伸肌和小指伸肌均为梭形肌，皆起自于桡、尺骨和骨间膜的背面，止于相应手指指骨背面。因此，这些肌肉除运动其本节手指外，均参与桡腕关节的运动。

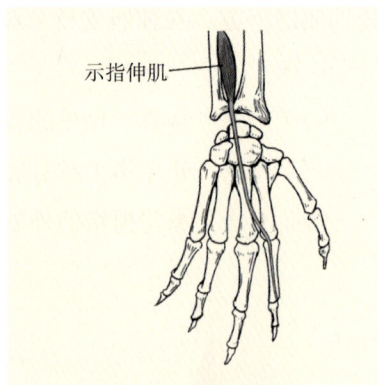

图 6-40　示指伸肌

由于浅层伸肌大都起自肱骨外上髁及其附近深筋膜，过度牵拉伸肌总腱，如经常做前臂旋后和伸腕等动作，会导致肱骨外上髁及周围组织的损伤，检查时，患者的肱骨外上髁附近有明显压痛，手背屈时疼痛加剧。这种症状通常见于网球运动员猛烈反手抽球时，故称网球肘。

桡侧腕屈肌、桡侧腕长伸肌、桡侧腕短伸肌、拇长展肌、拇短伸肌和拇长伸肌，这些肌由前臂抵达拇指和掌骨，均经过桡腕关节矢状轴的桡侧。近固定收缩时，能使腕关节外展完成乒乓球正手扣杀时的腕部动作等。

尺侧腕屈肌和尺侧腕伸肌两肌由前臂尺侧经桡腕关节矢状轴尺侧抵达腕骨和掌骨。近固定收缩时，能使腕关节内收完成掷标枪出手时的腕部动作等。

四、手肌

手的肌肉分为外在肌和内在肌。手的外在肌群在前臂肌群中已有介绍，按其对手的作用可分为屈肌肌群和伸肌肌群。屈肌肌群主要包括：指浅屈肌、指深屈肌及拇长屈肌。伸肌肌群主要包括：指伸肌、小指伸肌、示指伸肌及拇长伸肌、拇长展肌及拇短伸肌。内在肌，又称手固有肌，其近端和远端都附着在手。手的内在肌共有 20 条，主要分为外侧、中间和内侧三群。手的大部分精细的技巧性动作主要由手固有肌参与，如手指的张开、握拳，都要求手内在肌、外在肌和腕部肌肉的精确配合。

（一）外侧群

外侧群在拇指侧构成一隆起，称为鱼际，这些肌使拇指做屈、收、展和对掌等动作。包括4块肌肉，分浅、深两层，由桡侧至尺侧，浅层有拇短展肌和拇短屈肌，深层有拇对掌肌和拇收肌。鱼际的主要功能是保持拇指在各种对掌位置中，更利于抓握。正中神经的损伤会导致鱼际的瘫痪，严重影响拇指功能。

1. 拇短展肌（abductor pollicis brevis）

（1）位置与形态　位于手掌鱼际外侧皮下，拇短屈肌的外侧，遮盖拇指对掌肌和拇短屈肌的一部分，为长三角形的扁肌（图6-41）。

（2）起点　起于腕横韧带远端的桡侧半、大多角骨嵴和舟骨结节。

（3）止点　拇指近节的指骨底。

（4）功能　主要参与拇指的外展。另外，拇短展肌的部分肌纤维止于拇指背侧伸肌腱扩张部，形成指背腱膜的腱帽，其肌纤维方向沿第1掌骨纵轴方向，按走向可分为两部分，近侧部与远侧部肌纤维方向夹角约30°，两部夹角处位于第1掌骨基底掌侧，可协助伸掌指关节及指骨间关节。有研究说明，正常情况下，随着拇指指骨间关节屈曲角度增大，拇短展肌对拇指指骨间关节作用程度增大。另外，随着拇指指骨间关节屈曲角度增大，所用外力增大，相应说明拇短展肌对拇指指骨间关节作用程度增大。

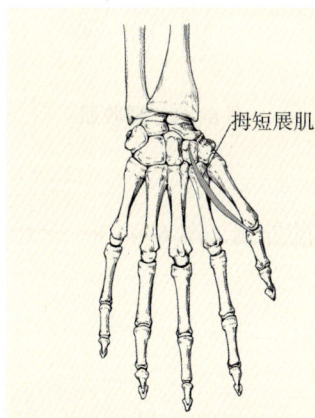

图 6-41　拇短展肌　　　　　图 6-42　拇短屈肌

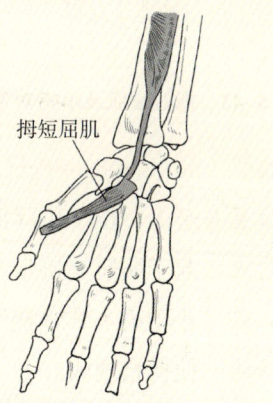

2. 拇短屈肌（flexor pollicis brevis）

（1）位置与形态　位于鱼际的尺侧，部分在皮下，部分位于拇收肌和拇指对掌肌之间（图6-42）。

（2）起点　浅头起自屈肌支持带远侧缘，桡侧腕屈肌腱鞘和大多角骨结节，深头起于头状骨、屈肌支持带。

（3）止点　止于拇指近节指骨底桡侧。

（4）功能　可屈拇掌指关节，并协助内收和对掌运动。

3. 拇对掌肌（opponens pollicis）

（1）位置与形态　位于鱼际深层，拇收肌的外侧（图6-43）。

（2）起点　起于屈肌支持带及大多角骨。

（3）止点　止于第1掌骨桡侧。

（4）功能　使拇指对掌，从功能上而言，拇指最重要的功能是对掌。拇对掌肌是人类所独有的一块进化肌。各种原因造成拇短展肌和拇对掌肌损伤、正中神经损伤或拇指腕掌关节损伤都可能引起拇指对掌功能瘫痪。

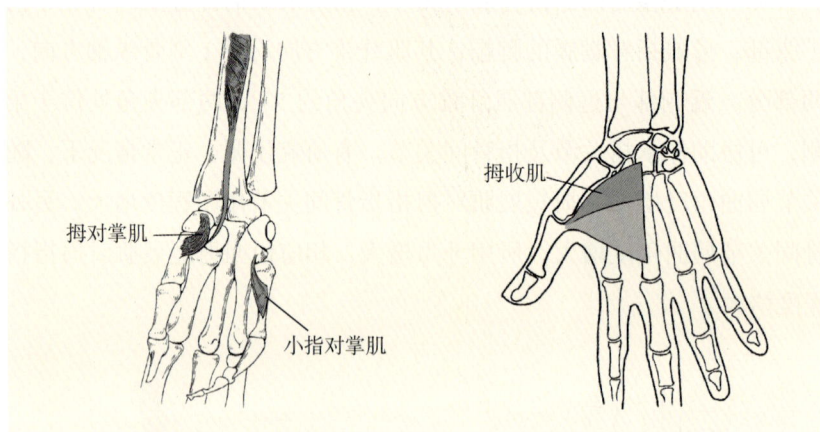

图 6-43　拇对掌肌及小指对掌肌　　　　　图 6-44　拇收肌

4. 拇收肌（adductor pollicis）

（1）位置与形态　位于鱼际深层，拇对掌肌的外侧（图6-44）。

（2）起点　起于屈肌支持带及大多角骨。

（3）止点　止于第1掌骨桡侧。

（4）功能　使拇指内收。

（二）中间群

中间群包括4块蚓状肌和7块骨间肌。蚓状肌的作用为屈掌指关节、伸指间关节。骨间肌可分为骨间掌侧肌3块，收缩时可使第2、4、5指向中指靠拢（内收）；骨间背侧肌4块，它们是以中指的中线为中心，能外展第2、4、5指。

1. 蚓状肌（lumbrical）

（1）位置与形态　蚓状肌是一组肌肉，每只手共 4 条蚓状肌，分别位于第 2～5 指的桡侧，这些肌肉不同于其他肌肉的地方是，它们不是连接在骨上，而是连接在指深屈肌腱和伸肌腱扩张部（图 6-45）。

（2）起点　起于指深屈肌肌腱。

（3）止点　止于第 2～5 指近节指骨底和指背腱膜上。

（4）功能　与骨间肌协同，屈曲掌指关节的同时伸指间关节。

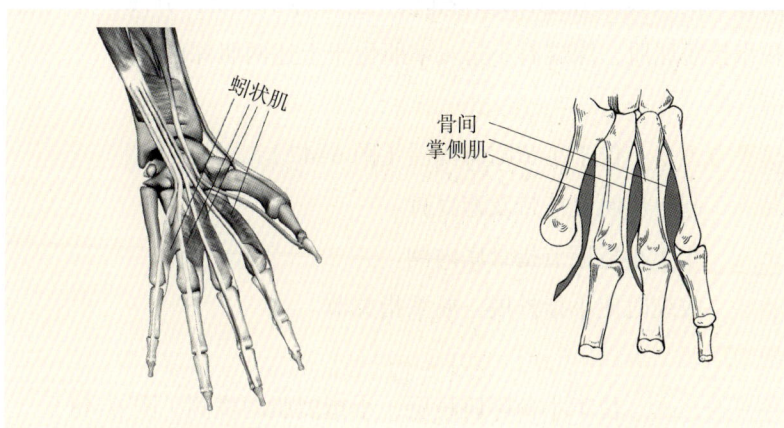

图 6-45　蚓状肌

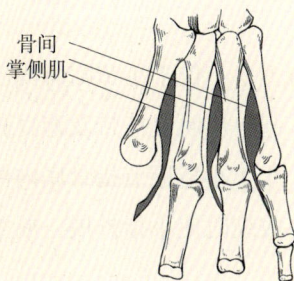

图 6-46　骨间掌侧肌

2. 骨间掌侧肌（palmar interossei）

（1）位置与形态　骨间掌侧肌共有 3 块，位于掌骨间隙内（图 6-46）。

（2）起点　起自第 2 掌骨的内侧和第 4、5 掌骨的外侧面。

（3）止点　止于第 2、4、5 指近节指骨底和指背腱膜。

（4）功能　骨间掌侧肌收缩时可使第 2、4、5 指向中指靠拢，手指呈现内收的动作。一旦骨间掌侧肌群瘫痪，则手指夹纸无力。

3. 骨间背侧肌（dorsal interossei）

（1）位置与形态　骨间背侧肌共有 4 块，位于 4 个掌骨间隙内，骨间背侧肌均以两个肌腹起于其相邻两掌骨干的侧面（图 6-47）。

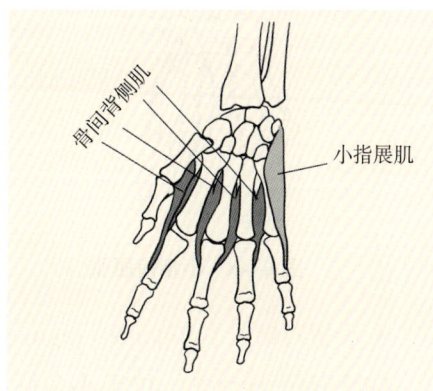

图 6-47　骨间背侧肌、小指展肌

（2）起点　起自于第 1～5 掌骨对缘。

（3）止点　止于第 2～4 指近节指骨底和指背腱膜。

（4）功能　骨间背侧肌收缩时可使第 2～5 指远离中指，手指外展呈现的动作，还可使远节指骨伸。

（三）内侧群

在小指侧，构成小鱼际，使小指做屈、外展和对掌等动作，小鱼际肌的基本功能就是吸附住手的尺侧缘并加深远端横弓。主要有 3 块肌，分浅、深两层。浅层有小指展肌和小指短屈肌，深层有小指对掌肌位于上述两肌深面。

1. 小指展肌（abductor digiti minimi）

（1）位置与形态　位于小鱼际肌浅层（图 6-47）。

（2）起点　起自屈肌支持带及豌豆骨。

（3）止点　止于小指近节指骨底内侧。

（4）功能　收缩时使小指外展，屈掌指关节。

2. 小指短屈肌（flexor digiti minimi brevis）

（1）位置与形态　位于小鱼际肌浅层，小指展肌的桡侧（图 6-48）。

（2）起点　起自屈肌支持带及钩骨。

（3）止点　止于小指近节指骨底内侧。

（4）功能　屈小指并使小指外展。

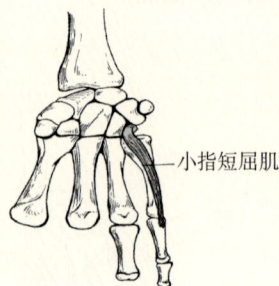

图 6-48　小指短屈肌　　　　图 6-49　小指对掌肌

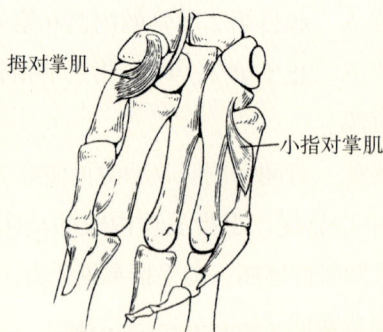

3. 小指对掌肌（opponens digiti minimi）

（1）位置与形态　位于小鱼际肌深层，小指展肌、小指短屈肌的深面（图 6-49）。

（2）**起点** 起自屈肌支持带及钩骨。

（3）**止点** 止于第 5 掌骨内侧。

（4）**功能** 收缩时，可以向拇指侧方向牵引第 5 掌骨，产生对掌活动。

五、上肢肌的功能分群

见表 6-1。

表 6-1 上肢肌的功能分群

部位	动作	参与肌群
肩胛骨	上抬	斜方肌的上部、菱形肌、肩胛提肌和胸锁乳突肌（间接）
	下压	斜方肌的下部、前锯肌下部和胸小肌
	前伸	前锯肌和胸小肌
	后缩	斜方肌、菱形肌
	上回旋	斜方肌上、下部和前锯肌下部
	下回旋	菱形肌、胸小肌和肩胛提肌
肩关节	前屈	胸大肌、肱二头肌、喙肱肌和三角肌前束
	后伸	三角肌后束、肱三头肌长头、背阔肌、冈下肌、大圆肌、小圆肌
	外展	三角肌中束、冈上肌
	内收	肩胛下肌、胸大肌、背阔肌、冈下肌、小圆肌、大圆肌和喙肱肌
	外旋	三角肌后束、冈下肌和小圆肌
	内旋	三角肌前部、胸大肌、背阔肌、肩胛下肌和大圆肌
肘关节	屈	肱肌、肱二头肌、肱桡肌、旋前圆肌和其他前臂前群浅层肌
	伸	肱三头肌、肘肌
前臂	旋前	旋前圆肌、旋前方肌、肱桡肌（旋后位）
	旋后	旋后肌、肱二头肌和肱桡肌（旋前位）
腕关节	屈	桡侧腕屈肌、掌长肌、尺侧腕屈肌、指浅屈肌、指深屈肌
	伸	桡侧腕长伸肌、桡侧腕短伸肌、尺侧腕伸肌、指伸肌、示指伸肌和小指伸肌
	外展	桡侧腕屈肌、桡侧腕长伸肌、桡侧腕短伸肌、拇长展肌、拇短伸肌和拇长伸肌
	内收	尺侧腕伸肌和尺侧腕屈肌

第三节　神经支配

一、臂丛的位置及分支

臂丛（brachial plexus）由第 5～8 颈神经前支和第 1 胸神经前支的大部分纤维交织汇集而成。该神经丛的主要结构先经斜角肌间隙向外侧穿出，继而在锁骨后方行向外下进入腋窝。进入腋窝之前，神经丛与锁骨下动脉关系密切，恰位于该动脉的后上方。在腋窝内，3 条神经束分别走行于腋动脉的内侧、外侧和后方，将该动脉的中段挟持、包围在中间（图 6-50）。

与其他脊神经丛相比，臂丛的分支最多，分支的分布范围也十分广泛。可根据各分支发出的部位将其分为锁骨上分支和锁骨下分支两大类。锁骨上分支在锁骨上方发自臂丛

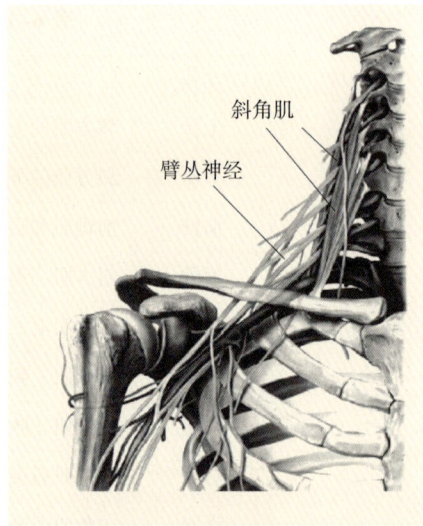

斜角肌
臂丛神经

图 6-50　臂丛

尚未形成 3 条神经束之前，多为行程较短的肌支，分布于颈深肌群、背部浅层肌（斜方肌除外）、部分胸上肢肌及上肢带肌。其主要分支有胸长神经、肩胛背神经和肩胛上神经。锁骨下分支则在锁骨下方发自臂丛的内侧束、外侧束和后束，该丛的主要分支多源于这 3 条神经束，多为行程较长的分支，分布范围广泛，包括肩部、胸腰部、臂部、前臂部和手部的肌、关节及皮肤，主要包括由后束发出的桡神经、腋神经、肩胛下神经和胸背神经，外侧束发出的肌皮神经和胸外侧神经，内侧束发出的胸内侧神经、前臂内侧皮神经、臂内侧皮神经和尺神经，内外侧束还发出正中神经的内、外侧根。

二、上肢肌的神经支配

上肢肌主要包括上肢带肌、上臂肌、前臂肌和手肌，主要接受肩胛上神经、肩

胛下神经、腋神经、肌皮神经、正中神经、尺神经、桡神经的支配。

　　上肢带肌主要包括三角肌、冈上肌、冈下肌、小圆肌、大圆肌和肩胛下肌，主要接受肩胛上神经、肩胛下神经和腋神经支配。

　　1. 三角肌、小圆肌　由腋神经支配。腋神经（axillary nerve）起于臂丛后束，含有第5、6颈神经的纤维。初位于桡神经的外侧、腋动脉的后侧、肩胛下肌的前侧，继而与旋肱后血管伴行向后外方向，穿经腋窝后壁的四边孔后，绕肱骨外科颈至三角肌深面，分支支配三角肌和小圆肌。余部纤维自三角肌后缘浅出至皮下，分布于肩部和臂外侧区上部的皮肤，称为臂外侧上皮神经（superior lateral brachial cutaneous nerve）（图6-51）。肱骨外科颈骨折、肩关节脱位和使用腋杖不当所致的重压，都有可能造成腋神经的损伤，导致三角肌瘫痪。此时表现为臂不能外展，肩部和臂外上部皮肤感觉障碍。由于三角肌萎缩，患者肩部亦失去圆隆的外形，称"方肩"。

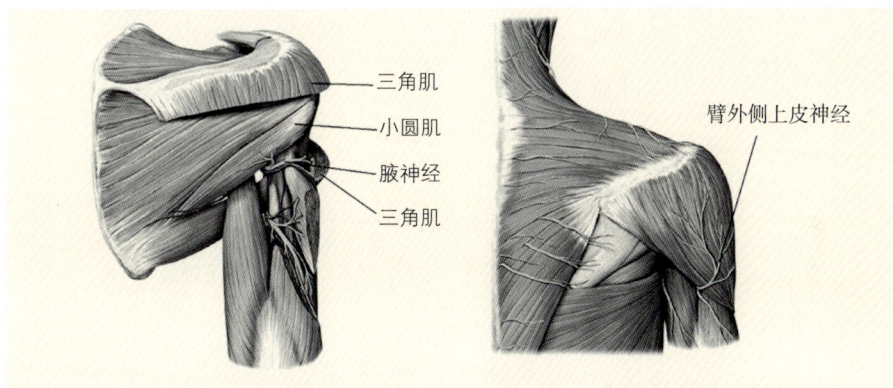

图6-51　腋神经

　　2. 冈上肌和冈下肌　由肩胛上神经支配。肩胛上神经（suprascapular nerve）（图6-52）由第5、6颈神经纤维组成，有时第4颈神经的纤维也参加（约占50%）。起自臂丛的上干，位于臂丛的上侧，向下外方行走，同肩胛骨的上缘平行，穿经斜方肌和肩胛舌骨肌的深侧，经肩胛上切迹进入冈上窝，继而伴肩胛上动脉一起绕肩胛冈外侧缘、经冈盂切迹转入冈下窝，分布于冈上肌、冈下肌和肩关节。该神经在肩胛上切迹处最易损伤，损伤后表现出冈上肌和冈下肌无力、肩关节疼痛等症状。

　　3. 大圆肌和肩胛下肌　由肩胛下神经支配。肩胛下神经（subscapular nerve）发自臂丛的后束，含有第5、6颈神经纤维，有时与腋神经共干。常分为上支和下支，分别进入肩胛下肌和大圆肌，支配该二肌的运动（图6-53）。

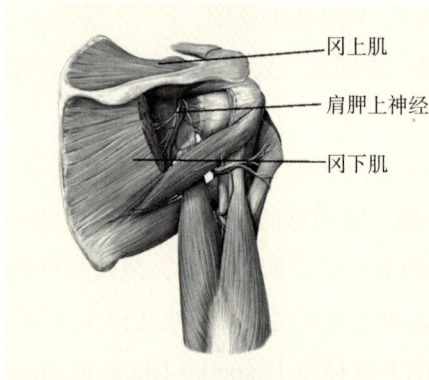

图 6-52 肩胛上神经

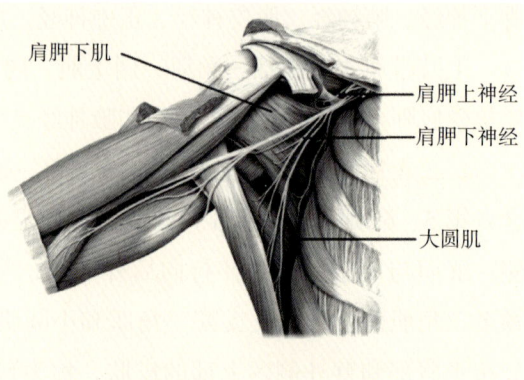

图 6-53 肩胛下神经

上肢带肌各肌的神经支配，见表 6-2。

表 6-2 上肢带肌的神经支配

肌群	名称	神经支配
浅层	三角肌	腋神经
深层	冈上肌	肩胛上神经
	冈下肌	
	小圆肌	腋神经
	大圆肌	肩胛下神经
	肩胛下肌	

（二）上臂肌的神经支配

上臂肌主要包括前群的肱二头肌、喙肱肌、肱肌和后群的肱三头肌、肘肌，主要接受肌皮神经和桡神经支配。

1. 肱二头肌、喙肱肌、肱肌 由肌皮神经支配。肌皮神经（musculocutaneous nerve）在胸小肌下缘自臂丛外侧束发出，含有第 5、6 颈神经纤维。约有 50% 的情况，此神经含有第 4 及 7 颈神经的纤维。肌皮神经在腋动脉外侧，向外侧斜穿喙肱肌，在肱二头肌与肱肌之间下行，沿途分支支配这三块肌。此外另有纤维在肘关节稍下方，从肱二头肌下端外侧浅出至皮下，分布于前臂外侧的皮肤，称为前臂外侧皮神经（lateral antebrachial cutaneous nerve）（图 6-54）。肱骨骨折和肩关节损伤时可伴发肌皮神经的损伤，此时表现为屈肘无力以及前臂外侧部皮肤感觉障碍。

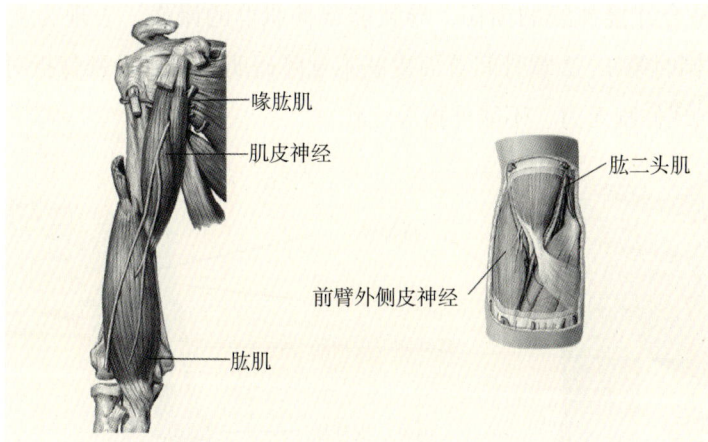

图 6-54 肌皮神经、前臂外侧皮神经

2.肱三头肌、肘肌 由桡神经支配。桡神经（radial nerve）是臂丛中较大的分支，起自臂丛后束，含有第 5～8 颈神经纤维，第 1 胸神经的纤维时有加入（图 6-55）。初在肱动脉背侧下行，后于腋动脉的后方，与肱深动脉伴行，先经肱三头肌长头和内侧头之间，继而沿桡神经沟绕肱骨中段后面旋行向外下，在肱骨外上髁上方穿过臂外侧肌间隔至肱桡肌与肱肌之间，后继续下行于肱肌与桡侧腕长伸肌之间。桡神经在肱骨外上髁前方分为浅支和深支。桡神经浅支（superficial branch of radial nerve）为皮支，自肱骨外上髁前外侧向下沿桡动脉外侧下行，在前臂中、下 1/3 交界处转向背侧，继续下行至手背部，分为 4～5 支指背神经，分布于手背桡侧半皮肤和桡侧两个半手指近节背面的皮肤。桡神经深支（deep branch of radial nerve）较粗大，主要为肌支。该支在桡骨颈外侧穿过旋后肌至前臂后面，沿前臂骨间膜后面，在前臂浅、深层伸肌群之间下行达腕关节背面，沿途发出分支分布于前臂伸肌群、桡尺远侧关节、腕关节和掌骨间关节。因其走行及分布的特点，深支又被称为骨间后神经（posterior interosseous nerve）。

桡神经在臂部亦发出较多分支，其中肌支主要分布于肱三头肌、肘肌、肱桡肌和桡侧腕长伸肌。关节支分布于肘关节。皮支共有 3 支：臂后皮神经（posterior brachial cutaneous nerve）在腋窝发出后分布于臂后区的皮肤；臂外侧下皮神经（inferior lateral brachial cutaneous nerve）在三角肌止点远侧浅出，分布于臂下外侧部的皮肤；前臂后皮神经（posterior antebrachial cutaneous nerve）自臂中份外侧浅出下行至前臂后面，后达腕部，沿途分支分布于前臂后面皮肤。

在臂中段的后方，桡神经紧贴肱骨的桡神经沟走行。肱骨中段或中、下 1/3 交界处骨折容易合并桡神经的损伤，导致前臂伸肌群的瘫痪，表现为上抬前臂时呈"垂腕"状，同时第1、2掌骨间背面皮肤感觉障碍明显。桡骨颈骨折时，可损伤桡神经深支，出现伸腕无力、不能伸指等症状。

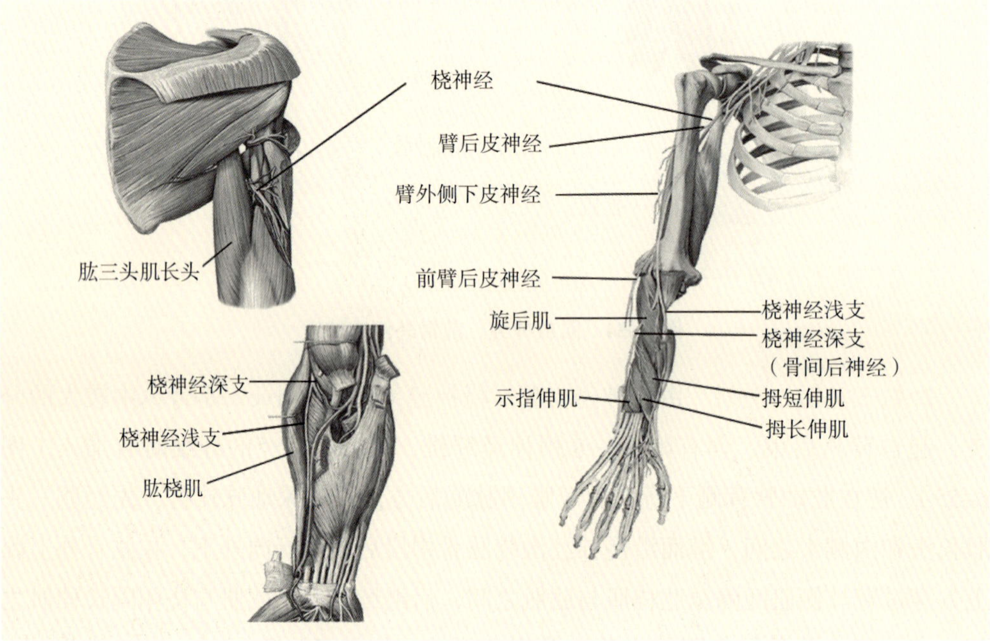

图 6-55　桡神经

上臂各肌的神经支配，见表 6-3。

表 6-3　上臂肌的神经支配

肌群	名称	神经支配
前群	肱二头肌	肌皮神经
	喙肱肌	
	肱肌	
后群	肱三头肌	桡神经
	肘肌	

（三）前臂肌的神经支配

前臂肌主要包括前后两群。前群分4层，由浅及深，第1层包括肱桡肌、旋前圆肌、桡侧腕屈肌、掌长肌和尺侧腕屈肌；第2层包括指浅屈肌；第3层包括指深屈肌和拇长屈肌；第4层包括旋前方肌。后群分为两层，浅层包括桡侧腕长伸肌、桡侧腕短伸肌、指伸肌、小指伸肌和尺侧腕伸肌；深层包括旋后肌、拇长展肌、拇短伸肌、拇长伸肌和示指伸肌。前臂肌主要接受桡神经、正中神经和尺神经支配。

1. 肱桡肌、桡侧腕长伸肌、桡侧腕短伸肌、指伸肌、小指伸肌、尺侧腕伸肌、旋后肌、拇长展肌、拇短伸肌、拇长伸肌和示指伸肌　由桡神经支配。

2. 旋前圆肌、桡侧腕屈肌、掌长肌、指浅屈肌、拇长屈肌、旋前方肌　由正中神经支配。正中神经（median nerve）由分别发自臂丛内侧束和外侧束的内侧根和外侧根汇合而成。正中神经由第6～8颈神经和第1胸神经的纤维组成，有时第5颈神经的纤维也加入其中。在臂部，正中神经两根挟持腋动脉向外下方呈锐角合为正中神经主干后，先行于动脉的外侧，继而在臂部沿肱二头肌内侧沟下行。下行途中，逐渐从外侧跨过肱动脉至其内侧，伴随同名血管一起下行至肘窝，贴旋前圆肌向下，穿旋前圆肌和指浅屈肌腱弓后，在前臂正中下行于指浅、深屈肌之间，在腕部行于桡侧腕屈肌腱与掌长肌腱之间，穿腕管至手掌，最后在掌腱膜深面分支分布（图6-56）。

正中神经在臂部一般没有分支，在肘部及前臂发出许多肌支，其中沿前臂骨间膜前面下

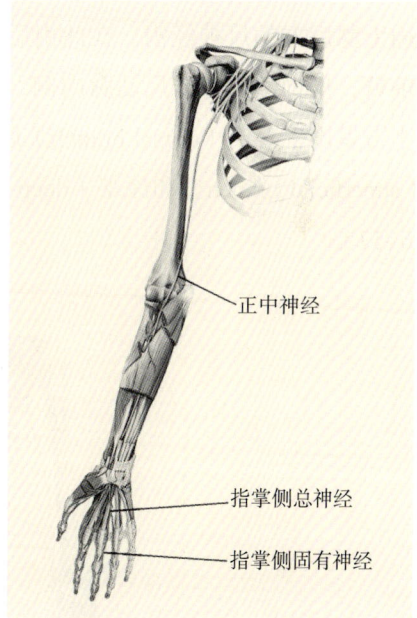

图6-56　正中神经

行的骨间前神经（anterior interosseous nerve）较粗大，行程较长。正中神经在前臂的分布范围较广，支配除肱桡肌、尺侧腕屈肌和指深屈肌尺侧半以外的所有前臂屈肌和旋前肌。在手部屈肌支持带的下方，正中神经发出一粗短的返支，行于桡动脉掌浅支外侧进入鱼际，支配除拇收肌以外的鱼际肌群。在手掌区，正中神经发出数条指掌侧总神经（common palmar digital nerve），每一条指掌侧总神经下行至掌骨头附近又分为两支指掌侧固有神经（proper palmar digital nerve），后者沿手指的相对缘行至指尖。正中神经在手部的分布可概括为：运动纤维支配第1、2蚓状肌和鱼际肌（拇收肌除外）；感觉纤维则分布于手掌桡侧2/3、桡侧三个半手指掌面皮肤及其中节和远节指背皮肤。

旋前圆肌综合征为正中神经在穿过旋前圆肌和指浅屈肌腱弓处受压损伤后出现

的症状，表现为该神经所支配的肌收缩无力和手掌感觉障碍。在腕管内，正中神经也易因周围结构的炎症、肿胀和关节的病变而受压损伤，出现腕管综合征，表现为鱼际肌萎缩，手掌变平呈"猿掌"，同时桡侧三个半手指掌面皮肤及桡侧半手掌出现感觉障碍。

3. 尺侧腕屈肌　由尺神经支配。尺神经（ulnar nerve）起自臂丛内侧束，含有第 7、8 颈神经和第 1 胸神经的纤维。从腋动、静脉之间穿出腋窝，在肱二头肌内侧沟伴行于肱动脉内侧至臂中部，继而穿臂内侧肌间隔至臂后区内侧，下行进入肱骨内上髁后方的尺神经沟。在此由后向前穿过尺侧腕屈肌的起点至前臂前内侧份。在前臂，尺神经伴行于尺动脉内侧，下行于尺侧腕屈肌与指深屈肌之间。在桡腕关节上方发出手背支（dorsal branch）后，主干在豌豆骨桡侧，屈肌支持带浅面分为浅支（superficial branch）和深支（deep branch），在掌腱膜深面、腕管浅面进入手掌（图6-57）。

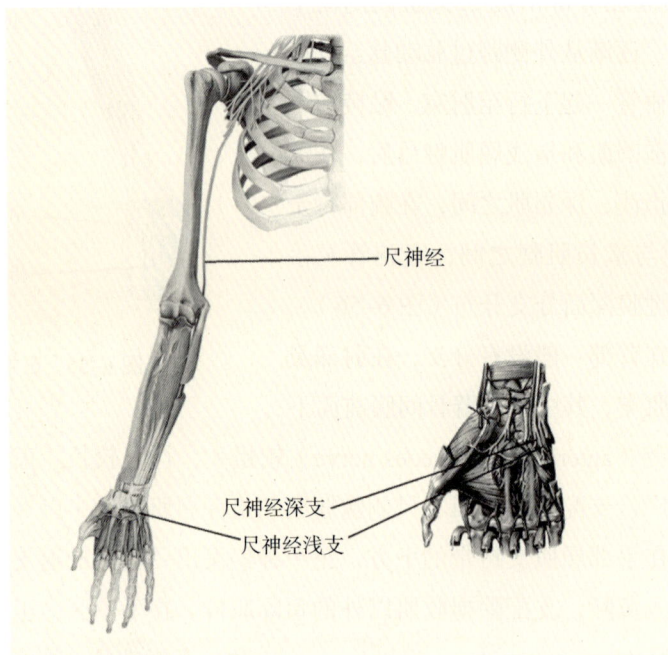

图 6-57　尺神经

尺神经在臂部不发出任何分支，在前臂上部发出肌支支配尺侧腕屈肌和指深屈肌尺侧半。从桡腕关节上方发出的手背支，在腕部伸肌支持带浅面转至手背部，发分支分布于手背尺侧半和小指、环指尺侧半指背皮肤，另有分支分布于环指桡侧半和中指尺侧半的近节指背皮肤。浅支分布于小鱼际表面的皮肤、小指掌面皮肤和环指尺侧半掌面皮肤。深支分布于小鱼际肌、拇收肌、骨间掌侧肌、骨间背侧肌及第3、4蚓状肌。

尺神经容易受到损伤的部位包括肘部肱骨内上髁后方、尺侧腕屈肌起点处和豌豆骨桡侧。尺神经在前两个部位受到损伤时，运动障碍主要表现为屈腕力减弱，环指和小指远节指关节不能屈曲，小鱼际肌和骨间肌萎缩，拇指不能内收，各指不能相互靠拢。同时，各掌指关节过伸，出现"爪形手"。感觉障碍则表现为手掌和手背内侧缘皮肤感觉丧失。若在豌豆骨处受损，由于手的感觉支早已发出，所以手的皮肤感觉不受影响，主要表现为骨间肌的运动障碍。

4. 指深屈肌　由正中神经和尺神经共同支配。

前臂肌的神经支配，见表6-4。

表6-4　前臂肌的神经支配

肌群		名称	神经支配
前群	第1层	肱桡肌	桡神经
		旋前圆肌	正中神经
		桡侧腕屈肌	
		掌长肌	
		尺侧腕屈肌	尺神经
	第2层	指浅屈肌	正中神经
	第3层	指深屈肌	正中神经、尺神经
		拇长屈肌	正中神经
	第4层	旋前方肌	
后群	浅层	桡侧腕长伸肌	桡神经
		桡侧腕短伸肌	
		指伸肌	
		小指伸肌	
		尺侧腕伸肌	
	深层	旋后肌	
		拇长展肌	
		拇短伸肌	
		拇长伸肌	
		示指伸肌	

（四）手肌的神经支配

手肌主要包括外侧、中间和内侧三群。外侧群主要包括拇短展肌、拇短屈肌、拇对掌肌和拇收肌，内侧群主要包括小指展肌、小指短屈肌和小指对掌肌，中间群主要包括蚓状肌、骨间掌侧肌和骨间背侧肌。手肌主要接受正中神经和尺神经支配。

1. 拇短展肌、拇短屈肌、拇对掌肌　由正中神经支配。

2. 拇收肌、小指展肌、小指短屈肌、小指对掌肌、骨间掌侧肌和骨间背侧肌由尺神经支配。

3. 蚓状肌　由正中神经和尺神经共同支配。

手肌的神经支配，见表 6-5。

表 6-5　手肌的神经支配

肌群	名称	神经支配
外侧群	拇短展肌	正中神经
	拇短屈肌	
	拇对掌肌	
内侧群	拇收肌	尺神经
	小指展肌	
	小指短屈肌	
	小指对掌肌	
中间群	蚓状肌	正中神经、尺神经
	骨间掌侧肌	尺神经
	骨间背侧肌	

第七章　下肢部

学习目的

1. 掌握下肢骨和骨连结的组成，下肢带肌、大腿肌、小腿肌肌肉的附着点及功能，以及支配下肢部肌肉的主要神经。

2. 熟悉足肌肌肉的附着点及功能。

3. 了解主要神经的走行，为理论学习及临床实践提供必要的理论指导。

学习要点

①下肢骨。②下肢骨的骨连结。③下肢带肌、大腿肌、小腿肌肌肉的附着点及功能。④支配下肢部肌肉的主要神经。

第一节　骨与骨连结

一、骨

下肢骨共 62 块，每侧 31 块，分为下肢带骨和自由下肢骨两部分。下肢带骨即髋骨；自由下肢骨包括股骨、髌骨、胫骨、腓骨及跗骨、跖骨、趾骨。

（一）下肢带骨

下肢带骨即髋骨（hip bone），为不规则骨，上部宽扁，中部窄厚，有朝向下外方的深窝，称髋臼（acetabulum）；髋臼下部有一大孔，称闭孔（obturator foramen）。幼儿时的髋骨由髂骨、耻骨和坐骨 3 块骨借软骨连结而成，16 岁左右软骨骨化，这

3 块骨结合成一块髋骨（图 7-1）。左右髋骨、骶骨、尾骨以及它们之间的骨连结一起构成骨盆，髋骨与股骨则构成髋关节。

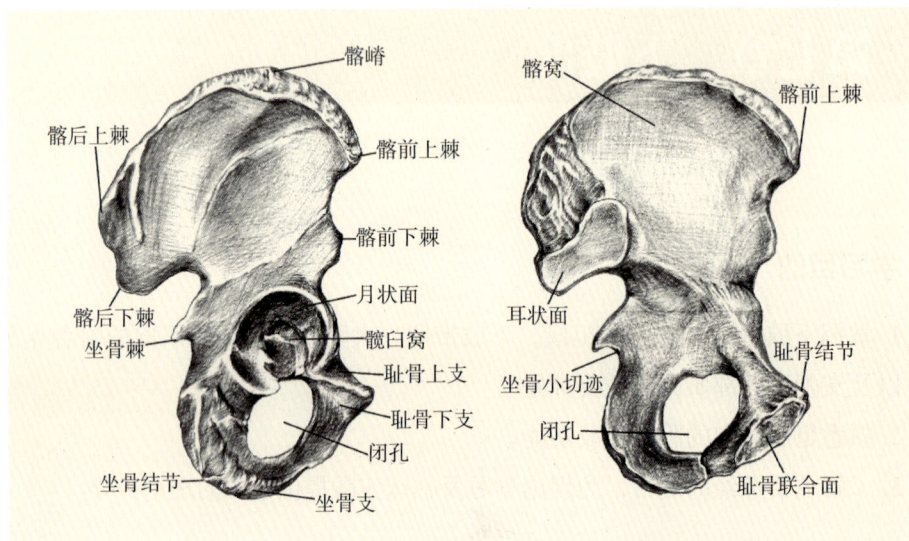

图 7-1　髋骨

1. 髂骨（ilium）　髂骨位于髋骨后上方，分为肥厚的髂骨体和扁阔的髂骨翼两部分（图 7-1）。髂骨体肥厚而不规则，构成髋臼的上部。髂骨翼位于髂骨体上部，扁阔而薄，其上缘肥厚，形成弓形的髂嵴（iliac crest）。两侧髂嵴的最高点约平第 4腰椎棘突，是计数椎骨的标志。髂嵴前后端各有两个突起，前端上方的突起称髂前上棘（anterior superior iliac spine），髂前上棘是缝匠肌肌腱附着处，也是骨盆宽度与下肢全长两个指标的测量标志；髂前上棘下方的突起称髂前下棘（anterior inferior iliac spine），是股直肌肌腱附着处。髂嵴后端上方的突起称髂后上棘（posterior superior iliac spine），髂后上棘约平 S_2 棘突，取决于髋骨与骶骨间相互位置关系；后端下方的突起称髂后下棘（posterior inferior iliac spine）。髂前上棘后方 5～7cm、髂嵴的前、中 1/3 交界处向外侧突出，称为髂结节。髂后下棘下方为较深的凹陷，称坐骨大切迹（greater sciatic notch）。髂骨翼内面的浅窝光滑而凹陷，称髂窝（iliac fossa），构成骨盆的侧壁。髂窝下界圆钝的骨嵴称为弓状线（arcuate line）。髂骨翼后下方耳形的粗糙面为耳状面（auricular surface），与骶骨耳状面形成骶髂关节。耳状面后上方有一粗糙骨面为髂粗隆（iliac tuberosity）；髂骨翼外面为臀面，有臀肌附着。

2. 耻骨（pubis）　耻骨构成髋骨前下部，分体和上下二支，耻骨体组成髋臼前下 1/5（图 7-1）。耻骨体与髂骨体结合处骨面粗糙隆起，称为髂耻隆起。髂耻隆起向前内方伸出耻骨上支，其末端急转向下为耻骨下支。耻骨上下支移行处内侧椭圆形粗糙面为耻骨联合面（symphysial surface），两侧耻骨联合面借软骨构成耻骨联合。耻骨上下支移行处上方骨性突起为耻骨结节（pubic tubercle），是腹股沟韧带及腹直肌肌腱附着处。耻骨上支上面的锐嵴为耻骨梳，向前止于耻骨结节，向后移行于弓状线。耻骨结节到中线的粗钝上缘为耻骨嵴。耻骨下支向后下方与坐骨支汇合，耻骨与坐骨共同构成闭孔，活体有闭孔膜封闭，孔的上缘有闭孔沟。

3. 坐骨（ischium） 构成髋骨后下部，分坐骨体和坐骨支（图 7-1）。坐骨体组成髋臼的下 2/5，后缘有突起的坐骨棘（ischial spine）。坐骨棘下方为坐骨小切迹（lesser sciatic notch）。坐骨棘与髂后下棘之间为坐骨大切迹。坐骨体向前、内、上方延伸为较细的坐骨支，末端与耻骨支结合。坐骨体与坐骨支移行处后部粗糙的隆起为坐骨结节（ischial tuberosity），是骶结节韧带附着处。端坐位时，骨盆与座椅接触的骨突就是坐骨结节。

4. 髋臼（acetabulum） 髋臼位于髋骨外侧面，髂骨、耻骨和坐骨三者汇合处，呈半球形深凹。髋臼中间部位被关节软骨所深陷，不形成关节面，称髋臼窝。髋臼侧壁为马蹄形关节面，内有软骨衬垫，髋臼边缘下部的缺口称髋臼切迹，有髋臼横韧带（acetabular transverse ligament）相连。髋臼顶部承受股骨头最大的压力，此处的软骨最厚。髋臼腔因髋臼边缘软骨盂唇附着而加深，可容纳股骨头的 2/3，增加了髋关节的稳定性。

（二）下肢自由骨

1. 股骨（femur） 股骨是人体最长、最结实的长骨，长度约为体高的 1/4，分一体两端。体粗壮，为圆柱形，全体微向前凸（图 7-2）。

股骨近端有朝向内上前方的股骨头（femoral head），与髋臼相关节。头中央稍下方有一小的凹陷是股骨头凹，为股骨头韧带附着处。股骨头下外侧的狭细部称股骨颈。股骨颈与股骨体连接处上外侧的方形隆起称大转子（greater trochanter），内下方的骨性隆起为小转子（lesser trochanter）。大转子的内侧与股骨颈的骨松质连接，后上部游离于股骨颈形成转子窝。大转子是测量自由下肢长的骨性标志，在体表可触及。大转子外侧面及后缘是臀部、盆骨、下肢的肌肉肌腱附着点，这些肌肉对旋转和外展下肢起重要作用。小转子为髂腰肌附着点。大、小转子之间，前面有转子间线（line intertrochanteric），后面有转子间嵴（crest intertrochanteric），它们均为关节囊及旋转髋关节诸肌的附着点。

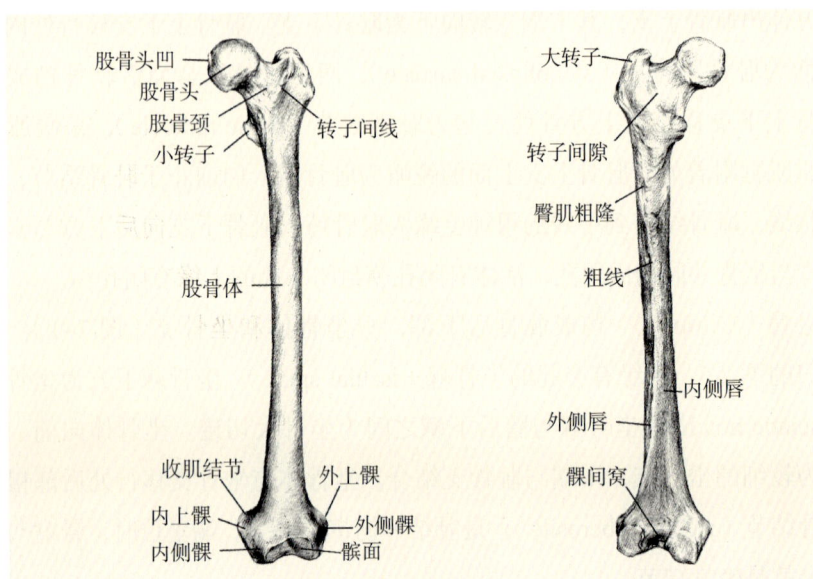

图 7-2 股骨

股骨体略向前，上段呈圆柱形，中段呈三棱柱形，下段前后略扁。体后面有纵行骨嵴，为股骨粗线（linea aspera）。此线近侧分叉，向上外延续于粗糙的臀肌粗隆（gluteal tuberosity），其是臀大肌的附着点；向上内侧延续为耻骨肌线。股骨粗线远端也分为内、外两线，即股骨粗线内侧唇和外侧唇，二唇线间的骨面为腘面。粗线中点附近有朝下的滋养孔。

股骨远侧端有两个向后突出的膨大，为内侧髁（medial condyle）和外侧髁（lateral condyle）。内、外侧髁的前面、下面和后面都是光滑的关节面。两髁前方的关节面彼此相连，形成髌面，与髌骨形成髌股关节。两髁后部之间的窝称髁间窝（intercondylar fossa）。两髁外侧面最突起处，分别为内上髁（medial epicondyle）和外上髁（lateral epicondyle）。内上髁后上方的小突起，称收肌结节，为大收肌附着处。

颈干角：股骨颈与股骨干纵轴所形成的夹角称颈干角。成年人平均约 125°，如果颈干角＞125°，称为髋外翻，并伴有下肢长度增加；颈干角＜125°，称为髋内翻，并伴有下肢长度的减少。

前倾角：股骨颈的轴线与股骨内外髁的髁间连线间有一向前扭转的角度，为 10°～15°（平均 12°）。如果前倾角＞12°，将使股骨头部分暴露，走路时为保持股骨头处于髋臼窝内，下肢有内旋倾向；＜12°，走路时有外旋倾向。在儿童中，前倾角加大或减小均为正常现象，通常随生长发育而消失。

2. 髌骨（patella） 是人体最大的籽骨，位于股骨下端前面、股四头肌肌腱内。髌骨上宽下尖，前面粗糙，后面为关节面，与股骨髌面相关节。髌骨可加大股四头肌的力臂，为伸膝动作创造良好的力学条件（图7-3）。

3. 胫骨（tibia） 胫骨位于小腿内侧，是粗大的长骨，为小腿主要承重骨（图7-4）。

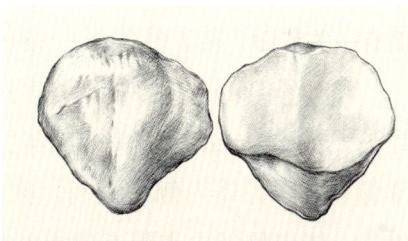

图7-3 髌骨

胫骨分一体两端，上端膨大，向两侧突出，形成内侧髁和外侧髁，与股骨下端的内、外侧髁以及髌骨共同构成膝关节。外侧髁后下方有腓关节面与腓骨小头形成关节。内、外侧髁之间的粗糙隆起为髁间隆起（intercondylar eminence）。髁间隆起前后各有一凹陷的粗糙面，分别为髁间前窝和髁间后窝。胫骨近端前面的粗糙隆起称胫骨粗隆（tibial tuberosity），为髌韧带附着处。胫骨近端内侧缝匠肌、股薄肌、半腱肌三块肌肉附着处称为鹅足（pes anserinus tendon）。

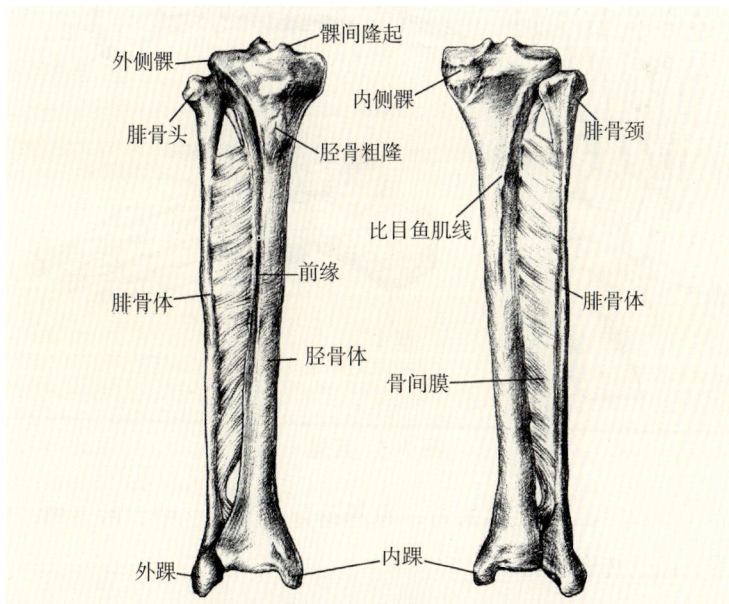

图7-4 胫腓骨

胫骨体呈三棱柱形，其前缘较锐利称为前嵴，由皮肤表面可以摸到。外侧缘为小腿骨间膜附着处，为骨间嵴。胫骨后面上方有斜向内下方的粗线，叫做比目鱼肌线。

胫骨远端稍膨大，内侧有一向下的骨突，为内踝（medial malleolus），内踝外侧的关节面称内踝关节面，与距骨相关节；外侧有一三角形切迹，称腓切迹；下端下面有一关节面，称下关节面，与距骨相关节。内、外踝皆可在体表扪及。

4. 腓骨（fibula） 腓骨位于小腿外侧，分一体两端。腓骨近端稍膨大，称腓骨头（fibular head），有关节面与腓骨头关节面相关节（图7-4）。头下方缩窄，称腓骨颈。腓骨体内侧缘锐利，称骨间缘，与胫骨的骨间缘相对，其间有骨间膜附着。体内侧近中点处有向上开口的滋养孔。腓骨远端膨大，形成外踝（lateral malleolus），其内侧面有一关节面称外踝关节面，与距骨相关节。外踝的后方有踝沟，起着骨性滑车的作用，肌腱由此通过。腓骨不与股骨相关节，有辅助负重功能，能够扩大肌肉的附着面，加强胫骨的支持作用。

5. 足骨 足骨包括跗骨、跖骨、趾骨（图7-5）。

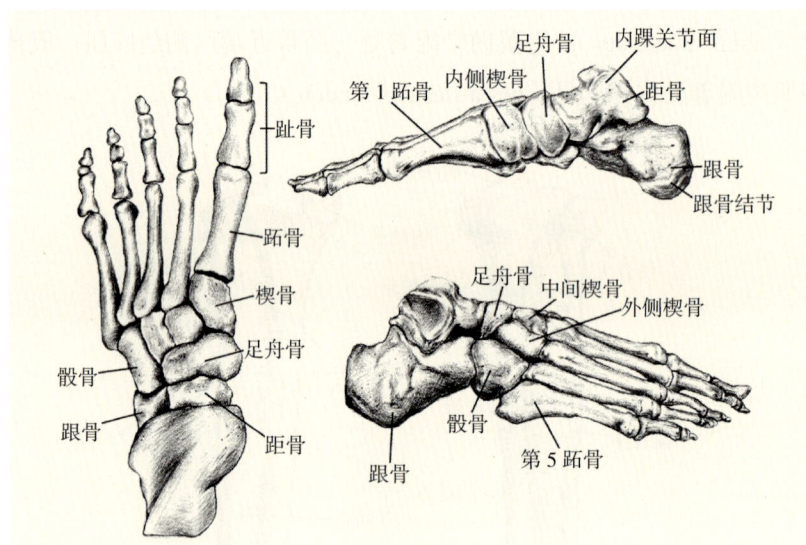

图7-5　足骨

（1）**跗骨（tarsal bones）** 属短骨，每侧跗骨分为前、中、后三列，构成足的后部，不仅负重，而且传递压力。

1）后列包括前上方的距骨（talus）和后下方的跟骨（calcaneus）。

距骨分为头、颈、体3个部分，共有6个关节面，与周围诸骨构成关节（图7-6）。距骨上表面有前宽后窄的关节面，称距骨滑车（trochlea of talus），与内外踝及胫骨下关节面相关节。距骨下方与跟骨相关节，前面与足舟骨相关节。距骨没有肌肉或肌腱附着，距骨后面有两个骨性突起，构成内侧和外侧距骨结节，两者间有踇长屈肌腱经过。

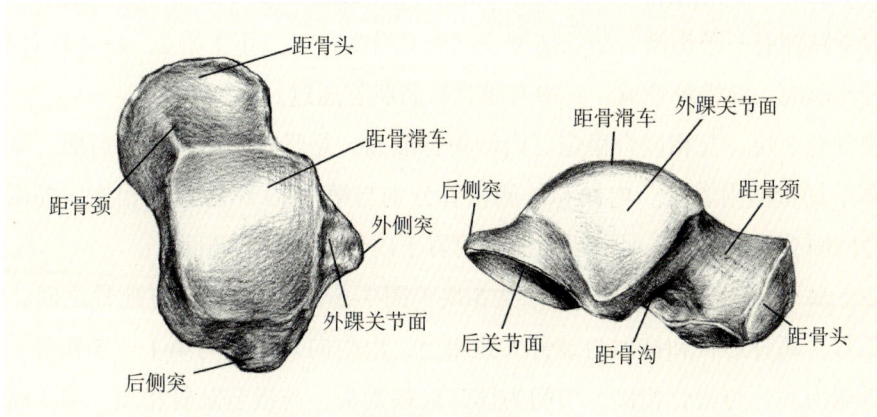

图 7-6　距骨

跟骨（calcaneal）是最大的跗骨（图 7-7），其前 2/3 称跟骨体，体后部为隆突的跟骨结节（tuberosity calcaneal），后面为跟腱附着点。跟骨内侧载距突为许多韧带的附着处，下面为足底腱膜、足内在肌及韧带的附着处。

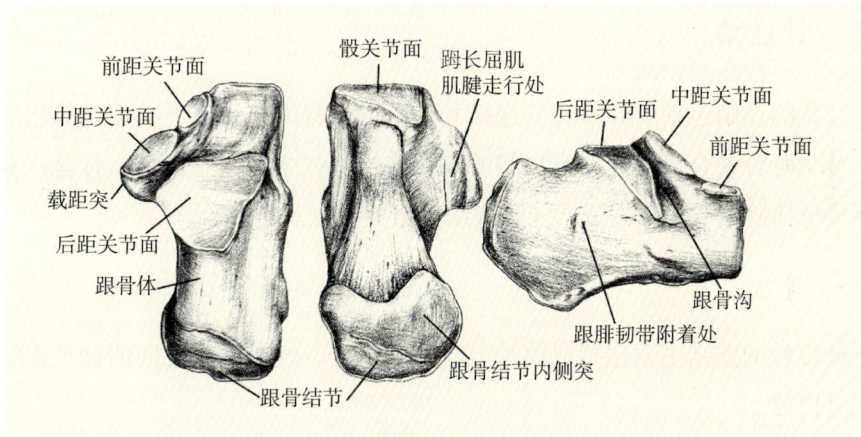

图 7-7　跟骨

2）中列为足舟骨（navicular bone）（图 7-5），其前凸后凹，后面与距骨相关节，前面与 3 块楔骨构成关节。足舟骨内下方的隆起，称舟骨粗隆（tuberosity of navicular bone），是测量内侧纵弓高度的骨性标志。足舟骨内侧有一结节，为胫骨后肌肌腱主要止点，跖面附有跟舟上内韧带和跟舟下韧带（即跟舟足底韧带复合体）。

3）前列从内侧向外侧依次为内侧楔骨（medial cuneiform bone）、中间楔骨（intermediate cuneiform bone）、外侧楔骨（lateral cuneiform bone）及跟骨前方的骰

骨（cuboid bone）。骰骨呈四方形，位于足中部外侧，后面接跟骨，前面接第4、5跖骨，下面有一圆形隆起称骰骨粗隆（tuberosity of cuboid bone）。

骰骨跖侧有一条沟槽，跖长韧带浅部纤维沿其走行，止于第2、3、4跖骨基底，经腓骨沟形成一纤维骨管道，其中有腓骨长肌肌腱通过。

楔骨有3块，互相嵌合稳定。内侧楔骨最大，是腓骨长肌、胫骨后肌、胫骨前肌和多个韧带的附着处。内侧和外侧楔骨分别与第2、3跖骨紧密相连，提供足内侧纵弓的固有骨性稳定，胫骨后肌肌腱附着于内外侧楔骨的跖面。

（2）**跖骨**（metatarsal bones）　共5块（图7-5），位于跗骨与趾骨之间，为短管状长骨。跖骨形状和排列与掌骨大致相当，由内向外依次为第1～5跖骨。每一跖骨近端为底，与跗骨相接，中间为体，远端为头，与近节趾骨相接。第5跖骨底向后突出，称第5跖骨粗隆。

（3）**趾骨**（phalanges of toes）　位于足前部（图7-5），每侧14块，属长骨，由内侧向外侧排列，分别是第1～5趾骨。除姆趾为2节外，其他各趾均为3节，每节趾骨均分为趾骨底、体和头。第1趾骨粗壮，其余趾骨细小。

二、骨连结

下肢骨的连结包括下肢带骨的连结和自由下肢骨的连结。下肢带骨的连结包括骶髂关节、耻骨联合、髋骨与脊柱间的韧带连接、髋骨的固有韧带、骨盆；自由下肢骨连接包括髋关节、膝关节、胫腓连结、足关节以及足弓。

（一）骨盆

下肢带骨的连结主要包括骶髂关节、耻骨联合、髋骨与脊柱间的韧带连结、髋骨的固有韧带。

1. 骶髂关节（sacroiliac joint）　骶髂关节属平面关节，由骶骨与髂骨的耳状面相关节而构成。由于重力要经此关节传到髋关节，故该关节的稳固性十分重要。骶髂关节面凹凸不平，但互相嵌合十分紧密，同时关节囊较紧张，并有强有力的韧带加固，因此关节活动范围十分微小。

骶髂关节韧带包括骶髂骨间韧带、骶髂腹侧韧带、骶髂背侧韧带、骶结节韧带、骶棘韧带（图7-8）。

骶髂骨间韧带（interosseous sacroiliac ligament）位于关节面的后上方，位于骶骨粗隆和髂骨粗隆之间。韧带由多种方向走行的纤维组成，并覆盖了关节全长的一半。骶髂骨间韧带和骶骨后面还有多层骶髂背侧韧带覆盖。

骶髂腹、背侧韧带分别位于骶髂关节的腹侧和背侧，较薄，不像后方的骨间韧带那样广阔。骶髂腹、背侧韧带将骶骨悬在髂骨上，当所承担的重量将骶骨向下压时，这些韧带能够起到减重的作用。此外，这些韧带也限制了骶髂关节过度活动。

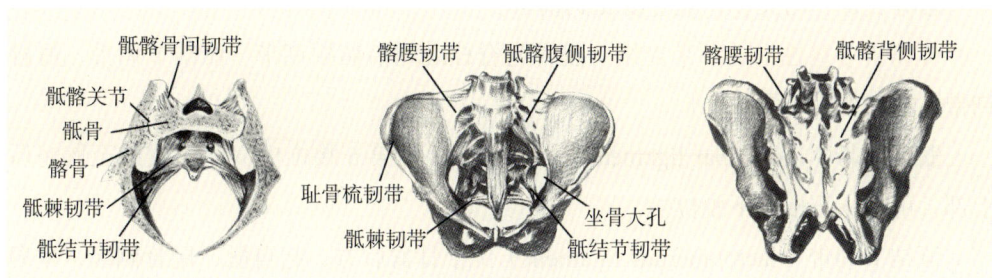

图 7-8 骶髂关节

2. 耻骨联合（public symphysis） 由两侧耻骨联合面借耻骨间盘及韧带连结而成（图 7-9）。两侧耻骨联合关节面均覆有透明软骨，耻骨间盘由纤维软骨构成，耻骨联合上下方分别有耻骨上韧带和耻骨弓状韧带。腹直肌附着于耻骨联合。耻骨间盘中往往出现一矢状位的裂隙，女性较男性厚，裂隙也较大，女性分娩过程中，耻骨间盘中的裂隙将增宽以增大骨盆的径线，故孕妇和经产妇尤为显著。

耻骨联合是微动关节，通常情况下有极小量的运动。过度用力如跳跃落地、交通事故中膝部撞击仪表板、双下肢不等长行走、强有力的屈髋动作突然受阻等情

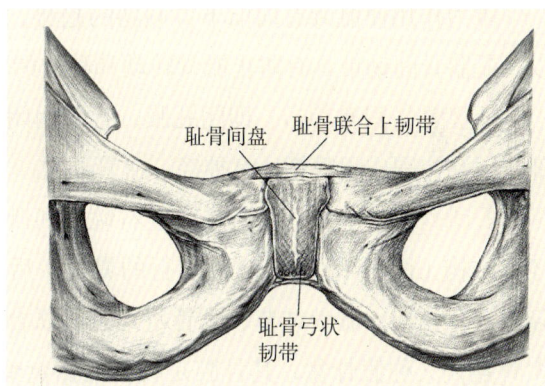

图 7-9 耻骨联合

况，都可造成骶髂关节或耻骨联合的损伤。此外，耻骨联合及骶髂关节均参与构成骨盆，因此骶髂关节发生运动时也会伴有耻骨联合的运动。

3. 骶尾关节（sacrococcygeal joint） 由第 5 骶椎体与第 1 尾椎体借纤维性椎间盘构成。骶尾关节在尾骨肌作用下协助固定骶骨和尾骨，防止骶骨上端因承受重量而过度前倾。中年以后骶骨与尾骨中间的椎间盘常骨化而变成不动关节。

4. 腰骶关节（lumbosacral joint，LSJ） 腰骶关节指第 5 腰椎和第 1 骶椎间通

过椎间盘和周围软组织构成的连结。腰骶部处于躯干与骨盆、下肢相交处，位于腰椎生理前凸与骶椎生理后凸的交接部。腰骶部在第 5 腰椎和第 1 骶椎之间形成一个约 40°的角，上方为活动性较大的腰椎，下方为固定的骶椎，这种结构使腰骶部必须承受较大的伸屈、旋转和剪式应力，几乎所有的动作都要以腰骶为轴完成，是人体"忍辱负重"的关节，最容易受到伤害。

5. 髋骨与脊柱间的韧带连结　髋骨与脊柱之间借髂腰韧带、骶结节韧带、骶棘韧带连结与加固（图 7-8）。

髂腰韧带（iliolumbar ligament）强韧肥厚，由第 5 腰椎横突横行放散至髂嵴后上部，可防止腰椎向下脱位。

骶结节韧带（sacrotuberous ligament）位于骨盆后方，起自骶、尾骨侧缘，呈扇形走行，附着于坐骨结节内侧缘。

骶棘韧带（sacrospinous ligament）位于骶结节韧带前方，起自骶、尾骨侧缘，呈三角形，止于坐骨棘。

骶棘韧带与坐骨大切迹围成坐骨大孔，骶棘韧带、骶结节韧带和坐骨小切迹围成坐骨小孔。肌肉、血管和神经等从盆腔经坐骨大、小孔达臀部和会阴。

重力作用使骶岬有向前下方倾斜的趋势，而髂腰韧带、骶结节韧带、骶棘韧带以及骶髂骨间韧带具有防止骶骨转动和移位的作用。

6. 髋骨的固有韧带　即闭孔膜，它封闭闭孔并为盆内外肌肉提供附着；膜的上部与闭孔沟围成闭膜管，有神经、血管通过。

7. 骨盆（pelvic）　骨盆是由左右髋骨和骶、尾骨以及其间的骨连结构成的骨性环状结构（图 7-10）。骨盆被斜行的界线（后方起于骶骨岬，经髂骨弓状线、髂耻隆起、耻骨梳、耻骨结节、耻骨嵴到耻骨联合上缘连线）分为两部分：界线以上叫大骨盆，又称假骨盆，其骨腔是腹腔的髂窝部；界线以下叫小骨盆，又称真骨盆，其内腔即盆腔，前界为耻骨和耻骨联合，后界为骶、尾骨的前面，两侧为髋骨的内面、闭孔膜及韧带，侧壁上有坐骨大、小孔。小骨盆有上、下两口，上口又称为入口，由界线围成；下口又称为出口，高低不平，呈菱形，其周界由后方向前为尾骨尖、骶结节韧带、坐骨结节、坐骨下支、耻骨下支、耻骨联合下缘。

人体正常站立时，骨盆向前倾斜，两侧髂前上棘与两侧耻骨联合位于同一冠状面内，尾骨尖与耻骨联合上缘位于同一水平面上。此时，小骨盆上口平面与水平面之间存在一定角度，即骨盆倾斜角。男性约 50°～ 55°，女性约 60°。骨盆倾斜角可因身体姿态和性别而异，过大或过小可能导致脊柱畸形。

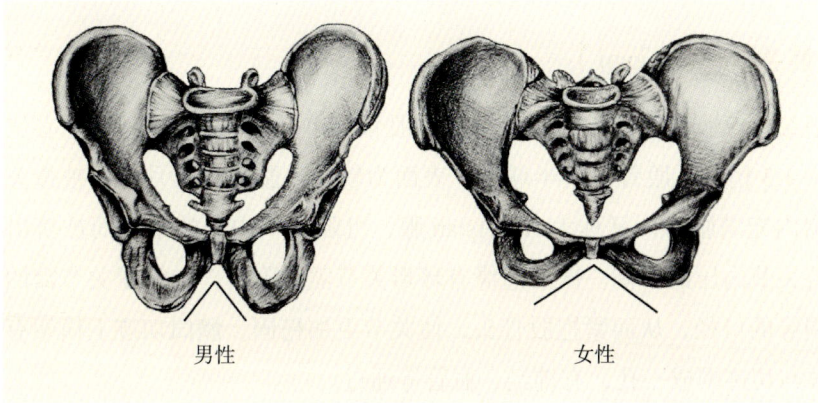

男性　　　　　　　　　女性

图 7-10　骨盆

　　骨盆是连接躯干和下肢的桥梁，可有效地传递重力和保护盆腔内器官。由于骨盆可以转动，并具有一定的弹性，在运动中可起到缓冲震动的作用。骨盆还可协调躯干与下肢的运动，并可增大下肢运动的幅度。为实现重力的传递，骨盆在人体直立过程中形成了骨弓（图 7-11）。站立时，重力经第 5 腰椎传至骶骨，经骶髂关节分至两侧的髋骨，再经髋臼传至股骨并向下到达下肢，这种力的传递曲线称为股骶弓，即"立弓"；坐位时，重力由骶髂关节传导至两侧的坐骨结节，此种力的传递曲线称为坐骶弓，即"坐弓"。与此同时，骨盆的前面还形成两条约束弓，一条为在耻骨联合处连接两侧耻骨上支的约束弓，它可对抗站立姿势时作用于髋臼和骨盆侧壁上的挤压应力；另一条为连接两侧坐骨支和耻骨下支的耻骨弓，它可对抗坐位时坐骨结节处的分离应力。

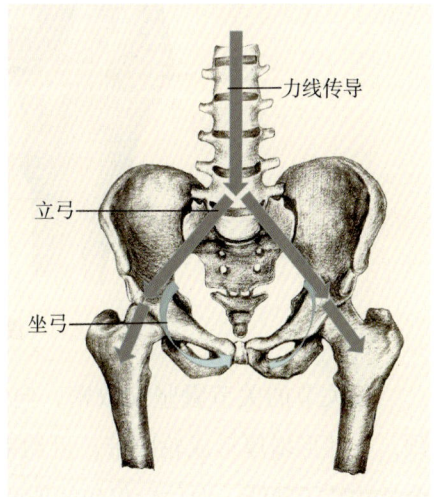

力线传导

立弓

坐弓

图 7-11　骨盆力线传导

　　骨盆位于躯干和下肢之间，其运动是在骶髂关节和髋关节之间进行的。骨盆的运动会引起躯干和下肢的运动，躯干和下肢的运动也会引起骨盆的运动。骨盆基本运动有前倾、后倾、侧倾、旋转和环转。骨盆绕额状轴可做前倾（如体前屈或仰卧起坐动作）和后倾（如体后伸或下桥动作）运动；绕矢状轴可做侧倾运动（如上下台阶的动作）；绕垂直轴可做回旋动作（如跑步时增大步幅的动作）；此外，还可以做环转动作（如武术中涮腰动作）。

（二）髋关节（hip joint）

1. 解剖结构 髋关节的关节面由髋臼和股骨头组成（图 7–12），其中心位于腹股沟韧带中 1/3 稍下。股骨头呈半球形，表面为软骨。髋臼内仅月状面被覆关节软骨，髋臼窝内充满脂肪，又称为 Haversian 腺，可随关节内压的增减而被挤出或吸入，以维持关节内压的平衡。髋臼边缘有环形关节盂缘附着，加深了关节窝的深度并缩小其周缘的口径，从而紧抱股骨头，使关节更加稳固。髋臼切迹上横架有髋臼横韧带，并与切迹围成一孔，有神经、血管等通过。

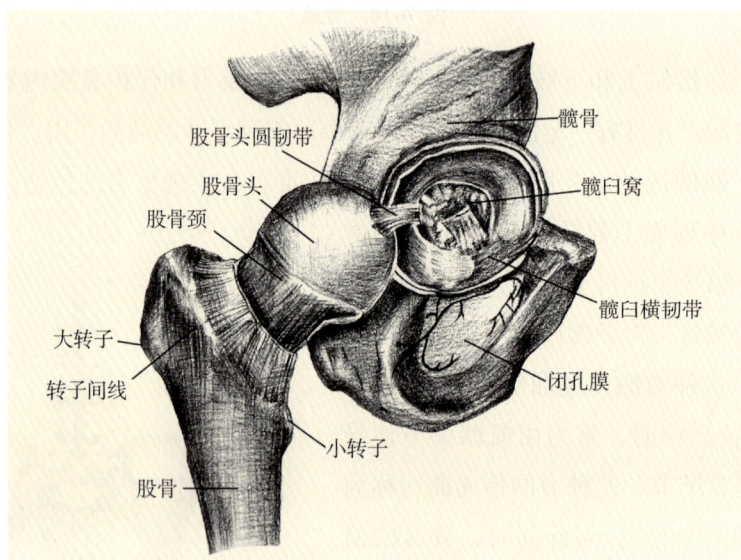

图 7–12 髋关节

髋关节的关节囊坚韧致密，向上附着于髋臼周缘及髋臼横韧带，下端达股骨颈，并环形增厚形成轮匝带，可约束股骨头向外脱出；关节囊在前壁包绕股骨颈的全长达转子间线，而后壁仅包绕股骨颈内侧 2/3（转子间嵴略上方处），因而股骨颈骨折有囊内囊外之分。

髋关节的韧带强劲有力，进一步增加了髋关节的稳定性。囊外韧带包括髂股韧带、耻股韧带、坐股韧带（图 7–13），囊内韧带指股骨头圆韧带。

髂股韧带（iliofemoral ligament）位于关节前面，是人体强有力的韧带之一，它起于髂前下棘下方，向下呈"人"字形，经关节囊前方止于转子间线（图 7–13）。髂股韧带很强大，除加强关节囊外，还可以限制大腿过度后伸，站立时，髂股韧带使身体的重量落于股骨头上，防止骨盆在股骨上向后移动，与臀大肌共同将身体牵拉至直立位，对维持直立姿势具有重要意义。髂股韧带上部或髂转子部的张力同时可以限制其内收，从而限制由于过伸引起的脱位。在髋关节的所有运动中，除屈曲外，髂股韧带均维持一定的紧张状态。

耻股韧带（pubofemoral ligament）在关节囊的前下方，起于耻骨上支，向外下方与关节囊融合，可限制髋关节过度外展和外旋（图7-13）。

坐股韧带（ischiofemoral ligament）位于髋关节后面，起自坐骨体，向外上方与关节囊融合，止于大转子处。坐股韧带相对较薄，可限制髋关节内收和内旋运动。耻股韧带和坐股韧带还可共同限制髋关节的外展（图7-13）。

股骨头圆韧带（ligament of head of femur）位于关节腔内，连接髋臼横韧带和股骨头凹（图7-12）。营养股骨头的血管从此韧带中通过，成年后血管封闭，有加固髋关节的作用。

髋关节的结构具有以下特点：股骨头深藏于髋臼窝内，关节囊相对紧张而坚韧，多条韧带强有力加固，髋关节周围肌肉数量多而收缩有力。因此在功能上，髋关节运动幅度远不及肩关节，但稳固性较好，以适应其承重和行走功能。但髋关节囊的后下部相对较薄弱，股骨头易向后下方脱出，形成后脱位。

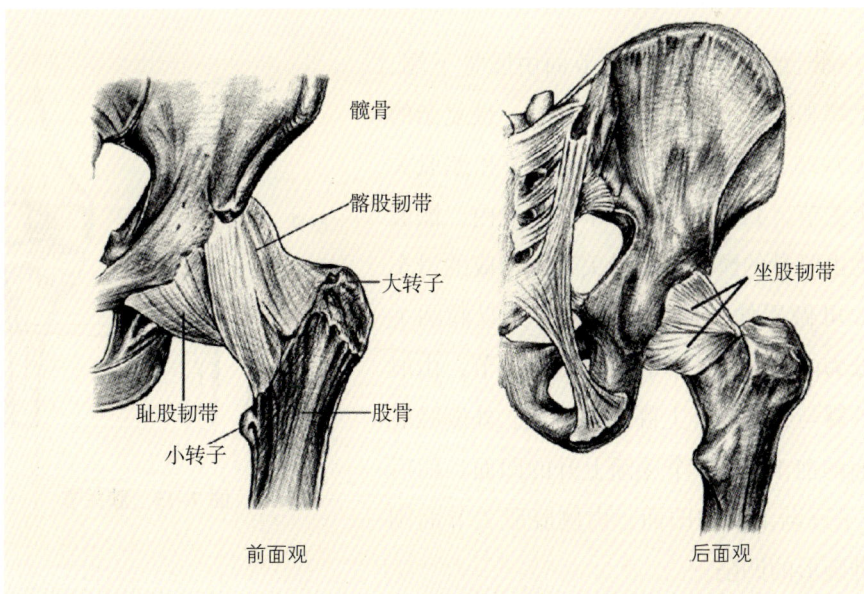

图7-13　髋关节韧带

2. 运动   髋关节是典型的球窝形关节，由于关节窝特别深，故又称杵臼关节，可完成屈、伸、外展、内收、旋内、旋外和环转运动（图 7-14）。绕额状轴可做屈、伸运动，如向前、后踢腿动作；绕矢状轴做内收、外展运动，如向内、外侧踢腿动作；绕垂直轴做内旋、外旋运动，如直腿时足做内、外八字动作；此外还可做环转和水平屈伸运动。

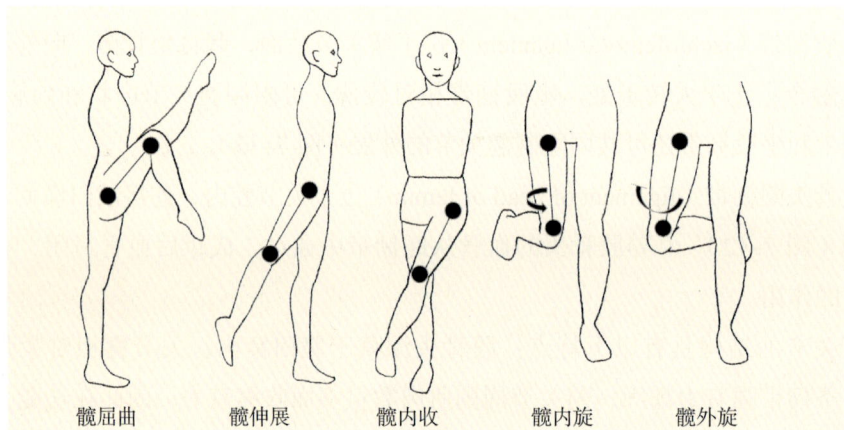

| 髋屈曲 | 髋伸展 | 髋内收 | 髋内旋 | 髋外旋 |

图 7-14   髋关节运动

（三）膝关节（knee joint）

1. 解剖结构   膝关节关节面由股骨下端、胫骨上端和髌骨构成，是人体最大、最复杂的关节（7-15）。膝关节包括胫股关节和髌股关节 2 个关节，共同包绕在一个关节囊内。髌股关节为由股骨的髌面和髌骨关节面构成的滑车关节，可做屈伸运动。胫股关节为双椭圆关节，分为内侧胫股关节和外侧胫股关节，由股骨内外髁与胫骨内外上髁分别组成。外侧胫股关节面的前 1/3 是一个逐渐上升的凹面，而后 2/3 则呈逐渐下降的凹面，内侧胫股关节面则呈一种碗形的凹陷。

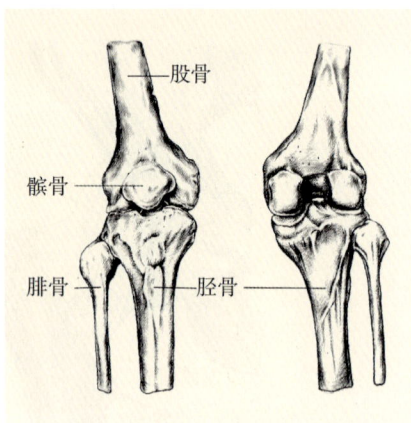

图 7-15   膝关节

股骨髁为突起形，胫骨髁是平的（亦称胫骨平台），因此胫股关节面形状不相吻合，关节腔亦较宽大，内含半月板。半月板（meniscus）是垫在膝关节股骨与胫骨之间半月形的纤维软骨盘，内侧半月板大而较薄，呈"C"形，前角窄而薄，后角宽阔而稍厚，外侧缘与关节囊及胫侧副韧带紧密相连，因此胫侧副韧带的损伤常合并内侧半月板撕裂。外侧半月板较小，近似"O"形，中部宽阔，前、后部均较狭窄，前后角的距离很接近，外侧缘亦与关节囊相连。半月板两端借韧带附着于胫骨髁间隆起，两个半月板的前端常借膝横韧带相连。半月板是关节内唯一没有滑膜覆盖的组织，其冠状断面呈三角形结构。半月板具有加深关节窝，使上下两关节面吻合、缓冲震动和保护膝关节的功能。

半月板还具有一定的活动性，其位置可随膝关节的运动而改变。屈膝时，半月板滑向后方，伸膝时，半月板滑向前方；屈膝回旋时，一侧半月板滑向前，另一侧则滑向后。膝关节在进行屈曲、回旋状态下突然伸直的急骤强力动作时，此刻半月板恰好处在股、胫骨内外侧髁的突起部位中间，可因受到强烈冲击、挤压而容易造成损伤。由于内侧半月板与胫侧副韧带紧密相连，所以内侧半月板的损伤机会较多。

膝关节的关节囊薄而松弛，有很多隐窝，附于各关节面的周缘。关节囊上起自股骨髁间线，但两侧仅高于关节边缘 1.25cm 左右，所以股骨的内外侧髁均位于关节囊外。

膝关节腔内的空隙多由含有脂肪组织的滑膜襞来填充。髌骨下方正中线两侧，滑膜形成皱襞，突入关节腔内，皱襞内充填以脂肪和血管，叫做翼状襞，具有缓冲震动及调节关节内压力的作用。

膝关节周围还有很多滑膜囊，有的与关节腔相通，如髌上囊，位于股四头肌深面，可达髌骨上缘以上 5cm；有的不与关节腔相通，如位于髌韧带与胫骨上端之间的髌下囊。这些滑膜囊均可减少肌肉或肌腱与骨之间的摩擦。

膝关节周围有很多韧带（图 7-16）。

髌韧带（patellar ligament）为股四头肌肌腱的延续部分，起自髌骨，止于胫骨粗隆。髌韧带从前方加固关节，限制膝关节过度屈曲，并防止髌骨向侧方脱位。在髌韧带的两侧，有髌内、外侧支持带。

腓侧副韧带位于膝关节外侧稍后方，起自股骨外侧髁，止于腓骨头。其从外侧加固关节，并限制膝关节过伸。

胫侧副韧带呈宽扁束状，位于膝关节内侧偏后，起自股骨内上髁，止于胫骨内侧髁。其从内侧加固关节，并限制膝关节过伸。

腘斜韧带为半膜肌肌腱纤维的延续，起自胫骨内侧髁，斜向外上方，止于股骨外上髁，部分纤维与关节囊融合，其从后方加固关节。

　　膝关节囊内还有膝前、后交叉韧带。前交叉韧带（anterior cruciate ligament）起于胫骨髁间前窝，斜向后外上方，止于股骨外侧髁的内侧面，有限制胫骨过度前移的作用；后交叉韧带（posterior cruciate ligament）较前交叉韧带短而强韧，起自胫骨髁间后窝，斜向前内上方，止于股骨内侧髁的外面，具有限制胫骨后移的作用。此外，膝交叉韧带与胫侧副韧带、腓侧副韧带共同作用，防止伸膝位时胫骨内旋。

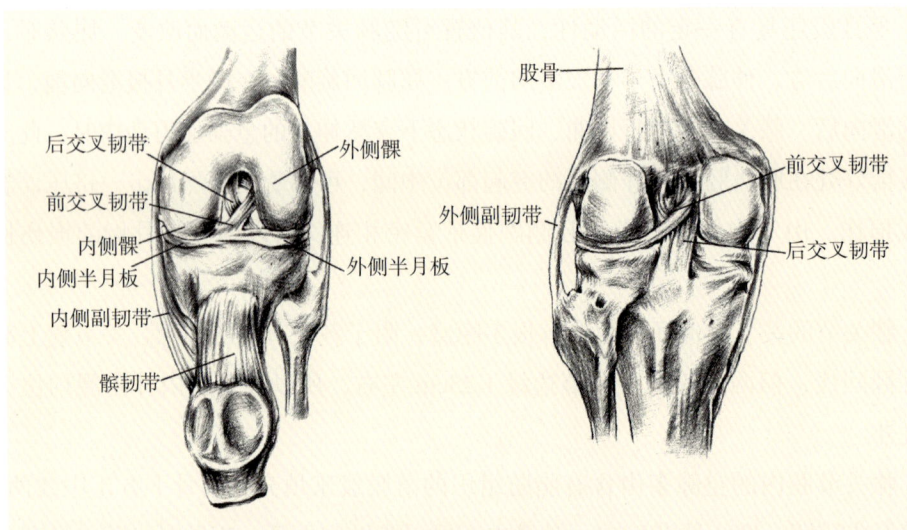

图 7-16　膝关节韧带

　　2. 运动　膝关节为椭圆-滑车关节，具有 2 个基本轴的运动，即屈、伸、内旋、外旋。由于内外侧胫股关节的相互制约作用，加之两侧韧带的限制，故一般情况下膝关节不能做内外旋运动，只能做屈伸运动（图 7-17）。但因为股骨内、外侧髁的后部是半球状关节面，当胫股关节屈曲 90°时，就成了双球窝形关节，且此时内外侧副韧带相对较松弛，除了能屈伸运动外，还能做小幅度旋转运动，如踢毽子等动作。

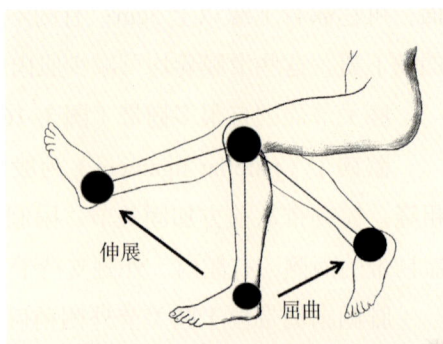

图 7-17　膝关节运动

（四）踝与足

1. 胫腓远端关节 胫腓骨连接紧密，近侧端有胫腓关节（tibiofibular joint）（平面关节），中间有小腿骨间膜（crural interosseous membrane），远侧端腓骨外踝与胫骨腓切迹借胫腓前后韧带连结。胫腓远端关节为微动关节，远端腓骨的相对运动与踝关节体位及受力方式有关。

2. 距上关节（距骨小腿关节，又称踝关节或胫距关节）

（1）解剖结构 由胫腓骨的下端与距骨滑车构成（图7-18）。由胫骨下关节面、内踝关节面、腓骨外踝关节面共同形成的叉状关节窝称踝穴。关节囊前后较薄，有利于踝关节的屈伸运动；两侧较厚，并有韧带加强。

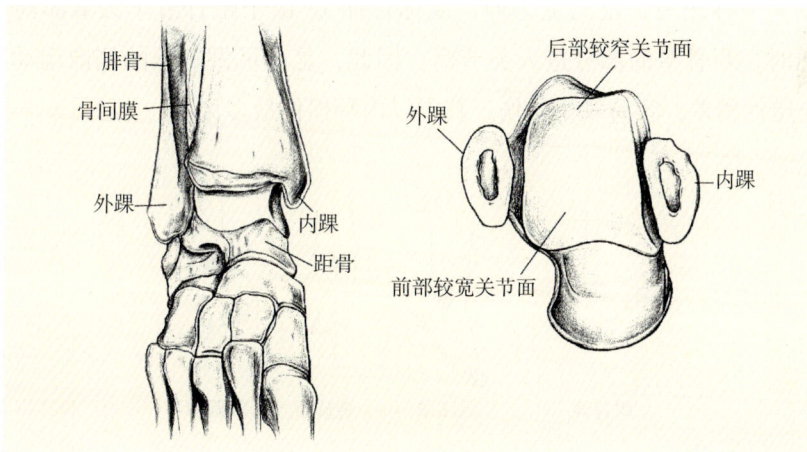

图 7-18 踝关节

踝关节韧带可分为联合韧带、内侧韧带（又称三角韧带）、外侧韧带（距腓前韧带、跟腓韧带、距腓后韧带）（图7-19）。

联合韧带主要维持腓骨与胫骨之间的关系，由胫腓前下韧带、胫腓后下韧带、胫腓横韧带和胫腓骨间韧带构成。内侧韧带起于内踝，呈扇形向下附着于足舟骨、距骨和跟骨，故又称三角韧带。由于附着部位不同，由后向前可分为四部分：距胫后韧带、跟胫韧带、胫舟韧带和位于其内侧的距胫前韧带。内侧韧带主要是阻止距骨外翻，还可限制足的背屈，前部纤维则限制足的跖屈。外侧有距腓前韧带、距腓后韧带和跟腓韧带3条独立的韧带，均起自外踝，分别向前内侧、后内侧及下后方形成弓束，止于距骨和跟骨。外侧韧带主要是防止跟骨过度内翻，距腓后韧带还可防止小腿骨向前脱位。当足过度跖屈内翻时，易损伤距腓前韧带及跟腓韧带。

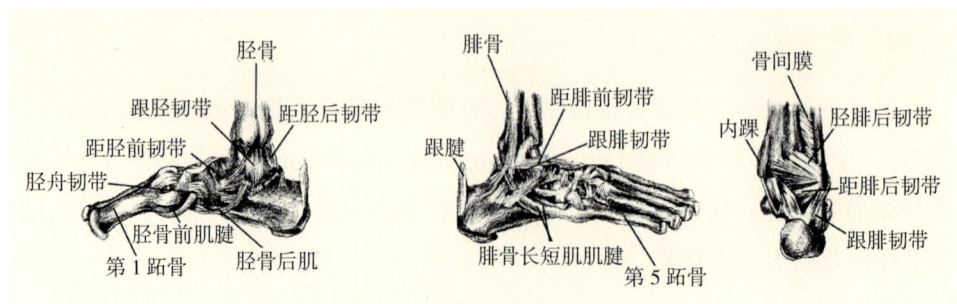

图 7-19　踝关节韧带

（2）**运动**　距上关节近似单轴的屈戌关节，可完成跖屈、背伸活动（图 7-20）。在足背伸或跖屈时，其旋转轴是可变的。绕距上关节额状轴，足可做屈伸运动（足向下为屈，或称跖屈；足向上为伸，或称背伸）。由于距骨滑车关节面前宽后窄，当足跖屈时，距骨窄的部分进入关节窝，因此，足尚可做轻微的侧向运动。此时，踝关节稳定性稍差，容易发生扭伤，其中以内翻损伤最多见。

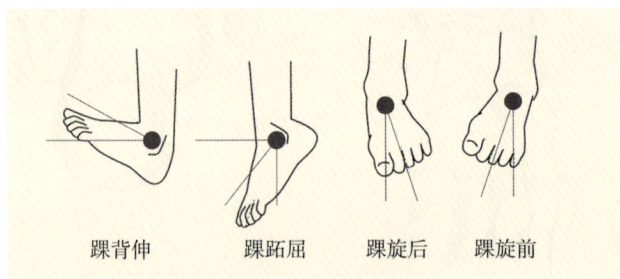

图 7-20　踝关节运动

3. 后足　后足连结由距下关节即距跟关节组成，属微动关节。距跟关节由距骨和跟骨的后关节面连接而成。距跟关节可以使足绕一个斜矢状轴做内翻（足内侧缘提起、外侧缘下降，足底转内侧）和外翻（足外侧缘提起、内侧缘下降，足底转向外下方）运动（图 7-21）。

4. 中足　中足部连结由距骨、足舟骨、楔骨和跖骨彼此相关节组成（图 7-21）。

距跟舟关节（talocalcaneonavicular joint）关节头为距骨头，关节窝由舟骨后方的距骨关节面、跟骨上面的前、中关节面构成，近似于球窝关节，但仅能微动。

跟骰关节（calcaneocuboidal joint）由跟骨的骰骨关节面与骰骨的后关节面构成，属微动关节。跗横关节或称 Chopart 关节，由跟骰关节、距跟舟关节联合构成，关节线呈"S"形弯曲横过跗骨群的中间，内侧部凸向前方，外侧部凸向后方。此二关节为独立关节，关节腔互不相通。两关节间有分歧韧带，起于跟骨背面，向前分为两束，一束止于舟骨，一束止于骰骨，临床上沿跗横关节线进行截肢手术时，必须切断此韧带。

跗跖关节（tarsometatarsal joint）由 3 块楔骨和骰骨的远侧面与 5 个跖骨底构成。跗跖关节为平面关节，可做轻微的运动。

足运动时，踝关节、距跟关节、距跟舟关节往往联合活动，所以一般将此三关节合称足关节。距骨在足关节中处于骨性关节盘的地位，即在上关节腔活动时，主要表现为足的跖屈和背伸运动，在下关节腔（距骨与跟骨、舟骨之间）活动时，通过跟骨后面和距骨颈上面中点连线的轴线（由后向前上方的斜线），跟骨、舟骨连同其他足骨相对距骨转动，足内侧缘上提，跖面转向内侧时叫做内翻，反之，足外侧缘提起，足跖面转向外侧时叫做外翻。一般情况下，足跖屈时常伴有内翻，足背伸时则常伴有外翻。

5. 前足 前足连结由跖骨和趾骨组成（图 7-21）。

跖趾关节（metatarsophalangeal joint）由各跖骨小头与各趾的第 1 节趾骨底构成。关节囊松弛，上面较薄，下面较厚，在跖侧及两侧有韧带加强。跖趾关节属椭圆关节，可做屈伸及轻微的收展运动。

趾骨间关节（joints of the digits）位于相续的两节趾骨之间，由趾骨滑车与其远侧趾骨的底构成，属于滑车关节。关节囊的两侧有侧副韧带增强。此关节仅能做屈伸运动。

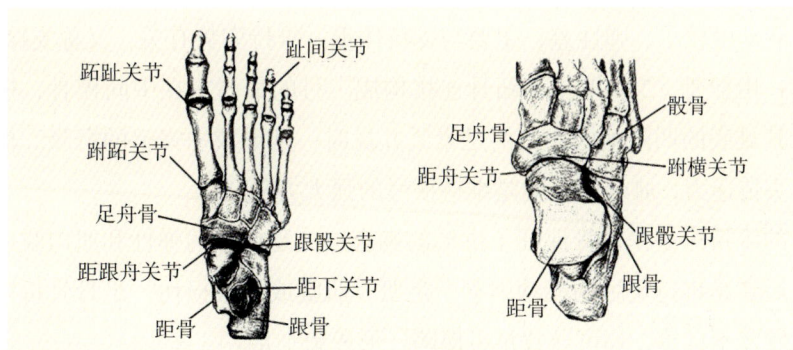

图 7-21 足部骨连结

6. 足弓（arches of foot）

（1）解剖结构 足弓是由跗骨、跖骨的拱形砌合，以及足底的韧带、肌腱等具有弹性和收缩力的组织共同构成的一个凸向上方的弓，可分为前后方向上的内侧纵弓、外侧纵弓和内外方向的横弓（图 7-22）。足弓是动态的，其与肌肉、韧带一起构成了功能上不可分割的复合体。

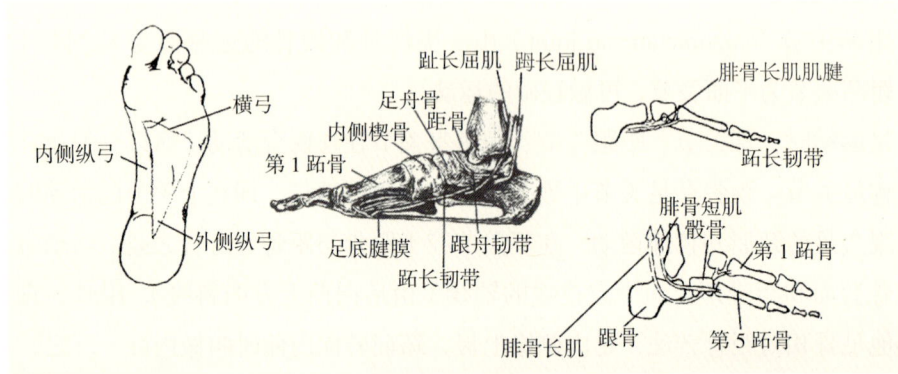

图 7-22　足弓

内侧纵弓：由跟骨、距骨、舟骨、3 块楔骨和内侧 3 块跖骨连接构成，弓的最高点为距骨头。内侧纵弓前端的承重点在第 1 跖骨头，后端的承重点是跟骨结节。内侧纵弓由胫骨后肌腱、趾长屈肌腱、踇长屈肌腱以及足底的短肌、跖长韧带及跟舟跖侧韧带等结构维持，其中最重要的是跟舟跖侧韧带，此韧带起着弓弦的作用。内侧纵弓曲度大，活动性大，弹性强，更具有弹性，适于跳跃并能缓冲震荡。

外侧纵弓：由跟骨、骰骨和外侧 2 块跖骨连接构成，弓的最高点在骰骨，前、后支点分别为第 4、5 跖骨小头和跟骨结节的距面。维持外侧纵弓的结构有腓骨长肌腱、小趾侧的肌群、跖长韧带及跟骰跖侧韧带等，弓弦是跟骰跖侧韧带。外侧纵弓曲度小，活动度较小、弹性差，主要与支持体重、维持姿势有关，又称支撑足弓。

横弓：由骰骨、3 块楔骨和跖骨连接构成。弓的最高点在中间楔骨，横弓呈半穹隆形，其足底的凹陷朝内，当两足紧紧并拢时，则形成一完整的穹隆。横弓通常是由跖骨头传递力，腓骨长肌腱是维持横弓的强大力量。

足弓的维持一是楔形骨保证了拱形的砌合，二是韧带的弹性和肌肉收缩，使肌腱紧张，后者是维持足弓的能动因素。足肌、肌腱或韧带损伤，足骨骨折以及先天性软组织发育不良等，均可导致足弓塌陷，形成扁平足。

扁平足分假性扁平足和真性扁平足两种。假性扁平足的特点是足弓正常，各关节的运动性能良好，在走、跑、跳中具有正常足弓的机能能力；其足底扁平，多由足底肌肉比较发达、软组织比较肥厚造成。真性扁平足的特点是足弓下塌，各关节的运动极度受限，走、跑、跳的功能减弱，有时伴有扁平足的病理症状。

（2）功能　足弓的主要功能是使重力从踝关节经距骨向前分散到第 1、5 跖骨小头，向后传向跟骨，以保证直立时足底支撑的稳固性；且足弓具有弹性，可缓冲足部在走、跑及跳跃时的震动，减少地面对身体的冲击，保护体内脏器，特别是大脑免受震荡；同时，足弓还可以保护足底的血管、神经免受压迫。良好的足弓有助于运动能力的提高，特别对跑、跳等项目的运动员更为重要。

第二节　骨骼肌

下肢骨骼肌通常指附着于下肢骨上的肌肉，根据肌肉所在位置分为下肢带肌、大腿肌、小腿肌和足肌。下肢肌在人体姿态的维持和位移中起重要作用（图 7-23）。

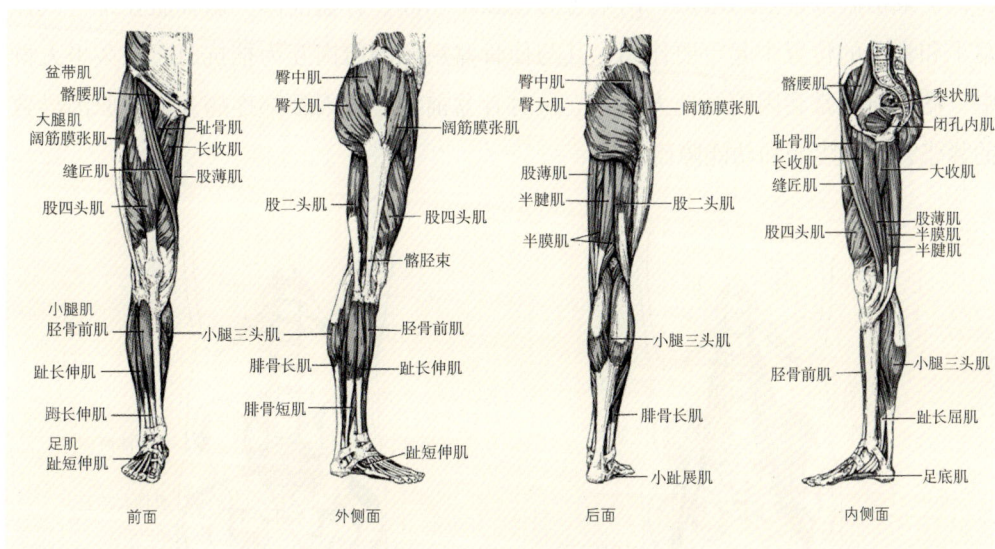

图 7-23　下肢肌整体观

一、下肢带肌

下肢带肌主要指起于骨盆，跨过髋关节，止于股骨上部的肌肉，又称盆带肌。按其所在部位分为前群肌和后群肌。

（一）下肢带肌前群

下肢带肌的前群包括髂腰肌和梨状肌。

1. 髂腰肌（iliopsoas）（图 7-24）

（1）**位置与形态**　髂腰肌由腰大肌（psoas major）和髂肌（iliacus）组成。腰大肌位于腰椎两侧，延伸至骨盆内侧面，为单羽状肌。髂肌位于骨盆内侧面，呈扇形。

（2）**起点**　腰大肌起于第 12 胸椎至第 5 腰椎横突、椎体及相应椎间盘外侧，依其分布可分为上束和下束，分别起于第 12 胸椎至第 3 腰椎、第 3 腰椎至第 5 腰椎的相应骨性结构；髂肌起于髂窝。

（3）**止点**　两肌向下汇合，经腹股沟韧带深面和髋关节的前内侧，止于股骨小转子。

（4）**功能**　近固定时，使髋关节屈曲和外旋。远固定时，一侧髂腰肌收缩，使脊柱屈曲、向同侧侧屈及带动骨盆向同侧旋转；两侧同时收缩，上束引起腰椎屈曲，下束引起腰椎前凸增加，两束合力使腰椎屈曲、骨盆前倾。髂腰肌在维持人体躯干和骨盆的位置中起重要作用，其与使骨盆后倾的肌肉互为拮抗肌。在久坐人群中，髂腰肌通常会因缩短使人在站立位时骨盆前倾，或因腰部疼痛及其他原因导致的紧张，继发疼痛和功能障碍。

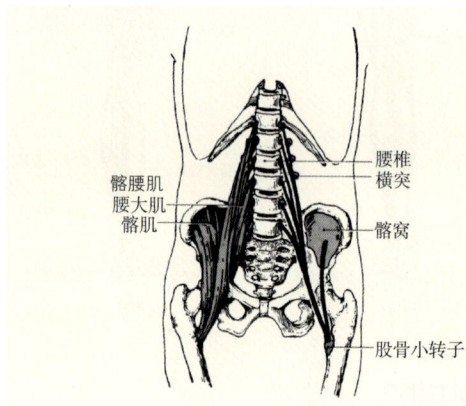

图 7-24　髂腰肌

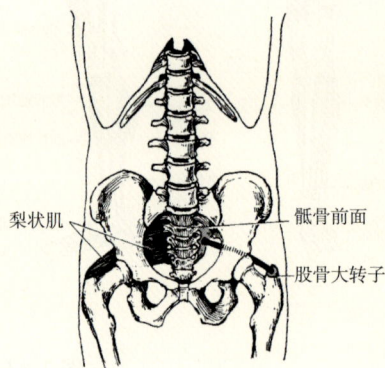

图 7-25　梨状肌

2. 梨状肌（piriformis）（图 7-25）

（1）**位置与形态**　位于小骨盆后壁，由小骨盆内向外穿出坐骨大孔至股骨大转子上缘，呈梨形。

（2）**起点**　起于骶骨前侧面。

（3）**止点**　止于股骨大转子上缘。

（4）功能　近固定时，一侧收缩，使该侧髋关节外展，屈髋60°前外旋，屈髋60°后内旋。远固定时，一侧收缩使骨盆向对侧回旋，两侧同时收缩使骨盆后倾。梨状肌是髋关节深部外旋肌群中最表浅的一块，也是唯一与坐骨神经紧密相关的肌肉，当存在异常的比邻关系时，可能因梨状肌紧张或坐骨神经敏感，导致下肢疼痛、无力和感觉异常等坐骨神经症状。

（二）下肢带肌后群

下肢带肌后群包括臀大肌、臀中肌、臀小肌，以及闭孔内肌、闭孔外肌、上孖肌、下孖肌、股方肌。

1. 臀大肌（gluteus maximus）（图7-26）

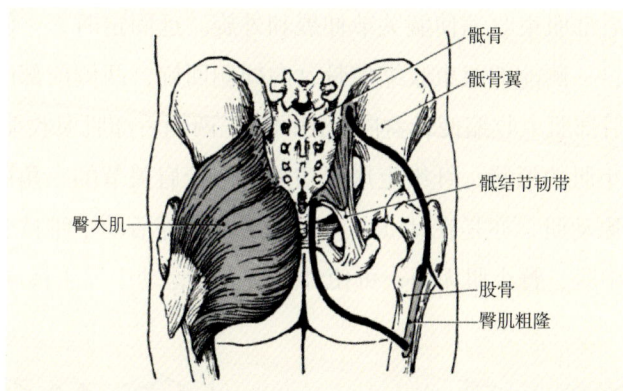

图 7-26　臀大肌

（1）位置与形态　臀大肌位于臀部皮下浅层，是人体中最有力的肌肉之一，其肌束平行排列，呈四方形扁肌，形成臀部膨隆的外形。臀大肌体积大，且功能广泛，可分为上部肌束和下部肌束。

（2）起点　髂骨翼外面后部，骶、尾骨背面及骶结节韧带。

（3）止点　肌束斜向外下方，腱呈平板状止于股骨的臀肌粗隆和髂胫束。

（4）功能　近固定时，使髋关节伸展、外旋，上部肌束使髋关节外展，下部肌束使髋关节内收。远固定时，一侧收缩使骨盆向对侧回旋，两侧同时收缩使骨盆后倾。

以上功能使得臀大肌在走、跑、跳等活动中发挥着至关重要的作用。在人体姿势中，臀大肌与股后肌群、腹肌一起使骨盆后倾，与骨盆前倾肌肉互为拮抗肌，维持骨盆的正常姿势。臀大肌的上部肌束外展髋关节，而下部肌束内收髋关节，这种自我拮抗强化髋关节在矢状面的稳定性，特别是负重和伸展髋关节时有助于臀大肌的力集中在矢状面。在负重活动时，臀大肌可通过不同的工作性质辅助髋关节在水平面稳定，有助于维持股骨相对于胫骨的位置。

2. 臀中肌（gluteus medius）（图 7-27）和臀小肌（gluteus minimus）（图 7-28）

（1）位置与形态　臀中肌位于臀大肌深面，臀小肌位于臀中肌深面，两肌肉均呈扇形，分为前部肌束和后部肌束。

（2）起点　两肌的起点均位于髂骨外面，臀中肌起点位于前、后臀线之间，臀小肌的起点位于前、下臀线之间。

（3）止点　臀中肌止于股骨大转子外侧面，臀小肌止于股骨大转子前缘。

（4）功能　近固定时，一侧收缩使髋关节外展；一侧前部肌束收缩使髋关节屈曲和内旋；一侧后部肌束收缩使髋关节伸展和外旋。远固定时，一侧臀中肌收缩使骨盆向同侧侧倾；一侧前部肌束收缩使骨盆向同侧回旋，两侧前部肌束同时收缩使骨盆前倾；一侧后部肌束收缩使骨盆向对侧回旋，两侧后部肌束收缩使骨盆后倾。

臀中肌和臀小肌的形状、纤维走形、功能类似于肩关节的三角肌，其不仅是髋关节外展动作的原动肌，亦是在站立、行走、跑、跳等活动中维持骨盆侧向支撑稳定的肌肉。若臀中肌、臀小肌无力，可使骨盆在人体运动中发生横向移动。

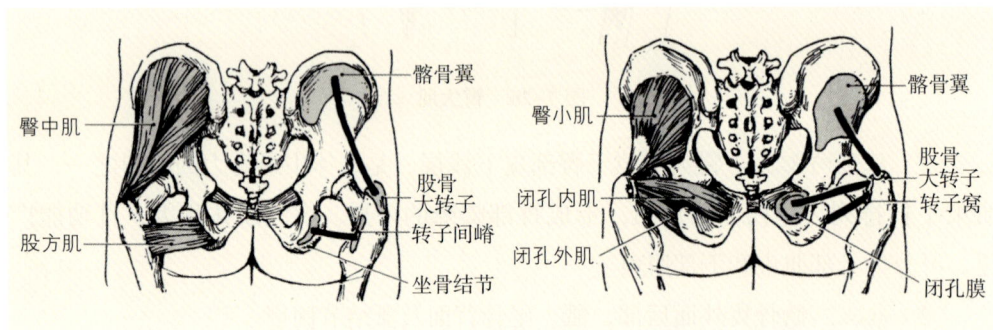

图 7-27　臀中肌、股方肌　　　　　图 7-28　臀小肌、闭孔内肌、闭孔外肌

3. 闭孔内肌（obturator internus）（图 7-28）

（1）位置与形态　位于臀大肌深面。

（2）起点　闭孔膜内表面及其周围骨面。

（3）止点　股骨大转子内侧面。

（4）功能　近固定时，一侧收缩使髋关节外旋和内收。远固定时，一侧收缩使骨盆向对侧回旋。

4. 闭孔外肌（obturator externus）（图7-28）

（1）位置与形态　位于盆腔前壁的外表面，呈三角形。

（2）起点　闭孔膜外表面及其周围骨面。

（3）止点　股骨转子窝。

（4）功能　近固定时，一侧收缩使髋关节外旋和内收。远固定时，一侧收缩使骨盆向对侧回旋。

5. 上孖肌（superior gemellus）（图7-29）

（1）位置与形态　位于臀大肌深面，梨状肌正下方。

（2）起点　坐骨棘外侧面。

（3）止点　股骨大转子内侧面。

（4）功能　近固定时，一侧收缩使髋关节外旋和内收。远固定时，一侧收缩使骨盆向对侧回旋。

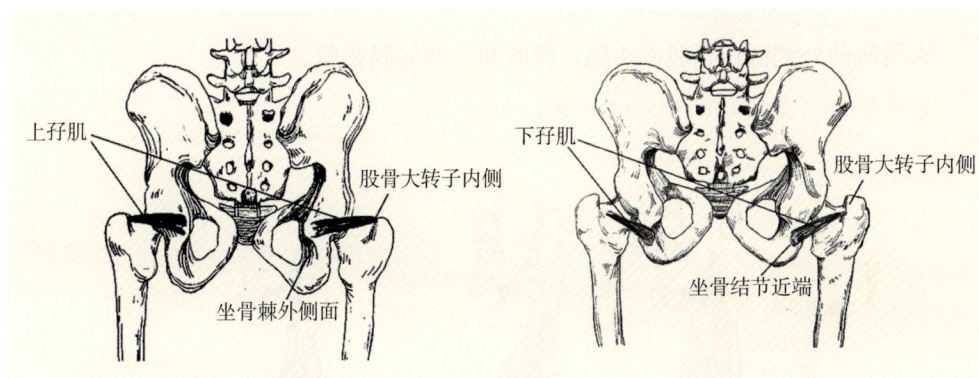

图 7-29　上孖肌　　　　　　　　　图 7-30　下孖肌

6. 下孖肌（inferior gemellus）（图7-30）

（1）位置与形态　位于臀大肌深面。

（2）起点　坐骨结节近端部分。

（3）止点　股骨大转子内侧面。

（4）功能　近固定时，一侧收缩使髋关节外旋和内收。远固定时，一侧收缩使骨盆向对侧回旋。

7. 股方肌（quadratus femoris）（图7-27）

（1）位置与形态　位于臀大肌深面，呈方形。

（2）起点　坐骨结节外侧。

（3）止点　股骨大小转子之间。

（4）功能　近固定时，一侧收缩使髋关节外旋、内收。远固定时，一侧收缩使骨盆向对侧回旋。

梨状肌、闭孔内肌、闭孔外肌、上孖肌、下孖肌、股方肌为髋关节深部6块外旋肌，其位置相邻，功能类似于肩袖对肩关节的作用，将髋关节稳定于股骨大转子处。当下肢悬空时，这6块外旋肌可使股骨外旋；当下肢承重时，这些肌肉可防止股骨内旋导致"膝内翻"姿态。

二、大腿肌

大腿肌指位于股骨周围的肌肉，主要作用于髋关节和膝关节，按照肌肉的位置分为前外侧群、后侧群、内侧群。

（一）大腿肌前外侧群

大腿肌前外侧群包括股四头肌、缝匠肌、阔筋膜张肌。

1. 股四头肌（quadriceps femoris）（图 7-31）

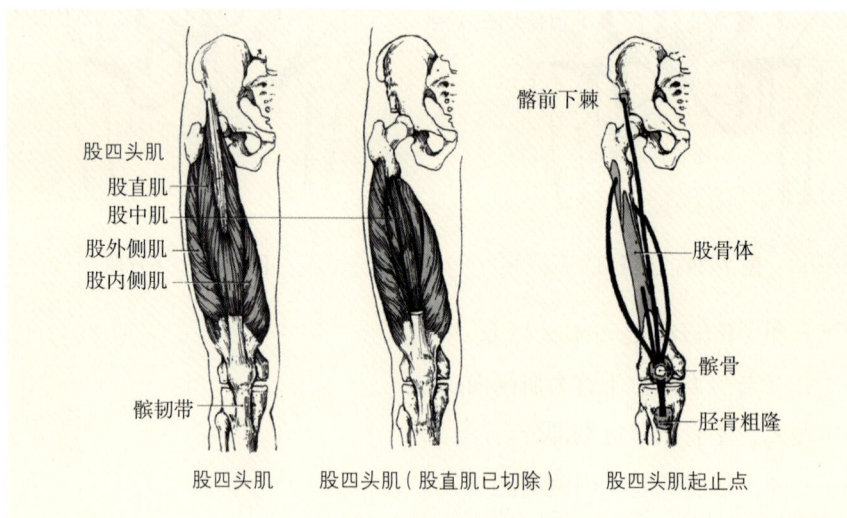

图 7-31　股四头肌

（1）位置与形态　股四头肌位于大腿前侧，分为四个头，即股直肌（rectus femoris）、股中间肌（vastus intermedius）、股内侧肌（vastus medialis）、股外侧肌（vastus lateralis）。股直肌位于大腿前侧皮下浅层，股中间肌位于股直肌深面，股内侧肌位于大腿前内侧，股外侧肌位于大腿前外侧，四头均为羽状肌。股直肌为双关节肌，跨过髋关节和膝关节。

（2）起点　股直肌起于髂前下棘和髋臼上缘；股中间肌起于股骨体前外侧；股内侧肌起于股骨转子间线内下方至股骨粗线内侧唇；股外侧肌起于股骨转子间线外上部至股骨粗线外侧唇。

（3）止点　四头向下移行为一腱，包绕髌骨的前面和两侧，向下延续为髌韧带，止于胫骨粗隆。

（4）功能　近固定时，一侧股四头肌收缩使小腿在膝关节处伸展，其中股直肌可使髋关节屈曲。远固定时，一侧股四头肌收缩使大腿在膝关节处伸展，两侧股直肌同时收缩可使骨盆前倾。

股四头肌的肌力和紧张度直接影响着髌骨和骨盆的位置。股四头肌紧张或内外侧肌力不平衡会影响髌骨的位置和运动轨迹，产生膝关节疾患。股直肌紧张会引起骨盆前倾，可导致下背痛或骨盆周围功能障碍的发生。

2. 缝匠肌（sartorius）（图 7-32）

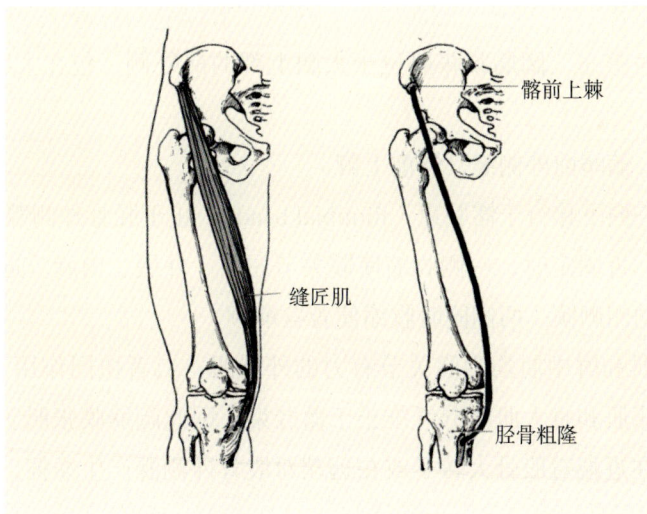

图 7-32　缝匠肌

（1）位置与形态　缝匠肌位于大腿前内侧皮下浅层，从大腿外上方向内下方斜行，呈扁带状，是全身最长的肌。由于缝匠肌能使大腿和小腿处于一个类似裁缝工作时的姿势（一条腿的脚踝放在另一条腿膝部上方），故命名为缝匠肌。

（2）起点　髂前上棘。

（3）止点　胫骨粗隆内侧面。

（4）**功能** 近固定时，一侧收缩可使该侧髋关节屈曲、外旋和外展，使膝关节屈曲，并可使膝关节产生屈曲位下的内旋。远固定时，两侧同时收缩使骨盆前倾。

3. 阔筋膜张肌（tensor fasciae latae）（图 7-33）

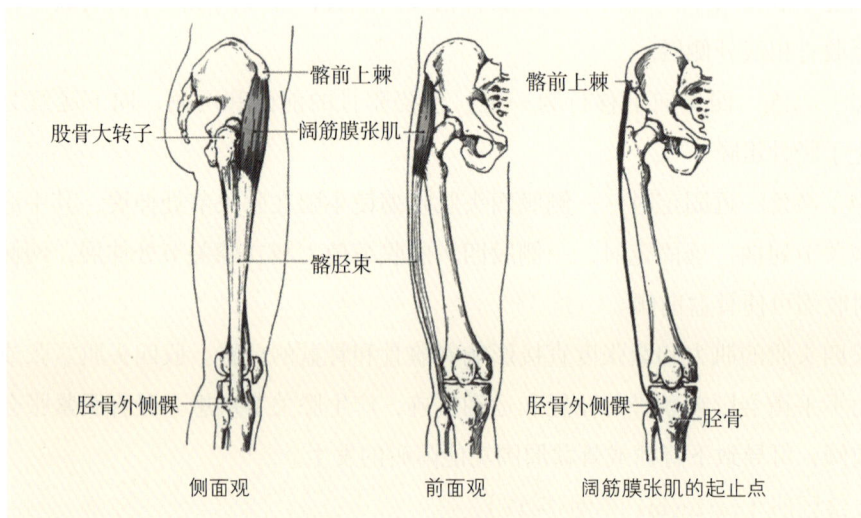

图 7-33 阔筋膜张肌

（1）**位置与形态** 阔筋膜张肌位于大腿上部的前外侧，包在大腿阔筋膜鞘内，为梭形肌。

（2）**起点** 髂嵴前外侧缘，髂前上棘。

（3）**止点** 向下移行于髂胫束（iliotibial band），止于胫骨外侧髁。

（4）**功能** 近固定时，一侧收缩使髋关节屈曲、外展、内旋。远固定时，一侧收缩使骨盆向同侧侧倾，两侧同时收缩使骨盆前倾。

阔筋膜张肌和臀中肌均为髋关节有力的外展肌，二者协同作用方可稳定骨盆。此外，阔筋膜张肌和臀大肌部分纤维止于髂胫束，因此阔筋膜张肌、臀大肌、髂胫束的紧张均可在近端对股骨大转子或在远端对股骨外侧髁产生摩擦，而导致滑膜囊或肌腱的损伤。

（二）大腿肌后侧群

大腿肌后侧群包括腘绳肌和腘肌，腘绳肌由股二头肌和半腱肌、半膜肌组成。

1. 股二头肌（biceps femoris）（图 7-34）

（1）**位置与形态** 股二头肌位于大腿后外侧，呈梭形，分为股二头肌长头和股二头肌短头，短头位于长头深面，长头跨过髋关节和膝关节。

（2）起点　股二头肌长头起于坐骨结节，股二头肌短头起于股骨粗线外侧唇。

（3）止点　两头合并以长腱止于腓骨头。

（4）功能　近固定时，一侧长头收缩使该侧髋关节伸展，长头和短头使膝关节屈曲和外旋。远固定时，一侧收缩使该侧大腿在膝关节处屈曲，两侧同时收缩可辅助使骨盆后倾。

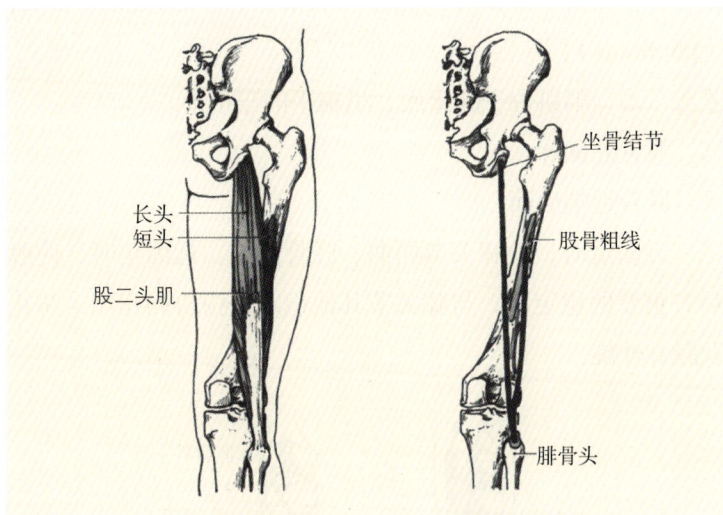

图 7-34　股二头肌

2. 半腱肌（semitendinous）和半膜肌（semimembranosus）（图 7-35）

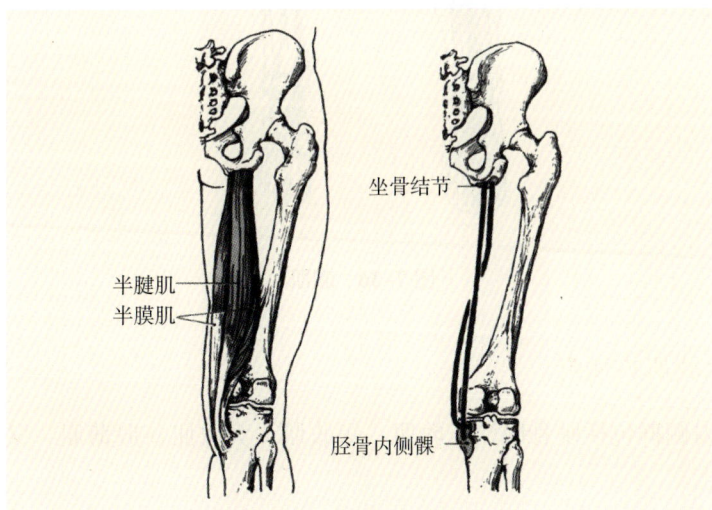

图 7-35　半腱肌和半膜肌

（1）位置与形态　半腱肌位于大腿后内侧浅层，肌腱细而长；半膜肌位于半腱肌深面。两肌均为单羽肌。

（2）起点　以扁薄腱起自坐骨结节。

（3）止点　半腱肌止于胫骨粗隆内侧面，半膜肌止于胫骨内侧髁的后内侧面。

（4）功能　近固定时，一侧半腱肌和半膜肌收缩使髋关节伸展，膝关节屈曲和内旋。远固定时，一侧收缩使膝关节屈曲，两侧同时收缩可辅助骨盆后倾。

3. 腘肌（popliteus）（图 7-36）

（1）位置与形态　腘肌位于腘窝底，呈扁平的三角形。

（2）起点　股骨外侧髁。

（3）止点　胫骨近端后面。

（4）功能　近固定时，使膝关节屈曲、胫骨内旋。远固定时，使股骨外旋。该肌为膝关节后方重要的稳定肌，与膝关节其他稳定结构协同作用，防止出现胫骨前移、膝过伸及胫骨外旋。

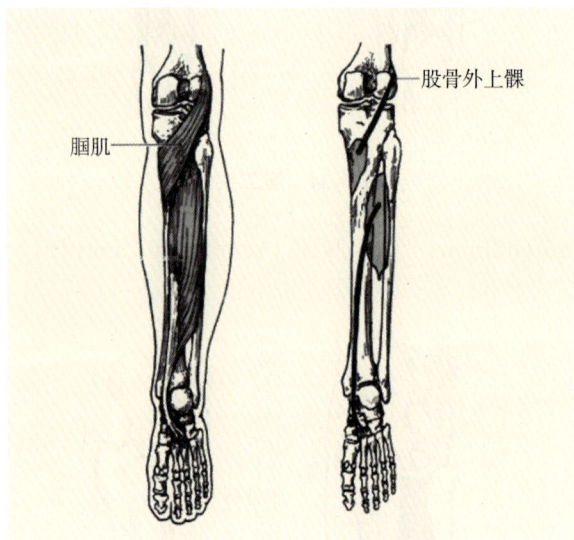

图 7-36　腘肌

（三）大腿肌内侧群

大腿肌内侧群包括耻骨肌、长收肌、短收肌、大收肌、股薄肌，又称为大腿内收肌群。

1. 耻骨肌（pectineus）（图 7-37）

（1）位置与形态　耻骨肌位于大腿内侧上部浅层，为长方形短肌。

（2）起点　耻骨上支。

（3）止点　股骨耻骨肌线。

（4）功能　近固定时，一侧收缩使该侧髋关节内收、屈曲。远固定时，两侧同时收缩使骨盆前倾。

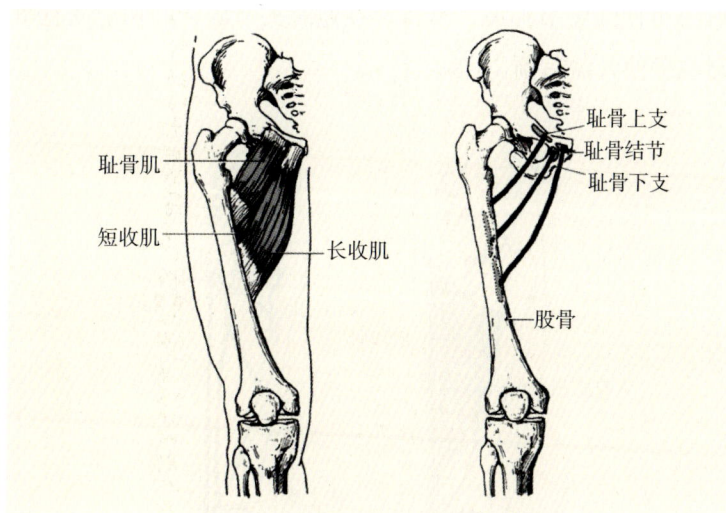

图 7-37　耻骨肌、长收肌和短收肌

2. 长收肌（adductor longus）（图 7-37）

（1）位置与形态　位于耻骨肌内侧，为三角形扁肌。

（2）起点　起于耻骨上支。

（3）止点　股骨粗线内侧唇中部。

（4）功能　近固定时，一侧收缩使髋关节内收、屈曲，是否存在使髋关节旋转的功能尚有争议。远固定时，两侧同时收缩使骨盆前倾。

3. 短收肌（adductor brevis）（图 7-37）

（1）位置与形态　位于耻骨肌及长收肌深面，较长收肌短而厚，为三角形扁肌。

（2）起点　耻骨下支。

（3）止点　耻骨肌线和股骨粗线内侧唇中部。

（4）功能　近固定时，一侧收缩使髋关节内收、屈曲，是否存在使髋关节旋转的功能尚有争议。远固定时，两侧同时收缩使骨盆前倾。

4. 大收肌（adductor magnus）（图 7-38）

（1）位置与形态　大收肌位于短收肌深层，呈三角形，其宽阔的纤维几乎伸展于整个股骨，为大腿最大的内收肌。

（2）起点 耻骨下支、坐骨支和坐骨结节。

（3）止点 股骨粗线的内侧唇、股骨内侧髁上线和收肌结节。

（4）功能 近固定时，一侧收缩使该侧髋关节内收，其上部纤维可使髋关节屈曲，下部纤维可使髋关节伸展，是否存在使髋关节旋转的功能尚有争议。远固定时，两侧同时收缩使骨盆后倾。

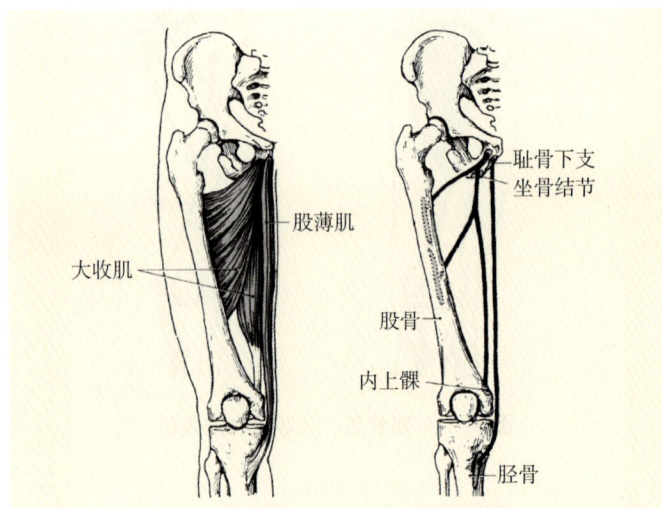

图 7-38 大收肌和股薄肌

5. 股薄肌（gracilis）（图 7-38）

（1）位置与形态 股薄肌位于大腿内侧浅层，为带状长条肌。

（2）起点 起于耻骨下支，向下自膝关节后方转至前方。

（3）止点 胫骨粗隆内侧。

（4）功能 近固定时，一侧收缩使该侧髋关节内收、屈曲，膝关节屈曲和内旋。远固定时，两侧同时收缩使骨盆前倾。

三、小腿肌

围绕在胫骨与腓骨周围的肌肉为小腿肌（图 7-39），相较于前臂肌群，其肌肉数量较少，肌肉较为粗壮。小腿肌除腓肠肌外，均起自胫腓骨面或骨间膜，向远端移行为肌腱止于足骨，参与下肢远端踝足关节的运动。除此之外，小腿肌对人体直立姿势的维持及行走、跑、跳等运动的推进至关重要。

小腿肌可分为前群、外侧群和后群。前群主要是背伸肌和内翻肌；外侧群主要是外翻肌；后群主要是跖屈肌和内翻肌。

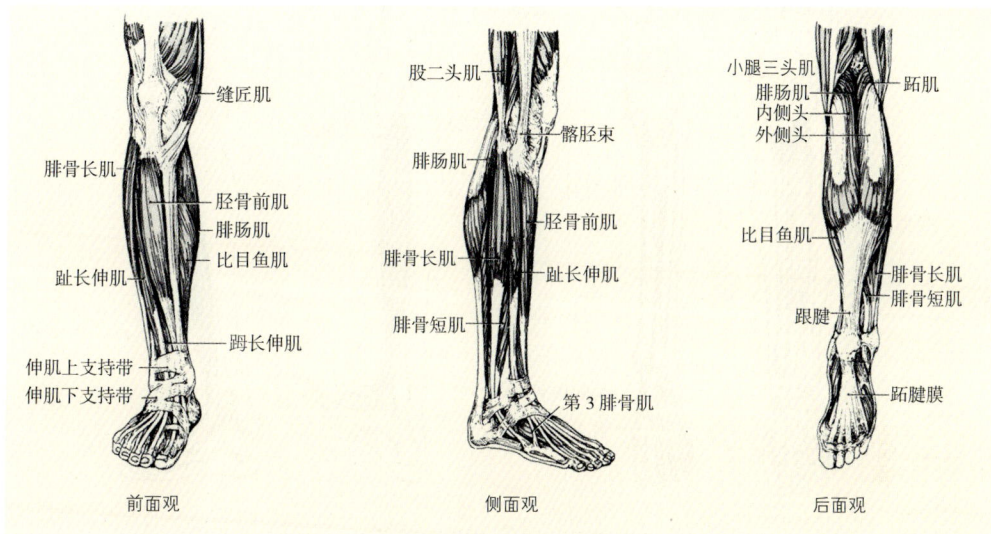

图 7-39　小腿肌整体观

（一）前群

小腿前群肌位于小腿前面，共 4 块，在小腿下端由内侧向外侧排列依次为胫骨前肌、蹬长伸肌、趾长伸肌和第 3 腓骨肌（图 7-40）。

1. 胫骨前肌（tibialis anterior）（图 7-41、图 7-42）

（1）位置与形态　位于胫骨前面、偏外侧面，为三角形的长肌。胫骨前肌的肌腹维持小腿前缘的圆钝。

（2）起点　起自胫骨外侧髁、胫骨干上 2/3 骨面、骨间膜和小腿深筋膜。

（3）止点　肌腱在内踝前方，经伸肌支持带深面进入足背，止于内侧楔骨和第 1 跖骨基底部。

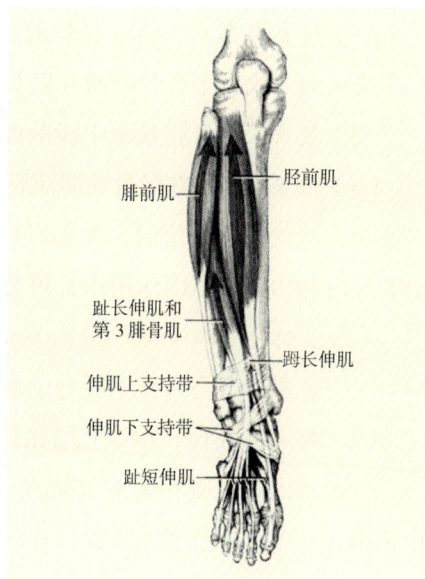

图 7-40　小腿肌前群

（4）功能　近固定时，使足在踝关节处背伸和足内翻。远固定时，使小腿绕踝关节向前，向足背方向靠近，即为小腿在踝关节处背伸。此外，与腓骨长肌肌腱共同在足底形成肌襻，参与维持足横弓。

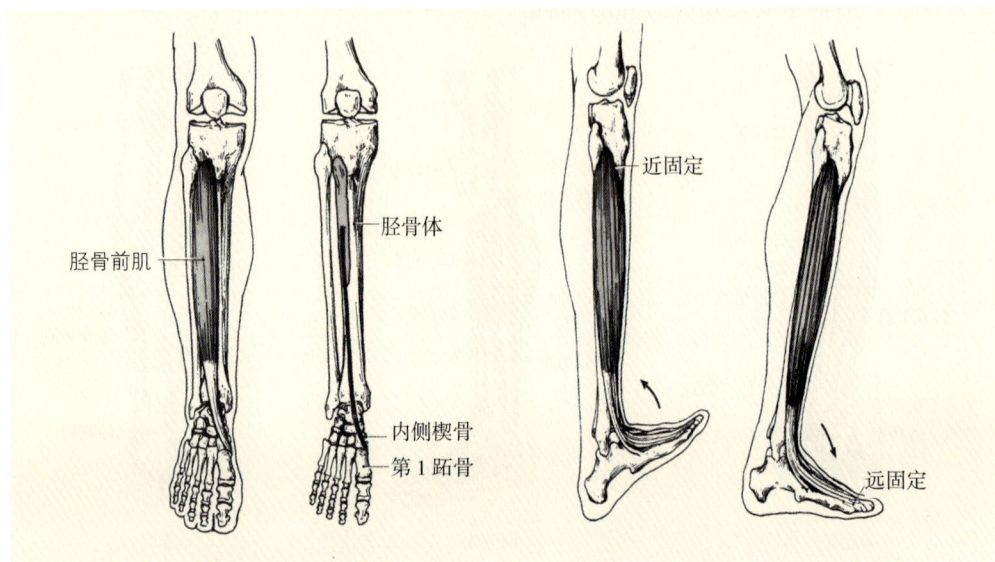

图 7-41　胫骨前肌及其起止点　　　　图 7-42　胫骨前肌功能

2. 蹬长伸肌（extensor hallucis longus）（图 7-43）

（1）位置与形态　位于胫骨前肌外侧，上部被胫骨前肌和趾长伸肌覆盖，下部在小腿前面下段见于胫骨前肌和趾长伸肌之间，为单羽状肌。

（2）起点　起自腓骨干中段前面和骨间膜。

（3）止点　肌腱在胫骨前肌肌腱外侧经踝背侧进入足背，止于蹬趾远节趾骨底。

（4）功能　近固定时，伸蹬趾跖趾关节、趾骨间关节和背伸踝关节，其具有一定的足内翻功能，但因作用小，可忽略。远固定时，使小腿在踝关节处伸。

3. 趾长伸肌（extensor digitorum longus）（图 7-43）

（1）位置与形态　位于胫骨前肌、蹬长伸肌外侧，较浅表，为羽状肌。

（2）起点　胫骨、腓骨上端和骨间膜前面。

（3）止点　肌腱在踝关节前方，经伸肌支持带深面进入足背，分为 4 腱，分别止于第 2～5 趾中节和远节趾骨底。

（4）功能　近固定时，伸第 2～5 趾跖趾关节、趾骨间关节，以及背伸和外翻足。远固定时，使小腿在踝关节处伸。

4. 第 3 腓骨肌（peroneus tertius）（图 7-43）

（1）位置与形态　位于趾长伸肌最外侧部，被认为是趾长伸肌的一部分，为其第 5 肌腱。

（2）**起点** 腓骨下 1/3 的前面及骨间膜。

（3）**止点** 止于第 5 跖骨底背面。

（4）**功能** 近固定时，协助足在踝关节处背伸、足外翻。

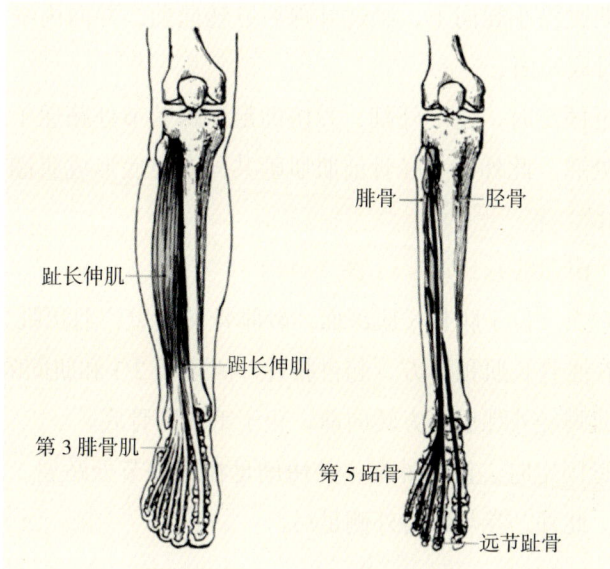

图 7-43 蹬长伸肌、趾长伸肌、第 3 腓骨肌及其起止点

（二）外侧群

小腿外侧群肌位于小腿外侧面，位于趾长伸肌和比目鱼肌之间，包括腓骨长肌和腓骨短肌 2 块肌（图 7-44）。

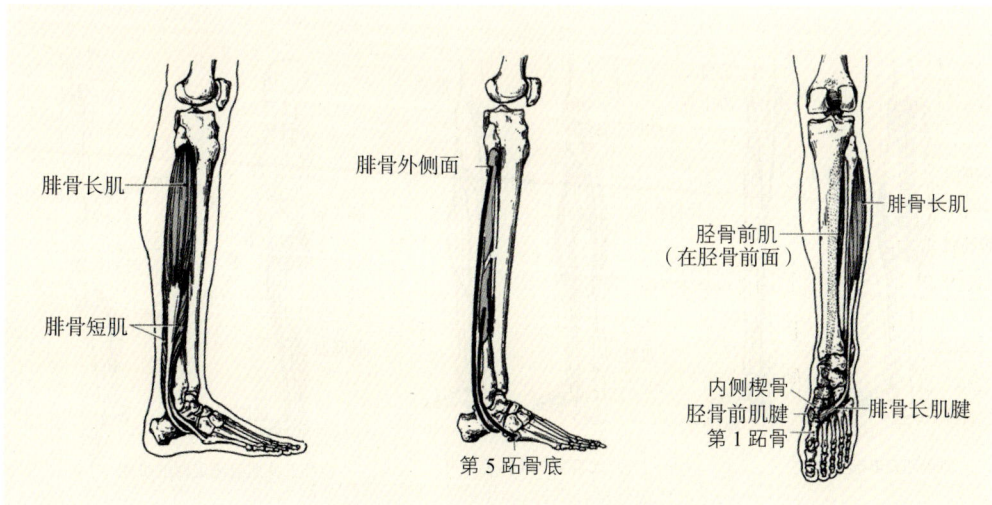

图 7-44 小腿外侧群肌及其起止点

1. 腓骨长肌（peroneus longus）（图 7-44）

（1）位置与形态 位于小腿外侧面浅层，羽状肌。

（2）起点 起自腓骨头及腓骨外侧面上端 2/3。

（3）止点 肌腱沿小腿向下，经过外踝后方转向前，并向内绕至足底，止于内侧楔骨和第 1 跖骨底跖面。

（4）功能 近固定时，使足外翻，并协助足在踝关节处跖屈（屈）。远固定时，使小腿在踝关节处屈。此外，与胫骨前肌肌腱共同在足底形成肌襻，参与维持足横弓及纵弓。

2. 腓骨短肌（peroneus brevis）（图 7-44）

（1）位置与形态 位于腓骨长肌深面，较腓骨长肌短，羽状肌。

（2）起点 在腓骨长肌稍下方，起自腓骨外侧远端 2/3 和肌间隔。

（3）止点 肌腱经外踝后下方转向前，止于第 5 跖骨底。

（4）功能 近固定时，使足外翻，并协助足在踝关节处跖屈。远固定时，使小腿在踝关节处屈。此外，参与维持外侧足弓。

（三）后群

小腿后群肌位于小腿后面，分为浅、深两层。

1. 浅层肌 包括腓肠肌、比目鱼肌和跖肌。腓肠肌和比目鱼肌合称为小腿三头肌（triceps surae）（图 7-45），是有利的跖屈肌。小腿三头肌非常发达有力，构成了小腿后部的肌性膨隆，俗称"小腿肚"。

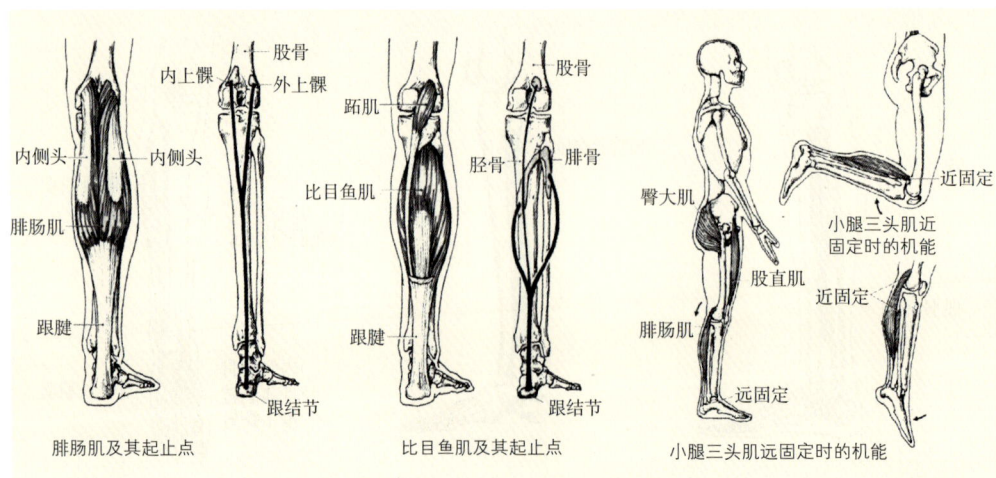

图 7-45 小腿三头肌及其起止点、功能

（1）腓肠肌（gastrocnemius）（图 7-45）

1）位置与形态：位于小腿后面皮下，最为表浅，为二头肌，有内、外两个头。

2）起点：内、外侧头分别起自股骨内、外上髁后面，稍大的内侧头与外侧头汇合，约在小腿后部中点移行为腱性结构，并与比目鱼肌腱膜融合形成跟腱。

3）止点：经跟腱止于跟骨结节。

4）功能：近固定时，使足在踝关节处跖屈，还可使小腿在膝关节处屈曲。远固定时，可使小腿在踝关节处屈，对于维持直立姿势，防止身体前倾及踮脚等动作非常重要。

（2）比目鱼肌（soleus）（图 7-45）

1）位置与形态：位于腓肠肌深面，为羽状肌。

2）起点：起自比目鱼肌线、胫骨近端后面和腓骨头后面。

3）止点：经跟腱止于跟骨。

4）功能：近固定时，使足在踝关节处跖屈。远固定时，使小腿在踝关节处屈，对于维持直立姿势，防止身体前倾及踮脚等动作非常重要。

（3）跖肌（plantaris）

1）位置与形态：跖肌肌腹短，但却有体内最长的肌腱，其肌腹位于腘窝内腓肠肌两个头之间的斜角内。

2）起点：股骨外侧髁上线。

3）止点：通过跟腱止于跟骨。

4）功能：近固定时，可使足在踝关节处跖屈、小腿在膝关节处屈曲。但因肌腹短小，因此其肌肉力量非常微弱。

2. 深层肌　由内侧向外侧排列依次为趾长屈肌、胫骨后肌和踇长屈肌（图 7-46）。

（1）胫骨后肌（tibialis posterior）（图 7-47）

1）位置与形态：位于小腿三头肌深面，在小腿上部，其内侧为趾长屈肌，外侧为踇长屈肌，为羽状肌。

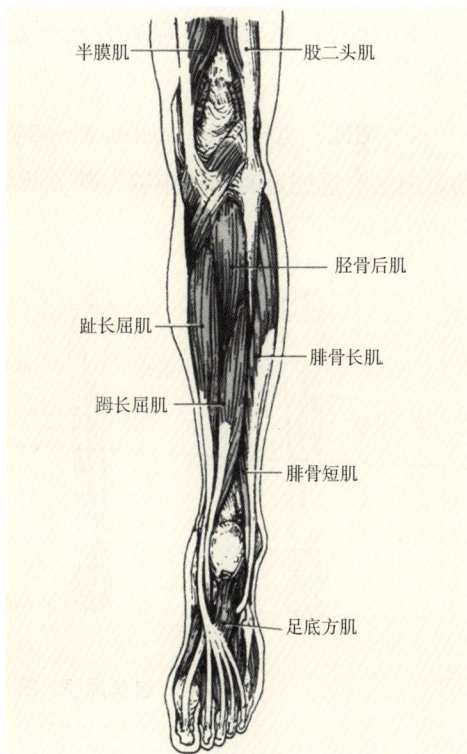

图 7-46　小腿后群肌（深层）

2）起点：胫、腓骨上端后面和骨间膜。

3）止点：肌腱在内踝后下方，经踝管绕至足底，广泛止于舟骨粗隆、各楔骨及其邻近跖骨底。

4）功能：近固定时，使足内翻，可协助足在踝关节处跖屈。远固定时，使小腿在踝关节处屈。与小腿三头肌、腓骨长肌一起，可维持跖足动作。是维持足弓重要的动力性支持结构之一。

（2）*蹈长屈肌*（flexor hallucis longus）（图7-47）

1）位置与形态：位于胫骨后肌外侧，羽状肌。

2）起点：起自腓骨中段后面。

3）止点：肌腱经踝管进入足底，止于蹈趾远节趾骨底。

4）功能：近固定时，屈蹈趾跖趾关节、趾骨间关节和跖屈踝关节，可协助足内翻。远固定时，使小腿在踝关节处屈。

（3）*趾长屈肌*（flexor digitorum longus）（图7-47）

1）位置与形态：位于胫骨后肌内侧，羽状肌。

2）起点：胫、腓骨上端后面和骨间膜。

3）止点：肌腱在内踝后方转至足底，分为4腱，分别止于第2～5远节趾骨底。

4）功能：近固定时，屈第2～5趾跖趾关节、趾骨间关节，以及跖屈，可协助足内翻。远固定时，使小腿在踝关节处屈。此外，该肌参与足弓的维持。

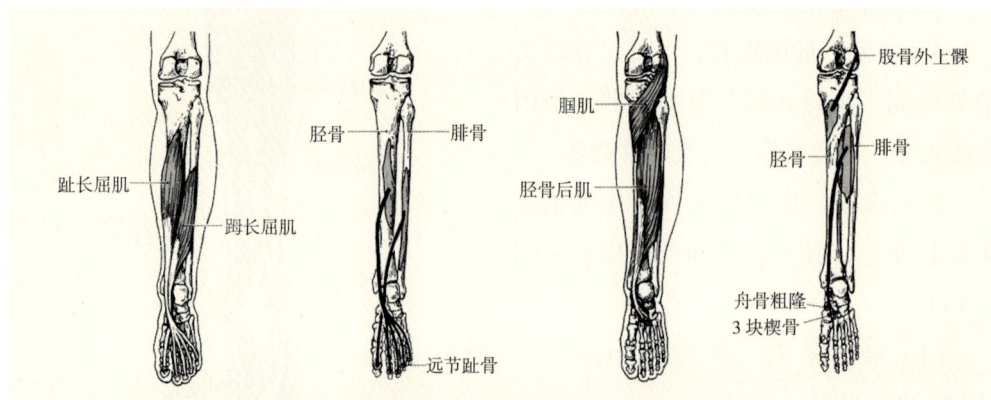

图7-47　趾长屈肌、蹈长屈肌和胫骨后肌及其起止点

四、足肌

足部的肌肉广义上包括起自足外止于足内的小腿肌和起止均在足内的足固有肌；狭义上，指足固有肌。小腿肌在前面已做介绍，不做赘述，此处主要介绍足固有肌。足固有肌根据位置可分为足背肌和足底肌。

（一）足背肌（图 7-48）

足背肌细小，包括鉧短伸肌（extensor hallucis brevis）和趾短伸肌（extensor digitorum brevis）。它们起自跟骨，由足背外侧面向前分出肌腱止于鉧趾近节趾骨底与第 2 ～ 4 趾的趾长伸肌肌腱，主要作用为协助鉧长伸肌和趾长伸肌伸脚趾。

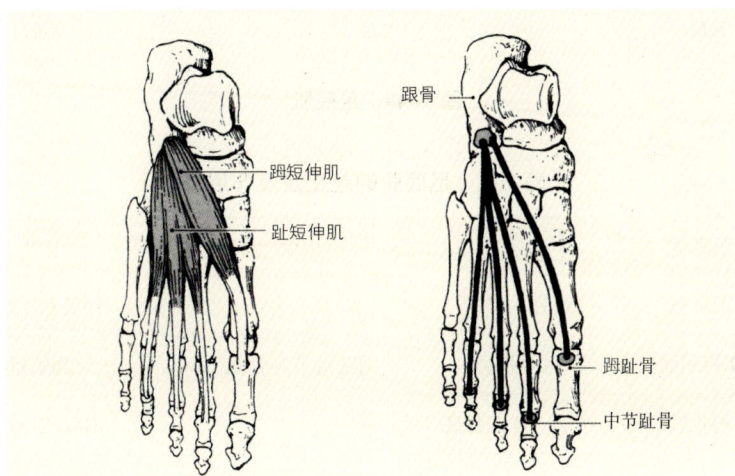

图 7-48　足背肌

（二）足底肌（图 7-49）

足底肌的命名、配布与作用与手掌肌类似，也可分为内侧群、中间群与外侧群，但由于手、足在发育进化及日常功能的区别，足无鉧趾和小趾对趾肌，故无对跖（类似于对掌）的功能。

内侧群包括鉧展肌（abductor hallucis）、鉧短屈肌（flexor hallucis brevis）、鉧收肌（adductor hallucis）；中间群包括趾短屈肌（flexor digitorum brevis）、足底方肌（quadratus plantae）、蚓状肌（lumbricals）、骨间足底肌（plantar interossei）、骨间背侧肌（dorsal interossei）；外侧群包括小趾展肌（abductor digiti minimi）和小趾短屈

肌（flexor digiti minimi brevis）。它们的起止点及作用见表 7–1。

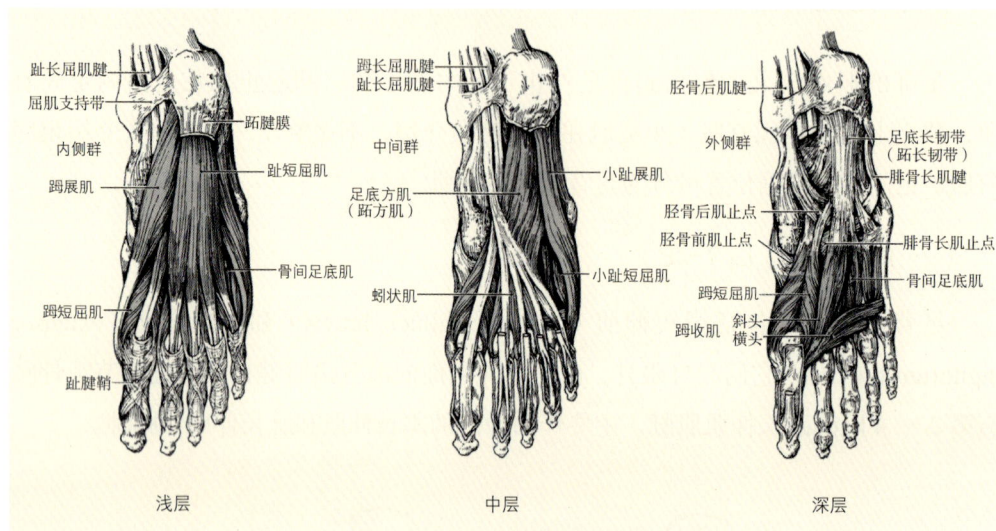

图 7–49 足底肌

表 7–1 足底肌的起止点及作用

位置	肌名称	起点	止点	作用
内侧群	蹞展肌	跟骨、舟骨	蹞趾近节趾骨底	外展和屈蹞趾
	蹞短屈肌	内侧楔骨		屈蹞趾
	蹞收肌	第 2～4 跖骨底		内收和屈蹞趾
中间群	趾短屈肌	跟骨	第 2～5 趾的中节趾骨底	屈第 2～5 趾
	足底方肌	跟骨	趾长屈肌腱	
	蚓状肌	趾长屈肌腱	趾背腱膜	屈跖趾关节和伸趾骨间关节
	骨间足底肌	第 3～5 跖骨内侧半	第 3～5 趾近节趾骨底和趾背腱膜	内收第 3～5 趾，并屈跖趾关节和伸趾骨间关节
	骨间背侧肌	跖骨的相对缘	第 2～4 趾近节趾骨底和趾背腱膜	外展第 2～4 趾，并屈跖趾关节和伸趾骨间关节
外侧群	小趾展肌	跟骨	小趾近节趾骨底	外展和屈小趾
	小趾短屈肌	第 5 跖骨底		屈小趾

五、下肢肌的功能分群

根据下肢关节的运动功能，可将下肢肌分为运动髋关节的肌群、运动膝关节的肌群及运动踝足的肌群。表 7-2 中列出了下肢肌的具体功能分群。值得注意的是，在具体的运动分析时，肌肉的作用会根据动作的改变而产生变化，并不是一成不变的。

表 7-2　下肢肌的功能分群

部位	动作	参与肌群
髋关节	屈	髂腰肌、股直肌、缝匠肌、阔筋膜张肌和耻骨肌
	伸	臀大肌、股二头肌、半腱肌、半膜肌和大收肌
	外展	臀中肌、臀小肌、阔筋膜张肌、臀大肌上部、梨状肌和缝匠肌
	内收	大收肌、长收肌、短收肌、臀大肌下部、股薄肌和耻骨肌
	外旋	髂腰肌、臀大肌、梨状肌、臀中肌中部、臀小肌后部和缝匠肌
	内旋	臀中肌前部、臀小肌前部和阔肌膜张肌
膝关节	屈	股二头肌、半腱肌、半膜肌、缝匠肌、股薄肌和腓肠肌
	伸	股四头肌
	外旋	股二头肌外侧头和腓肠肌外侧头
	内旋	缝匠肌、半腱肌、半膜肌、股薄肌和腓肠肌内侧头
踝关节	屈	小腿三头肌、踇长屈肌、趾长屈肌、胫骨后肌、腓骨长肌和腓骨短肌
	伸	胫骨前肌、踇长伸肌和趾长伸肌
	外翻	腓骨长肌、腓骨短肌和第 3 腓骨肌
	内翻	踇长屈肌、趾长屈肌、胫骨后肌和胫骨前肌

第三节　神经支配

一、腰丛的位置及分支

　　腰丛（lumbar plexus）由第 12 胸神经前支的一部分、第 1 ～ 3 腰神经前支及第 4 腰神经前支的一部分组成。腰丛位于腰大肌深面，腰椎横突前方，腰方肌的内侧。腰丛发出的分支除就近支配位于附近的髂腰肌和腰方肌外，还发出许多分支分布于腹股沟区、大腿前部和大腿内侧部（图 7-50）。

　　一般认为第 1 腰神经前支分为 3 支：一是髂腹下神经（iliohypogastric nerve），二是髂腹股沟神经（ilioinguinal nerve），三是连接第 2 腰神经上支的生殖股神经（genitocrural nerve）。第 2 腰神经下支、第 3 腰神经及第 4 腰神经一部分，都分

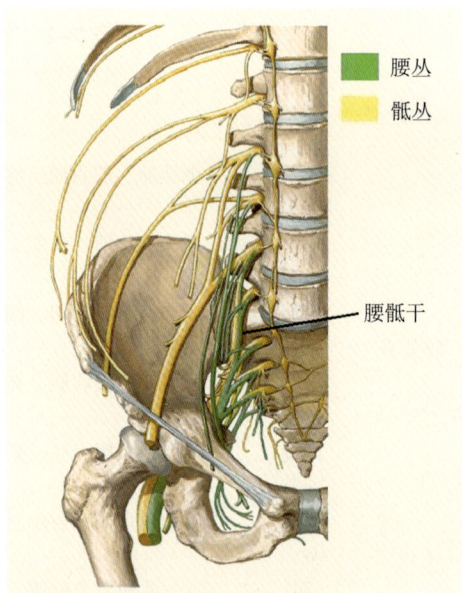

图 7-50　腰丛、骶丛

成较小的前股和较大的后股。前股合成闭孔神经，后股合成股外侧皮神经（lateral femoral cutaneous nerve）和股神经（femoral nerve）。

二、骶丛的位置及分支

　　骶丛（sacral plexus）（图 7-50）由腰骶干、第 1 ～ 3 骶神经的前支和第 4 骶神经前支的一部分组成。腰骶干经盆腔上口下行进入小骨盆，加入骶丛。骶丛是全身最大的脊神经丛，位于盆腔内，在骶骨和梨状肌的前面，髂血管的后方，略呈三角形，尖向坐骨大孔，下部集合，向下移行于坐骨神经。骶丛前方有乙状结肠，右侧骶丛前方有回肠襻。

　　腰骶干（lumbosacral trunk）由第 4 腰神经前支的一小部和第 5 腰神经前支的全

部组成，位于腰大肌深侧，经髂总动脉和静脉后侧，到闭孔神经内侧；它同闭孔神经之间，隔以髂腰动脉。下行进入骨盆，和第 1、2 腰神经连接，形成骶丛上干。

第 4 腰神经前支，常称为分叉神经，它分叉成两部分，一部分加入腰丛，另一部分加入骶丛。但这种结构常有改变，即第 3 腰神经前支有时是参加腰丛最下位的神经，还分支出纤维参加骶丛，这样分叉神经即属第 3 腰神经；或者第 3、4 腰神经前支都分成两部分，分别参加腰丛或骶丛。这样结构的腰丛，称为上移型（或前置型）。此外，有时第 5 腰神经前支成为分叉神经，将这一变异结构的腰丛，称为下移型（或后置型）。

骶丛的分支分布于盆壁、臀部、会阴、大腿后部、小腿以及足的肌肉和皮肤。由于骶丛与盆腔脏器，如直肠和子宫等位置十分邻近，这些器官的恶性肿瘤可浸润、扩散至该神经丛，导致疼痛以及多个神经根受累的体征。

三、下肢肌的神经支配

下肢肌包括髋肌、大腿肌、小腿肌和足肌，主要由腰丛分支、骶丛分支和臀上神经、臀下神经支配。

（一）下肢带肌的神经支配

下肢带肌主要包括前群的髂腰肌和后群的臀大肌、臀中肌、梨状肌、闭孔内肌、股方肌、臀小肌、闭孔外肌，由腰丛神经分支、闭孔神经、骶丛神经分支、臀上神经和臀下神经支配。

1. 髂腰肌　由髂肌和腰大肌构成，由腰丛肌支（胸 12、腰 1～4）支配。

2. 阔筋膜张肌和臀中肌　由臀上神经支配。臀上神经（superior gluteal nerve）（图 7-51）从第 4、5 腰神经和第 1 骶神经后股发出，伴臀上血管经梨状肌上孔出盆腔至臀部，行于臀中、小肌之间。在两肌之间其主干分为上、下两支。上支较小，同臀上动脉深支的上支伴行分布于臀中肌，有的也分布于臀小肌。下支较大，同臀上动脉深支的下肢伴行，横过臀小肌中部，支配臀中肌和臀小肌，终支到达阔筋膜张肌后内侧部，并支配阔筋膜张肌。

3. 臀大肌　由臀下神经支配。臀下神经（inferior gluteal nerve）（图 7-51）从第 5 腰神经和第 1、2 骶神经的前股发出，经梨状肌下孔，穿出骨盆至臀部，分为数支，在臀大肌的深面进入该肌，并支配该肌。

4. 闭孔内肌、梨状肌和股方肌　由骶丛分支支配。

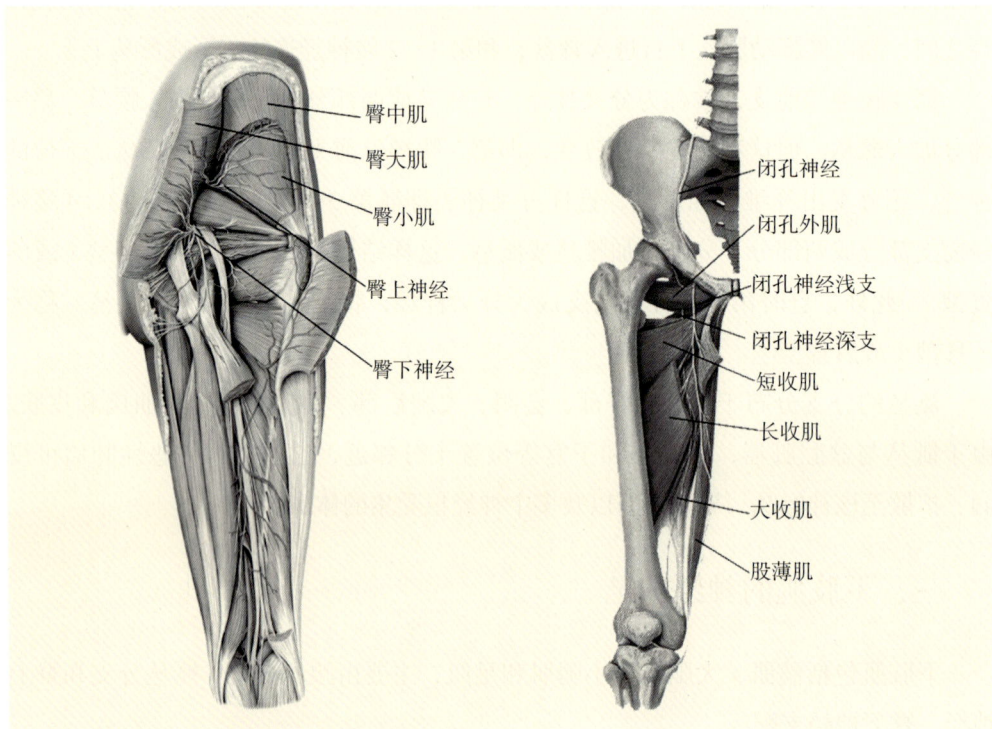

图 7-51　臀上神经和臀下神经　　　　　图 7-52　闭孔神经

5. 闭孔外肌　由闭孔神经支配。闭孔神经（obturator nerve）（图 7-52）由第 2～4 腰神经前支的前股组成，从腰大肌内侧缘走出后，进入小骨盆，紧贴盆壁内面前行，与闭孔血管伴行穿闭膜管出盆腔，随后分为前、后两支，分别在短收肌的前、后方浅出至大腿内侧区。闭孔神经发出的肌支主要支配闭孔外肌、长收肌、短收肌、大收肌和股薄肌，偶见发出分支至耻骨肌；其皮支主要分布于大腿内侧皮肤。除这些分支外，闭孔神经也有细小分支分布于髋关节和膝关节。

副闭孔神经（accessory obturator nerve）偶有出现，该神经支一般沿腰大肌内侧缘下行，在耻骨肌后方跨过耻骨上支后分布于耻骨肌和髋关节，并与闭孔神经之间有交通。闭孔神经在股内侧区中间处由深至浅先入长收肌，然后进入股薄肌。当手术中选用股薄肌替代肛门外括约肌时，应注意保留此分支。闭孔神经损伤，出现大腿内收力弱，两下肢交叉困难，大腿旋外无力等症状，感觉症状不显著。

下肢带肌的神经支配，见表 7-2。

表 7-2　下肢带肌的神经支配

肌群	名称		神经支配
前群	髂腰肌	髂肌	腰丛分支
		腰大肌	
	阔筋膜张肌		臀上神经
后群	浅层	臀大肌	臀下神经
	中层	臀中肌	臀上神经
		梨状肌	骶丛分支
		闭孔内肌	
	深层	股方肌	
		臀小肌	臀上神经
		闭孔外肌	闭孔神经

（二）大腿肌的神经支配

大腿肌主要包括前群的缝匠肌、股四头肌，内侧群的耻骨肌、长收肌、股薄肌、短收肌、大收肌以及后群的股二头肌、半腱肌、半膜肌，由股神经、闭孔神经和坐骨神经支配。

1. 缝匠肌和股四头肌　由股神经支配。股神经（femoral nerve）（图 7-53）为腰丛发出的最大分支，由第 2～4 腰神经前支的后股组成。自腰大肌外侧缘发出后，在腰大肌与髂肌之间下行到达腹股沟区，随后在腹股沟韧带中点稍外侧从深面穿经该韧带，于股动脉的外侧进入大腿的股三角区。股神经在股三角内发出数条分支，其中肌支主要分布于髂肌、耻骨肌、股四头肌和缝匠肌。皮支中有行程较短的股中间皮神经（intermedial femoral cutaneous nerve）和股内侧皮神经（medial femoral cutaneous nerve），分布于大腿和膝关节前面的皮肤区；皮支中最长的是隐神经（saphenous nerve），是股神经的终支，该分支伴随股动脉进入收肌管下行，出此管后在膝关节内侧继续下行，于缝匠肌下端的后方浅出至皮下。随后与大隐静脉伴行沿小腿内侧面下行至足内侧缘，沿途发出分支分布于髌下、小腿内侧面及足内侧缘的皮肤。除以上分支外，股神经尚有分支至膝关节和股动脉。股神经受损后主要表现有：屈髋无力，坐位时不能伸膝，行走困难，膝跳反射消失，大腿前面和小腿内侧面皮肤感觉障碍。

2. 长收肌、股薄肌、短收肌和大收肌 由闭孔神经共同支配。

3. 耻骨肌 由股神经和闭孔神经共同支配。

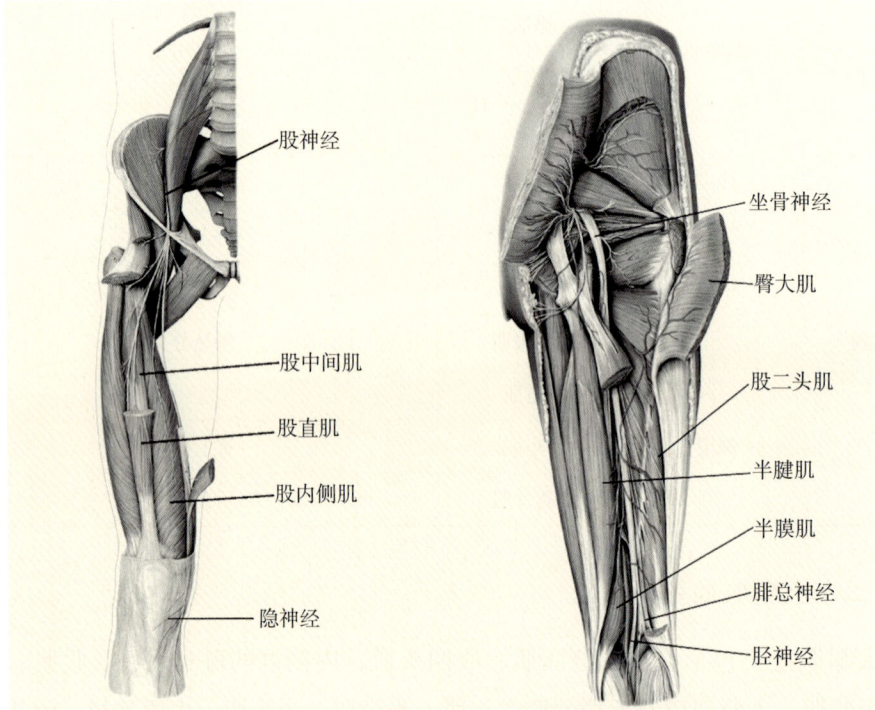

图 7-53 股神经

图 7-54 坐骨神经

4. 股二头肌、半腱肌、半膜肌 由坐骨神经支配。坐骨神经（sciatic nerve）（图 7-54）为全身直径最粗大、行程最长的神经，在起始处横宽约 2cm。由第 4、5 腰神经和第 1～3 骶神经的前支组成。坐骨神经从骶丛发出后，经梨状肌下孔出盆腔至臀大肌深面，在坐骨结节与大转子连线的中点深面下行，临床上常用此点作为测验坐骨神经的压痛点，继续经过上孖肌、闭孔内肌、下孖肌和股方肌后面，到达股后区，继而行于股二头肌长头的深面，一般在腘窝上方分为胫神经（tibial nerve）和腓总神经（common peroneal nerve）两大终支，内侧为胫神经，外侧为腓总神经。坐骨神经在上部发出关节支从髋关节囊的后部穿入至髋关节，在股后区发肌支支配股二头肌、半腱肌和半膜肌。

坐骨神经损伤，如部位在骨盆出口处或其上端，则股后肌群、小腿前后侧和足的肌肉全部瘫痪，出现小腿不能屈曲，足和足趾的运动也完全丧失；跟腱和跖反射消失；小腿外侧和足部感觉丧失。坐骨神经不完全损伤时，常出现灼痛。当损伤在股下部时，如股后肌群肌支未损伤，可做屈膝运动。

在大多数情况下，坐骨神经在腘窝上方分为胫神经和腓总神经两大分支，但是，有相当比例的坐骨神经分为两大终支的部位有变化。坐骨神经在出盆腔时即分为两大终支的情形较多见，更有甚者，在盆腔内即分为两终支。根据国人的统计资料，坐骨神经以单干形式从梨状肌下孔出盆腔者占66.3%，为最常见的形式，而以其他形式出盆腔者则占33.7%。所谓其他形式包括：以单干穿梨状肌出盆腔者；神经干分为两支，一支穿梨状肌，另一支穿梨状肌下孔出盆腔者；神经干分为两支，一支穿梨状肌上孔，另一支穿梨状肌下孔出盆腔者。在以上三种变异形式中，单干穿梨状肌出盆腔者，对坐骨神经的不利影响最大。坐骨神经长年受梨状肌收缩的压迫，神经干的血液供应因此受到影响，最后出现功能障碍，临床称为"梨状肌综合征"。

大腿肌的神经支配，见表7-3。

表7-3 大腿肌的神经支配

肌群		名称	神经支配
前群		缝匠肌	股神经
		股四头肌	
内侧群	浅层	耻骨肌	股神经、闭孔神经
		长收肌	闭孔神经
		股薄肌	
	深层	短收肌	
		大收肌	
后群		股二头肌	坐骨神经
		半腱肌	
		半膜肌	

（三）小腿肌的神经支配

小腿肌主要包括前群的胫骨前肌、踇长伸肌、趾长伸肌，外侧群的腓骨长肌、腓骨短肌以及后群的腓肠肌、比目鱼肌、腘肌、趾长屈肌、胫骨后肌、踇长屈肌，由胫神经、腓浅神经和腓深神经支配。

1. 胫骨前肌、姆长伸肌、趾长伸肌 由腓深神经支配，腓骨长肌、腓骨短肌由腓浅神经支配。腓浅神经与腓深神经为腓总神经分支。

腓总神经（common peroneal nerve）（图 7-54）较胫神经为小，起于第 4、5 腰神经和第 1、2 骶神经的后股，是坐骨神经的分支，在腘窝上角与胫神经分离后，沿构成腘窝上外侧界的股二头肌肌腱内侧向外下走行，至小腿上段外侧绕腓骨颈向前穿过腓骨长肌，分为腓浅神经（superficial peroneal nerve）和腓深神经（deep peroneal nerve）两大终末支。

腓总神经的分布范围主要包括小腿前、外侧群肌和足背肌以及小腿外侧、足背和趾背的皮肤。除此之外，腓总神经尚有分支至膝关节前外侧部和胫腓关节。腓总神经发出的腓肠外侧皮神经分布于小腿外侧面皮肤，并与来自胫神经的腓肠内侧皮神经吻合。腓总神经在腓骨颈处的位置最为表浅，易受损伤。受伤后由于小腿前、外侧群肌的功能丧失，表现为足不能背屈，趾不能伸，足下垂且内翻，呈"马蹄内翻足"畸形，行走时呈"跨阈步态"。同时小腿前、外侧面及足背区出现明显的感觉障碍。

腓浅神经（superficial peroneal nerve）（图 7-55）为腓总神经的终支之一。腓浅神经先位于腓骨长、短肌之间，下行至腓骨肌和趾长伸肌之间。在小腿下 1/3 处，穿经深筋膜至浅筋膜层内下降，分为足背内侧皮神经和足背中间皮神经。腓浅神经的肌支支配腓骨长肌和腓骨短肌。腓浅神经的皮支为足背内侧皮神经和足背中间皮神经。足背内侧皮神经分布于姆趾内侧、足内侧面、第 2、3 趾背相对缘的皮肤；足背中间皮神经，于十字韧带表面，至足背外侧，分布于第 3 ~ 5 趾相对缘的皮肤。

腓深神经（deep peroneal nerve）（图 7-55）在腓总神经绕腓骨颈处，于腓骨长肌上部的深侧分出，穿过腓骨前肌间隔和趾长伸肌，下降于趾长伸肌与胫骨前肌之间，沿骨间膜前侧和胫前动脉伴行，介于姆长伸肌和趾长伸肌之间，在踝关节之前，分出以下几个终支。肌支支配胫骨前肌、趾长伸肌、姆长伸肌和第 3 腓骨肌。关节支分布于踝关节。终末支，分为内侧支和外侧支。内侧支沿足背动脉外侧达第 1 跖骨间隙，

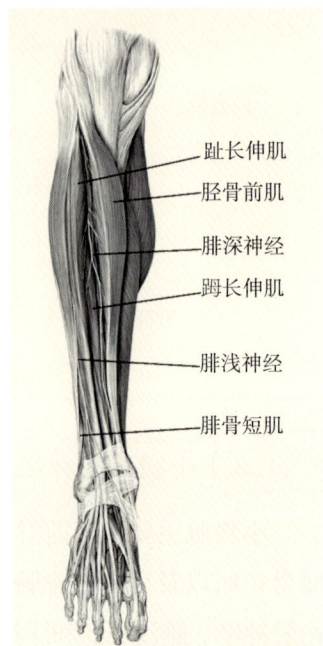

图 7-55 腓浅神经和腓深神经

（图中标注：趾长伸肌、胫骨前肌、腓深神经、姆长伸肌、腓浅神经、腓骨短肌）

和腓浅神经的内侧支相交通，并分为两条趾背支，分布于第 1、2 趾的相对缘。内侧支肌支支配第 1 背侧骨间肌，内侧支皮支分布到第 1、2 趾的骨膜、跖趾关节。趾间关节外侧支肌支支配𧿹短伸肌、趾短伸肌和第 2 背侧骨间肌；外侧支皮支分布于外侧三个跖骨间隙，邻近诸骨、骨膜、第 2～4 跖趾关节。终末支还同足底外侧神经的分支结合。

2. 腓肠肌、比目鱼肌、腘肌、趾长屈肌、胫骨后肌、𧿹长屈肌　由胫神经支配。

胫神经（tibial nerve）（图 7-56）起自第 4、5 腰神经和第 1～3 骶神经的前股，是坐骨神经的两个终支之一，为坐骨神经本干的延续，在股后区下部沿中线下行进入腘窝，其后与位于深面的腘血管相伴下行至小腿后区、比目鱼肌深面，继而伴胫后血管行至内踝后方，最后在屈肌支持带深面的踝管内分为足底内侧神经（medial plantar nerve）和足底外侧神经（lateral plantar nerve）两终支进入足底区。

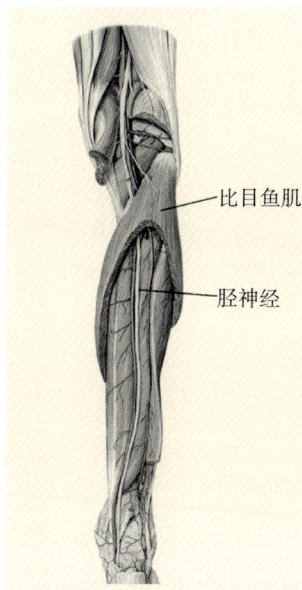

比目鱼肌	腓肠外侧皮神经
胫神经	腓肠肌
	腓肠内侧皮神经
	腓肠神经

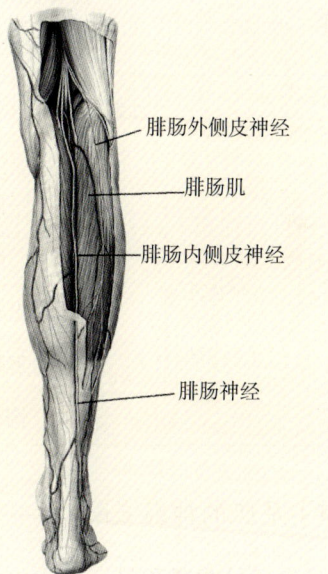

图 7-56　胫神经　　　　　　　　图 7-57　腓肠神经

胫神经在腘窝和小腿后区尚发出许多分支：其中肌支分布于小腿后群诸肌；皮支主要为腓肠内侧皮神经（medial sural cutaneous nerve），该皮支伴小隐静脉下行，沿途分支分布于相应区域的皮肤，并在小腿下部与来自腓总神经的腓肠外侧皮神经（lateral sural cutaneous nerve）吻合为腓肠神经（sural nerve）（图 7-57）。腓肠神经经外踝后方至足的外侧缘前行，分布于足背及小趾外侧缘皮肤；关节支则分布于膝关节和踝关节。

胫神经损伤后由于小腿后群肌收缩无力，主要表现为足不能跖屈，不能以足尖站立，内翻力减弱，同时出现足底皮肤感觉障碍。由于小腿后群肌功能障碍，收缩无力，结果导致小腿前、外侧群肌的过度牵拉，使足呈背屈和外翻位，出现所谓的"钩状足"畸形。

各小腿肌的神经支配，见表7-4。

表 7-4　小腿肌的神经支配

肌群	名称			神经支配
前群	胫骨前肌			腓深神经
	姆长伸肌			
	趾长伸肌			
外侧群	腓骨长肌			腓浅神经
	腓骨短肌			
后群	浅层	小腿三头肌	腓肠肌	胫神经
			比目鱼肌	
	深层	跖肌		
		腘肌		
		趾长屈肌		
		胫骨后肌		
		姆长屈肌		

（四）足肌的神经支配

足肌包括足背肌和足底肌两群，趾短伸肌、姆伸肌为足背肌，姆展肌、姆短屈肌、趾短屈肌、姆收肌、小趾展肌、小趾短屈肌、足底方肌、骨间足底肌、骨间背侧肌、蚓状肌为足底肌。主要由腓深神经、足底内侧神经、足底外侧神经支配。

1. 趾短伸肌、姆短伸肌　由腓深神经支配。

2. 姆展肌、姆短屈肌、趾短屈肌　由足底内侧神经支配。足底内侧神经（medial plantar nerve）（图7-58）由胫神经经过分裂韧带深侧时，发出足底内侧神经，进入足底，达踇展肌深侧，经踇展肌和趾短屈肌之间，穿行于足底内侧沟的肌间隔内。皮支分布于足底内侧皮肤。肌支支配踇展肌、趾短屈肌、踇短屈肌、第 1 蚓状肌等。关节支至跗骨和跖骨间的关节。

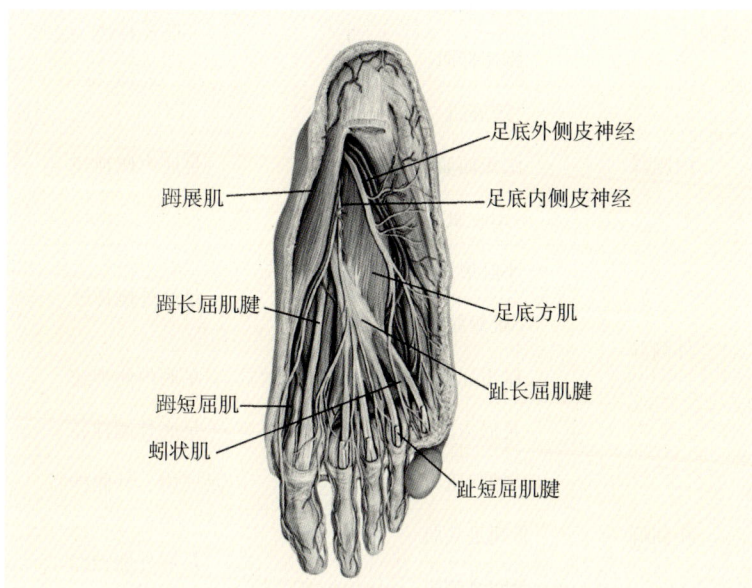

图 7-58　足底内、外侧神经

3. 踇收肌、小趾展肌、小趾短屈肌、足底方肌、骨间足底肌、骨间背侧肌　由足底外侧神经支配。足底外侧神经（lateral plantar nerve）（图 7-58）经踇展肌的深面，继而斜向前外侧，行于趾长屈肌腱和跖方肌浅面，在趾短屈肌的深侧，到足底外侧沟内前行，达第 5 跖骨基底，分为浅支和深支。在分支之前，发肌支支配跖方肌和小趾展肌。并有一些小皮支支配足底外侧的皮肤。关节支支配跟骰关节。浅支发出两条趾底总神经，外侧支分布于小趾外侧缘，内侧支又分为两条趾底固有神经，分布于第 4、5 趾的相对缘。肌支支配小趾短屈肌、第 3 骨间跖侧肌和第 4 骨间背侧肌。深部的肌支，与足底动脉伴行，支配第 2～4 蚓状肌、踇收肌、内侧三个骨间肌。

4. 蚓状肌　由足底内、外侧神经共同支配。

各足肌的神经支配，见表 7-5。

表 7-5　足肌的神经支配

肌群		名称	神经支配
足背肌		趾短伸肌	腓深神经
		踇短伸肌	
足底肌	内侧群	踇展肌	足底内侧神经
		踇短屈肌	
		踇收肌	
	外侧群	小趾展肌	足底外侧神经
		小趾短屈肌	
		趾短屈肌	足底内侧神经
		足底方肌	足底外侧神经
	中间群	蚓状肌	足底内、外侧神经
		骨间足底肌	足底外侧神经
		骨间背侧肌	

下 篇　实际操作

第八章　触诊

第一节　触诊概述

对于触诊有很多的定义，但只用触摸来定义则过于简单化。触诊的内在含义不只是触摸，还包括用知觉去觉察触摸到的是什么组织。从这个角度来说，触诊涉及的不只是手指和手，还包括思维。成功的触诊需要我们用大脑和手指去感受。触诊时，治疗师意念集中，把用手从病人身上收集到的感觉和相关的解剖相关的知识进行整合，然后进一步分析处理。

触诊主要有两大目标：第一是定位目标结构，第二是评估目标结构。对没有经验的治疗师来说，第一个目标可能是最主要的目标，就是要找到触诊的目标组织，这其实并不是很容易做到。它不只是触摸病人的组织，还要能够从所有的周边组织中接触和辨别出目标结构的问题。治疗师需要能够找到该结构的所有边界，如上方、下方、内侧和外侧，甚至浅层和深层。如果结构位于皮肤表面，触诊可能不是很困难，但是，如果目标组织位于身体的深层，要找到它可能是一大挑战。

从触诊的基本目标来看，能够确定组织的位置是非常重要的第一步，因为如果不能准确定位某个组织，就无法评估它。一旦找到目标组织，那么就可以开始进行评估，评估时需要能够去解释手指触摸目标组织时的感觉，这涉及是否能意识到目标组织的质感、大小、形状等特征。它感觉起来是否柔软？是否紧张？紧绷或坚硬？评估目标结构是否健康时，必须考量所有这些因素。

值得注意的是，尽管西方医学持续发展出高科技的诊断和评估设备，但利用双手来触诊仍然是临床治疗师最主要的评估方法。对于一个临床治疗师，触诊这种借由触摸来收集资讯的动作之核心目标是评估。通过仔细的触诊，准确找到目标组织的位置，准确评估该结构的健康状态，临床治疗师才能设计出有效的治疗计划并有自信地执行它。

第二节 如何触诊

对于如何触诊，首先要做到的是病患应该感觉到触摸是舒适的。一般来说，实施触诊时治疗师最好使用手指。当使用手指触诊时，最好使用指腹而非指尖。使用指尖触诊往往令病患觉得被戳到，而不是被触摸到。从治疗师的观点来说，使用指腹触诊也是较为理想的，因为指腹比指尖更为敏感，更容易从病人的身体上触摸到细微的线索。

（一）缓慢移动

有鉴于触诊需依赖双手和大脑的共同合作，治疗师必须留有足够的时间让大脑阐释和理解手指触摸到的感觉刺激，这就需要缓慢地执行触诊。移动太快或任意在病患身体上摸来摸去，无法产生有效且用心的触诊。

（二）适当的压力

什么才是适当的压力？因为触诊可谓感觉的练习，治疗师的手指对触摸到的组织必须很敏感，然而，量化触诊的压力是困难的。这需要依据触诊部位的深浅决定，衡量轻压的最好方法是以按压你的眼皮，仍感到舒适的压力为准。触诊深层组织时，一个衡量的好方法是注意看触诊手指的指甲颜色是否变白。如果指甲颜色变白，表示压力太大，很可能会丧失触觉的灵敏度。

使用压力的大小视情况而定，有些病人不喜欢很重的压力，因为会痛，但有人可能会喜欢。有些病人不喜欢非常轻的压力，因为感觉像搔痒，原因是压力没有刺激到皮下组织，但有人可能会喜欢轻压。此外，同一位病人可能在身体的某一部位喜欢轻压，另一部位喜欢重压。

虽然治疗师最重要的是保持病人的健康和舒适，但应该记住触诊的最主要目的是寻找和评估患者的身体结构。当触压到病人的组织，触诊手指通常要继续往下压，直到感受到组织障碍。组织障碍是指病人的组织对治疗师施加压力的手指逐渐产生的抵抗。产生障碍的组织往往是需要被定义和评估的部分。千万不要盲目地用力加压以突破组织的障碍，应该配合组织产生的抵抗，充分地探索该组织。因此，触诊时应施加的适当压力通常是以能深入到组织障碍和探索该组织的压力为依据。

如果一个结构位于皮肤下方三层以上的位置，除非使用较大的压力去按压，否则可能无法触诊到该组织。例如，要触诊位于骨盆腔内的腰大肌就需要一定程度的压力。但这并不意味着治疗师应该粗暴，但若没有使用足够的压力，肌肉就无法被触摸到，然后做进一步定位和评估。在临床上，如果不施加一个较大且可能暂时造成病人稍微不舒服的压力，治疗师就永远无法准确地评估，更无法提供治疗，帮助病人改善问题。但是如果可以轻压即达到目的，就应该选择使用轻压。例如，触诊肱骨的内侧或外侧上髁，因为这些结构位于皮肤表面，就没有任何理由施加比较大的压力。触诊位于身体浅层的肌肉也是同样的道理。

（三）触诊的时间

只要是接触到病人身体的任何时间，治疗师都应该实施触诊。这不只适用于评估阶段，在治疗阶段也是如此。大多数治疗师认为触诊和治疗是独立的两件事。在同一诊疗时段，治疗师往往先进行触诊，通过触摸到的感觉信息来做检查和评估。然后，治疗师利用触诊阶段所收集到的信息来计划治疗内容，剩余的诊疗时段都花在施加压力于病人的组织。严格来说，触诊和治疗的确可以被视为单向的信息传递：触诊是接收来自病人的感觉信息，治疗则是输出运动信息至病人。这个看法的问题是，在治疗的同时其实也可以接收宝贵的感觉信息以进行评估。

治疗应该是心息双向传递的过程，不仅涉及运动信息输出至病人，还包括持续接收来自病人身体组织的感觉信息。当治疗师施加压力于病人的组织，治疗师同时也在感知组织的质感和其对所施加压力的反应。这种新的信息可以引导治疗师改变或调整对病人的治疗。因此，在治疗的阶段，治疗师继续搜集信息并进行评估，以引导下次触摸的速度、深度和方向。在理想情况下，执行触诊时不应该像按照食谱煮菜或像使用自动驾驶。治疗是一个变动的过程。每一个触摸都应该依据病人在触摸执行当下的反应来执行。治疗师能够流畅地交替进行评估和治疗，正是用心触摸的精髓。评估引导治疗，治疗引导评估，才能创造对病患来说最佳的治疗照护。

那如何学习触诊呢？一般使用的触诊练习是：取下一根头发，在没有眼睛注视的情况下，把头发任意放在教科书的下一页。然后，闭着眼睛，尝试隔着一页纸去触摸头发并描绘出它的形状。成功找到头发后，更换头发的位置，不过这次要隔着两页去触诊出头发的位置和形状。继续增加页数，直到不能找到头发为止。如果能够重复这项练习，将可以在越来越多的页数底下找到头发和描绘出它的形状，这样手的敏感度自然会提高。

比利用教科书的触诊练习更重要的是直接在病人身体上触诊。用手触摸同学或是临床工作中的病人，不断尝试去感受在解剖学、生理学已经学过的结构。当手在病人的皮肤上移动，也可以试着闭上眼睛，这样就能屏蔽掉多余的感官刺激，只靠触觉去想象手触摸到的所有皮下结构。通过想象皮肤下有哪些结构，就能够帮助触摸的手和大脑去好好地感受那些组织。一旦感觉到某组织，可以集中精力去寻找它的确切位置和评估其质感。

所有徒手技巧的基础是建立在解读病人身体线索和迹象的触诊能力之上，触诊技巧越熟练，触诊辨识的能力越强。追求触诊辨识能力的纯熟是一个持续的工作，永无停歇。越常练习及拥有完整的触诊技巧，治疗的效果越好，且病人受益越多。但是，书面内容只能提供如何进行触诊的指引和方法，触诊是一个感觉的技巧，只能凭借感觉的方式来学习。换句话说，经由阅读或听讲无法学会触诊，触诊只能通过触摸来学。

第三节　肌肉触诊的学问与技巧

如前所述，为病人触诊包含定位及评估目标组织。触诊的第一步是精确定位出目标组织。当定位完成后，第二步是评估该组织健康与否。当目标组织是骨骼标记时，触诊的过程将会较为简单，骨骼是被软组织所包围的坚硬组织，因此骨骼标记是较为容易被发现的。当目标组织是肌肉时，触诊可能会较为困难，因为肌肉是软组织，同时也常被其他软组织所包围，要分辨一条肌肉和邻近的其他肌肉及软组织就更具挑战性。

由于按摩师及许多其他临床工作者的工作内容主要在肌肉部分，因此，对他们来说能够精确地触诊组织是最重要的事情，尤其对临床工作者而言。本节的重点在于学习如何定位目标肌肉。当提到肌肉触诊的时候，通常指的是定位肌肉这件事。因此，本节所提供的 20 个原则可以帮助提升肌肉组织触诊的能力。

（一）了解目标肌肉的附着点

触诊位于表层的肌肉通常没有困难。如果知道肌肉的位置，可以很轻易地将手放置于目标肌肉上触摸。除非该部位有大量的皮下脂肪，否则除了病人的皮肤之外，可以直接触碰到肌肉。因此，肌肉触诊的第一步是了解目标肌肉的附着点。举例来说，如果知道三角肌附着在锁骨外侧、肩峰突起、肩胛冈与肱骨上的三角粗隆，只需要简单地将手置放于以上所述之处进行触诊即可。

（二）了解目标肌肉所产生的动作

通常来说，即使目标肌肉位于浅层，要分辨肌肉的边界依然是困难的。若目标肌肉在其他肌肉之下，要想触诊及分辨该肌肉和较浅层或者邻近肌肉就更加困难了。为了更精确地在邻近肌肉组织及软组织中分辨出目标肌肉，请病人做一至数个目标肌肉所负责执行的动作，让该肌肉收缩，将会对触诊有所帮助。若目标肌肉收缩，它会明显变硬。假如所有邻近的肌肉组织都处于在放松状态且柔软，在组织中便可清楚分辨出不同。这使得我们可以准确地判断目标肌肉的位置。因此肌肉触诊的第二步便是了解目标肌肉所产生的动作。

肌肉触诊的原则一和原则二包含了解目标肌肉的学问，换句话说，了解肌肉的附着点和动作，是在我们学习人体肌肉组织时最先学到的。当具备了这样的知识，进行大部分肌肉触诊的方式就可以被推理出而非靠机械记忆。利用附着点和动作来触诊目标肌肉被认为是肌肉触诊的学问。

（三）选择该目标肌肉做最合适的收缩动作

懂得运用目标肌肉的附着点及动作的知识是奠定触诊能力的重要基础。实际上，触诊需要的是只让目标肌肉收缩。这代表目标肌肉必须是唯一收缩的肌肉，而其周围的肌肉必须保持在放松的状态。但因为邻近的肌肉常会共同负责目标肌肉所产生的关节运动，只将手放于目标肌肉的位置，然后选择任意目标肌肉所负责执行的动作让其收缩，这么做通常是不够的。此时邻近肌肉也共同执行了所选择的动作，它会一起收缩，分辨目标肌肉和邻近肌肉会十分困难。

因此，若要求患者执行某一项合适的关节动作，则治疗师必须富有创造力且具判断性思考。这便是肌肉触诊技术的起源。这不仅需要了解目标肌肉的动作，还必须清楚所有肌肉的动作。当具备这样的知识后，便可以要求患者做最合适的关节动作，以便针对目标肌肉做触诊。

假设腕屈肌群中的桡侧腕屈肌是目标肌肉，要求患者屈曲腕关节时，不仅桡侧腕屈肌会参与，还有掌长肌及尺侧腕屈肌这两条屈腕肌群的肌肉参与。在此情形下，要进行触诊并分辨桡侧腕屈肌及邻近的掌长肌、尺侧腕屈肌，应该要求患者做腕关节的桡偏而非手腕屈曲的动作。这个动作只会使桡侧腕屈肌单独收缩。桡侧腕屈肌会比放松且柔软的掌长肌及尺侧腕屈肌有较硬的质感，有助于定位及触诊。

（四）施加阻力给收缩中的目标肌肉

当患者被要求执行某一特定关节动作让目标组织收缩、变硬且变得易于观察时，常常会出现收缩的力量不够以至于目标肌肉还是不容易被触摸到。尤其是不需要移动较大肢体或是不需要抗重力的关节动作。当患者的目标肌肉没有足够的收缩时，就需要治疗师施加阻力让目标肌肉更加用力收缩，使之变得较为容易观察。以下为一范例：旋前圆肌为目标肌肉，患者被要求在桡尺关节上执行前臂旋前的动作。因为前臂并非很大的肢体，且旋前圆肌收缩的程度不足以让它变得易于观察及触诊。在此情形下，治疗师可以通过施加抵抗，使得旋前圆肌需要更用力地收缩，从而更容易被触诊，并从周围的肌肉组织中被分辨出来。

给予患者目标肌肉收缩的阻力并不是在比较治疗师与患者谁更有力，治疗师的角色只是提供患者目标肌肉收缩时抵抗的力量，而非去压制患者。患者目标肌肉收缩的程度是可以变化的，理想的情况下，收缩的程度应尽可能轻微，只要足够让目标肌肉的收缩显现便于触摸到即可，当然，有时的确需要有力地收缩才能达到此目的。适当的原则是当你开始尝试触诊的时候，需以温和的阻力开始。若无法达成目的，视情况渐渐增加阻力。

每当在患者的目标肌肉上施加阻力时，很重要的是治疗师置放固定手的位置不可以跨过多个关节，目的是让患者在触诊时肌肉收缩局限在目标肌肉上。此时，目标肌肉会成为唯一摸起来是硬的肌肉，且容易从其他摸起来是软的肌肉中被分辨出来。如果治疗师的固定手跨过其他关节，那么这些关节的肌肉也会收缩，将无法达成让目标肌肉单独收缩的目的。例如触诊旋前圆肌时，会施予抵抗前臂旋前的阻力，重要的是治疗师的固定手不可以跨过腕关节去握住患者的手。若固定手握住了患者的手，其他跨过腕关节的肌肉（比如让手腕关节动作的屈腕肌群或者手指的屈肌）将会一起收缩，使得旋前圆肌难以和周围的肌肉分辨开来，因此，给予阻力的手必须放在患者的前臂。理想状况是将给予阻力的手放在前臂远端，以提供最符合杠杆原理的阻力，如此一来，治疗师可以节省力气。

整体来说，如果治疗师要提供阻力在肩关节的手臂动作时，治疗师的固定手必须放在肘关节的近端，且不可以跨过肘关节去握住前臂。若治疗师提供阻力在前臂以抵抗发生于肘关节的动作时，治疗师的固定手应该放在手臂远端，而不可跨过腕关节去握患者的手。若治疗师提供阻力在手部以抵抗发生于腕关节的动作时，治疗师的固定手要放在手掌上，而不可以跨过掌指关节去握住手指，同样的原则也适用于下肢以及躯干的中轴。

（五）在触诊之前先观察

虽然肌肉通过触摸完成，但视觉的观察仍然是定位目标肌肉一项很重要的工具方法，尤其是在浅层及皮肤上可见到其轮廓的肌肉。这在目标肌肉放松的时候更是如此，但更常出现在目标肌肉收缩的时候（尤其是在抵抗阻力且更有力收缩时），因为当肌肉收缩且变硬时，通常用肉眼即可看见其突出。因此在尝试触诊目标肌肉时，先观察后，再将触诊的手放在目标肌肉上去触摸。

举例来说，当触诊屈腕肌群中的掌长肌和桡侧腕屈肌时，在将触诊的手放置于患者的前臂之前，先观察这两条肌肉在前臂远端靠近腕关节前面的远端肌腱。它们可能是明显可见的，有助于你发现及触诊。若它们非肉眼可见，可要求患者在腕关节执行手部屈曲的动作，并且视情况需要增加阻力，接着在将触诊手放上患者之前再观察一次。收缩时，这两条肌肉的远端肌腱通常都会变得紧绷且明显凸出，这有助于定位及触诊。许多肌肉都能提供有助于触诊的视觉资讯，因此先观察再触摸是一个好方法。

（六）先在最容易找到的位置寻找目标肌肉

一旦发现目标肌肉，顺着它继续触诊显然比一开始就把手放上去定位要来得简单。因此，好的触诊原则是在最容易发现目标肌肉的地方开始寻找。一旦将肌肉定位后，便可以沿着附着点向一边或者两边继续触诊。以桡侧腕屈肌为例，如果远端的已明显出现，接下来可以从此处开始触诊，在它已经被清楚地感觉后，朝向位于肱骨内上髁的近端附着点继续触诊。

（七）垂直触摸目标肌肉

第一次定位到目标肌肉或者继续沿着找到的目标肌肉触诊，最好先垂直触摸肌肉的肌腹或者肌腱。垂直触摸肌肉的肌腹或者肌腱就像在触摸或者弹奏琴弦一样；从肌腹或者肌腱的一侧开始，经过突起的部分，而后到另一侧。当垂直弹动肌腹或者肌腱时，很重要的是不要将触诊手的手指做短距离的振动；动作应该大到足以发现目标肌肉的一侧，横跨整个肌肉而后到另外一侧才能停止，这代表移动的距离必须相当长。

（八）以婴儿步行的方式沿着目标肌肉触摸

一旦以垂直触摸方式在最容易找到目标肌肉的地方找到它，接下来应该触诊所有的附着处，并以婴儿步行的方式进行。婴儿步行触诊法是每一次成功触摸后必须紧接着下一次触摸，这样每一寸的肌肉轮廓才不会被遗漏。若你触摸到目标肌肉上的一点，不应该跳过数英寸的肌肉后再次触摸它。跳过愈远，则愈有可能偏离肌肉走向而错过触诊的路径。

（九）交替放松及收缩目标肌肉

之前已经说明，在触诊时若让患者维持目标肌肉在等长收缩的状态是相当不舒服的，因此让患者交替收缩及放松是比较适当的。此外，当治疗师以婴儿步行方式触诊法沿着目标肌肉的走向触诊时，患者交替收缩与放松目标肌肉有助于触诊的成功。在每一次用婴儿步行方式触诊时，让目标肌肉交替收缩和放松，治疗师可以感觉到肌肉质地的变化，当放松时变得柔软，收缩时变硬，而放松时再次变得柔软，此举让治疗师确定仍在目标肌肉上触诊。如果治疗时意外偏离目标肌肉而摸到其他组织，则无法感受到肌肉质地由软变硬再变软（当目标肌肉收缩然后放松）的情形。

当治疗师确定偏离肌肉走向时，触诊的手指必须放回最后对目标肌肉感觉清楚的点，并且请患者继续交替收缩与放松目标肌肉，而后稍微变换方向，以婴儿步行方式的触诊法来重新定位目标肌肉的走向。

（十）适时使用协同动作的技术

有些情况下，协同动作可以让目标肌肉单独收缩而有助于触诊的进行。多数的例子发生在肩关节的肩胛骨旋转的动作，因为肩胛骨旋转没有办法单独发生；当手臂的动作发生在肩胛骨（盂肱关节）时，肩胛骨可以只做旋转的动作。举例来说，如果要触诊的目标肌肉为胸小肌，虽然有许多动作可以让它收缩，但大部分的动作都会让胸大肌一同收缩而阻碍胸小肌的触诊。唯一能让位于前胸的胸小肌做单独收缩的有效动作是将肩胛骨往下转动。然而这个旋转动作只会发生在肩关节上的手臂做伸展和（或）内收的动作时，因此要让肩胛骨往下转动且同时让胸小肌收缩，可要求患者在肩关节上做手臂的伸展和内收。可通过以下的动作完成：要求患者将手放松置放于腰部，接着诱发胸小肌收缩，让患者手臂更加向后远离腰部呈现更伸展的动作。这个动作会令胸小肌立即收缩，即使隔着胸大肌仍然容易触摸到。同样的方法可以用来触诊被中斜方肌覆盖住的菱形肌。

（十一）适时使用交互抑制的技术

交互抑制是一种神经学上的反射，指的是当目标肌肉的拮抗肌主动收缩时导致抑制目标肌肉的收缩。这个神经学的反射对肌肉的触诊有相当大的帮助，例如：如果目标肌肉为肱肌时，要让它收缩变硬后易于摸到，唯一的方法是要求患者屈曲肘关节，因为这是肱肌唯一执行的动作。但是当患者在肘关节上做前臂屈曲的动作时，肱二头肌也会同时收缩，这会造成肱肌触诊的困难，因为在前臂上，肱二头肌位于肱肌上方。鉴于肌肉触诊的目的是希望目标肌肉能单独收缩（此情形下希望只有肱肌收缩），所以肱二头肌需要保持在放松状态。虽然肱肌唯一的动作（肘关节屈曲）也是肱二头肌的动作之一，但是仍可通过交互抑制原则去达成肱二头肌保持放松状态的目的。此时，应该要求患者前臂维持在完全旋前的姿势下，在肘关节处进行前臂的屈曲。因为肱二头肌为手臂的旋后肌之一，在手臂旋前的状态下会交互抑制其收缩，所以当肱肌收缩让前臂屈曲时，肱二头肌肉会放松。如此一来，就达成了让目标肌肉（肱肌）单独收缩的目标。

另外一个使用交互抑制的原则使目标肌肉单独收缩的例子是肩胛提肌的触诊。如果要求患者将肩胛骨上提，会出现因为上斜方肌同时收缩变硬，使得无法摸到位于上斜方肌下方的肩胛提肌。因此，触摸时可要求患者将手放在腰部，用肱骨的伸展及内收姿势使肩胛胸廓关节上的肩胛骨下回旋。上斜方肌是使肩胛骨上回旋的肌肉之一，所以它会被交互抑制而维持放松状态。如此一来，患者上提肩胛骨时，肩胛提肌就能单独收缩且达到成功触诊。

当使用交互抑制的方式去触诊肌肉的时候，要注意一个重要的地方。患者被要求收缩目标肌肉时，收缩的程度必须是较小的。如果肌肉十分用力地收缩，患者的脑部可能会突破交互抑制反射而募集更多的肌肉参与关节的动作，将会造成这些受到预期交互抑制而放松的肌肉开始收缩。一旦其他肌肉开始收缩，就无法成功触诊目标肌肉。例如触诊肱肌时，如果很用力地将肘关节上的前臂屈曲，肱二头肌将会被募集而无法或很难对肱肌进行触诊。另外一个例子是触诊肩胛提肌时，如果很用力地做肩胛骨上提的动作，上斜方肌将会被募集而造成难以或无法进行肩胛提肌附着点的触诊。

（十二）使用适当的压力

使用适当的压力的概念之前叙述过，对触诊来说相当重要，因此必须再次对触诊的压力进行更完整的论述。很重要的是不要过度用力，因为过大的压力会让敏感度丧失。此外，力量也不可以过轻，有些肌肉位于相当深的位置，需要中等甚至强大的压力下才能摸到。一般而言，对大部分刚接触触诊的学生来说，造成触诊目标肌肉困难的原因就是压力太轻。适当的压力指针对每一条目标肌肉都能提供最理想的触诊压力。

（十三）进行深层触诊时，缓慢地深入组织且让患者保持呼吸

所有深层肌肉的触诊都必须缓慢进行。虽然对大部分的患者来说，深层的触诊会造成不舒服，但是当我们在进行触诊时，这点很容易克服。通过缓慢地深入患者组织，且要求患者配合触诊的过程，以缓慢的呼吸节奏便可以克服深层触诊的不适感。触诊位于腹部的腰大肌就是一个很好的例子。腰大肌必须从身体前侧的位置才能进行触诊，这需要持续地按压以达到腹腔内的脏器，因为腰大肌就附着在脊柱上形成后腹壁。为了维持患者的舒适感，治疗师需要非常缓慢地深入患者的组织里，并且让患者缓慢且平稳地呼吸。开始触诊之前，要求患者做一个中度到深度的呼吸，接着等患者开始呼气时，缓慢地朝着腰大肌深入。不要急于在患者第一次呼气时就触及腰大肌，相反的，可以在呼气结束时稍微减轻按压的力量，并让患者做另外一次中等程度以上的深呼吸，接着在呼气的时候再深入到更深层的地方，这个程度可能要重复三次以上才能触及腰大肌。用这个方式触诊一条很深层的肌肉通常需要患者做两到三次深呼吸，最重要的是必须缓慢地进行稳定的按压。

（十四）以肌肉当作标记

当学会骨骼和骨头标记后，常用骨头标记去定位及触诊目标肌肉，然而当一条肌肉被触诊过，它也可以作为定位其他邻近肌肉的有效标记。举例来说，在学过胸锁乳突肌的触诊之后，要进行斜角肌的触诊就变得较为简单。先定位胸锁乳突肌之锁骨头上的外缘，往外侧滑落即是斜角肌群，上述方式比起在颈椎体上横突的前结节定位斜角肌显得简单许多。同样的，胸锁乳突肌也可以用来定位及触诊颈长肌。先定位出胸锁乳突肌之胸骨端的内缘，且往内侧朝椎体的方向深入就可以触诊到颈长肌。有相当多的例子可以说明，先定位一条肌肉后，可以帮助治疗师定位其他难

以定位的肌肉。

（十五）触诊骨上的附着点时，放松及被动松弛目标肌肉

我们总是希望尽可能地触诊到完整的目标肌肉，最好可以从骨上肌肉附着点的一端沿着肌肉走向触诊到另外一端，事实上常常难以完成，尤其是当患者收缩目标肌肉的时候，因为张力增加会使得肌腱变得僵硬，难以从骨上的附着点辨别出来。虽然目标肌肉的收缩可以让肌腹变硬而有助于将它和周围的软组织区分开来，但也会让肌腱张力增加及变硬，如此一来，肌腱变得难以与周围的组织（骨上的附着点）区分开来。换句话说，收缩目标肌肉有助于与周围软组织的分辨，但却造成难以和周围的硬组织区分。有一个原则可以帮助治疗师完整地沿着肌肉走向去触诊目标肌肉：触诊时让患者放松肌肉，当触诊到骨上的附着点时，让肌肉被动地松弛。比如，利用这个原则去触诊位于骨盆髂前下棘的股直肌的近端附着点，或是触诊位于肱骨小结节的肩胛下肌的近端附着点。

（十六）进行触诊时请闭上眼睛

在开始触诊目标肌肉时，针对触诊区域的视觉检查是相当重要的（见原则五）。当完成视觉检查后，在触诊过程中，治疗师不需要持续观察患者的身体。实际上，在触诊的过程中，治疗师闭上他/她的眼睛会带来很大的好处。闭眼后的触诊，治疗师可以过滤掉可能会影响触诊手指上的外在感觉刺激。闭上眼睛让治疗师可以全神贯注在触诊的手指上，增加感觉的敏感度。

（十七）对于触诊处的皮肤下构造，构想出一幅解剖图

当治疗师在触诊的过程中闭上眼睛，在脑中描绘出患者皮肤下的目标肌肉及相邻解剖组织的图片，会对触诊有很大的帮助。对于所触诊处皮肤下的解剖构造图的构建，有助于正确地定位目标肌肉及运用婴儿步行方式触诊法朝向目标肌肉的附着处进行触诊。

（十八）如果患者怕痒，可以让患者将手放在你的触诊手上

如果患者怕痒，常会让触诊变得困难，尤其在轻触患者时，因为触摸会让他/她想要拉开触摸者的手。因此对怕痒的患者，最好以较重的压力去触诊。然而有些患者非常怕痒，无论以较轻或较重的压力触摸都无法避免，这种情形不只会影响触

诊的评估，也会影响治疗。这里提供一个减少怕痒患者敏感度的方法：让患者将一只手放在治疗师的触诊手上。感觉痒是个体对于自己的空间受外人入侵时产生的信息。当患者的手放在治疗师的触诊手上时，患者会下意识地认为触诊的范围是在他/她自己的控制下进行的，因此，痒的程度会下降。虽然这个原则并不适用于任何状况，但值得一试。

（十九）保持短且圆滑的指甲

对某些肌肉进行触诊时，治疗师的指甲必须非常短，特别是进行较深层的肌肉触诊时，比如触诊肩胛下肌、腰方肌或是位于椎体上的肩胛提肌附着点时。不过每个人对于指甲长短的认知并不同，因此有些治疗师的指甲过长，让患者疼痛且留下指甲的痕迹，无法在触诊时让患者感到舒服。同样糟糕的是，这些指甲太长的治疗师因为怕指甲弄疼患者，因此没有适当地触诊或避免治疗需要治疗的肌肉组织。每次触诊所需要的适当的指甲长度都会不同，检查指甲长度的好方法为：将触诊手的手心向外远离你，并尝试用另外一只手的指甲抓住触诊手的指甲，如果成功了，代表你的指甲太长了，如果无法办到，代表你的指甲足够短可以进行深层肌肉的触诊。

指甲的圆滑程度也同样值得重视（即指甲的边缘不锋利）。当剪指甲时，最后用磨指甲刀将指甲边缘磨得圆滑是很重要的。短且锋利的指甲可能带给患者和长指甲一样的不舒服及疼痛感。

（二十）以最理想的姿势进行触诊

最理想的触诊姿势是可以对患者的特定目标肌肉进行最有效触诊的姿势。特定肌肉的理想触诊姿势或许跟治疗时的姿势有所不同。患者通常以仰卧或俯卧的方式接受治疗，然而有些肌肉最适合触诊的姿势是让患者侧卧、站姿或者坐姿。例如，患者通常以仰卧位姿势接受胸小肌的治疗，然而，触诊胸小肌的最理想姿势是坐姿。这是因为坐姿方便患者将手放在腰部并且让手向后移动远离腰部（肩胛骨下回旋时使胸小肌收缩）。虽然不希望患者在治疗的过程中变换姿势，但如果需要马上触诊来评估及治疗患者时，我们就必须让患者变换姿势。但是为了避免打断治疗的流程，治疗师必须在治疗开始之前，先完成所有触诊的评估。

了解目标肌肉附着处及动作的知识是开始肌肉触诊的起步，只拥有这些而想要将触诊转变为技术是不够的。肌肉触诊的技术是将目标肌肉的附着点、所产生的动作和邻近肌肉的关系串联起来，以及本章所列出的诸多原则，将其整合后去分辨目标肌肉和周围组织的能力。总而言之，治疗师必须具备敏感的手、精确的思考及丰富的创造力。

第九章　头部触诊

学习目的

1. 掌握头部骨的重要骨性标志，咀嚼肌的触摸方法。
2. 熟悉颞下颌关节检查。

学习要点

①触诊头骨。②触诊颞下颌关节。③触诊咀嚼肌附着点、肌腹及做出特征性运动。

第一节　骨与骨连结触诊

一、颅骨

1. 枕外隆凸　颅骨后方最明显的骨性标志，位于颅骨中央下方。其大小因人而异，有些人此部位较大，有些人则难以触及。

2. 上项线　起自枕外隆凸向外上放射的线，中间部易触及，但若沿上项线向外数厘米则难以触及。

3. 枕骨　从下方向前摸颅骨的底部可摸到枕骨；在第 1 颈椎结节处枕骨消失，取而代之的是枕骨大孔。

4. 颞骨乳突　在两耳后面下方突起的骨性标志物，是胸锁乳突肌附着点（图 9-1）。

5. 颧弓　在耳屏前方，是能被触及的骨性桥梁。它是面颊的突起部分，在前面与颧骨相融合。颞骨、颧骨共同构成颧弓。

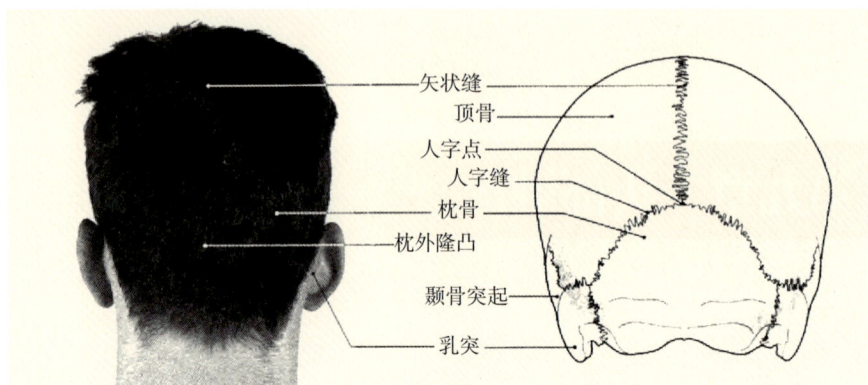

图 9-1　颅骨（后面）

6. 下颌髁　在颧弓的后下方、耳屏前可以触及一个小结节，这就是下颌骨髁的最外侧部分。张口可感觉到下颌髁先旋转，然后在颞下颌关节结节上做向前、向下运动。

7. 下颌角　约在下颌髁直下 7cm 处可找到下颌角。下颌角略向外翻，男性比女性更突出。

下颌角下缘：沿着下颌角下缘向前，两侧的下颌角下缘可在前面正中处相交接。从侧面看，此处是一条垂直向上的线。

8. 颏结节　颏结节是下颌下缘触摸到的小结节。

9. 下颌骨的前面、侧面　位于皮下，向后走行。当行至有丰厚咬肌覆盖的下颌角处，下缘变厚，在前表面形成一个凹面。

10. 上颌骨　上颌骨可在颧骨下触及，其上有牙龈和牙齿，易通过面颊肌肉及上嘴唇辨识（图 9-2）。

二、颞下颌关节

1. 颞下颌关节的主动活动　颞下颌关节的主动活动包括：张口、闭口、噘嘴和向左右侧倾斜下颌。观察患者活动时，特别注意患者是否愿意活动、活动的质量、活动的范围和出现的各种差别。

把无名指或小指放在患者下颌髁部以检查其活动。把食指放在耳前方向外也可触及颞下颌关节，注意活动时有无响声、弹跳或摩擦音。张口时，下颌髁必须向前移动。大范围张口需要下颌髁的旋转和水平移动。如果活动不对称，会观察到偏斜。类风湿关节炎、先天性骨异常、软组织或骨性强直、骨关节炎和肌肉痉挛可使活动减少（图 9-3）。

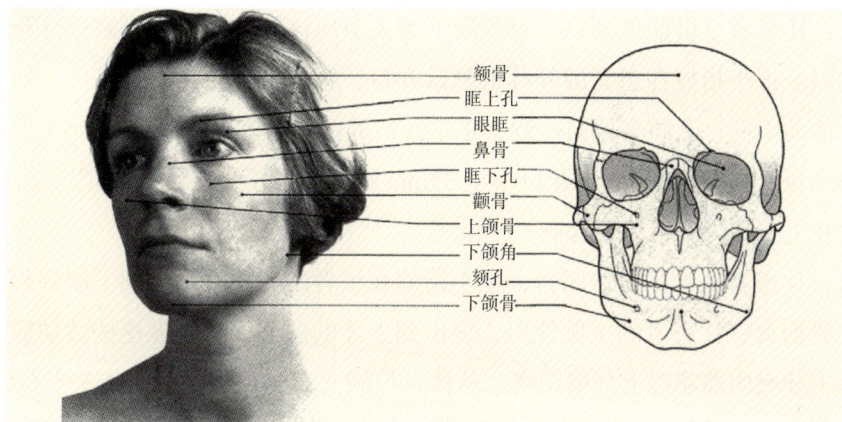

前面

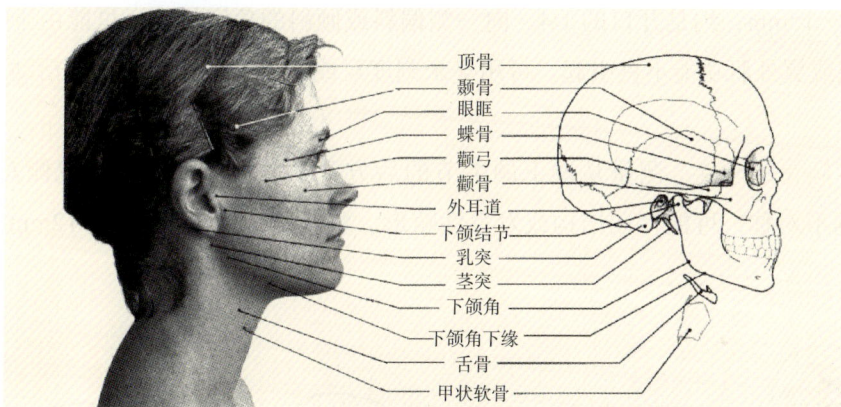

侧面

图 9-2　颅骨

额骨
眶上孔
眼眶
鼻骨
眶下孔
颧骨
上颌骨
下颌角
颏孔
下颌骨

顶骨
颞骨
眼眶
蝶骨
颧弓
颧骨
外耳道
下颌结节
乳突
茎突
下颌角
下颌角下缘
舌骨
甲状软骨

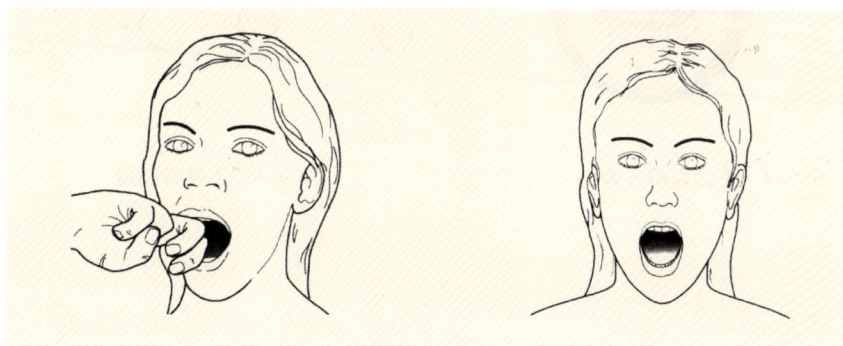

图 9-3　张口

开口：让患者尽可能地开口，双侧颞下颌关节应该同步活动，下颌骨打开而不向一侧偏斜。把小指放在患者的外耳道触诊开口，感到下颌髁从手指移出。如果颞下颌关节活动不良，下颌会偏向一侧。正常开口的活动范围是 35～55mm（上下颌骨门齿间测量开口距离）。如果开口小于 33mm 视为活动不良。让患者把第 2、3 手指屈曲放在上下牙齿间可快速检查。

闭口：让患者从大张口位闭口，把小指放在患者的外耳道可感到下颌髁移向手指。下颌骨前突：让患者的下颌伸出，突出到上牙的前方，患者做这些活动应不困难。测量下牙突向前超过上牙的距离。从休息位到前突位正常的距离是 3～6mm。

2. 下颌骨侧方偏斜　让患者松开咬合，先向一侧移动下颌，回到中间，再向另一侧。用记录笔在上下牙记上记号，测量向侧方活动的距离。正常侧方活动的距离是 10～15mm，约是开口的 1/4。向一侧偏斜或倾斜的角度异常，可能由于咀嚼肌、颞肌或翼外肌功能不良引起。可用毫米刻度尺或卡尺测量下颌关节的活动（图 9-4）。

3. 下颌骨的测量　测量从颞下颌关节的后方到下颌切迹的距离，双侧对比。如果双侧不对称，可能存在结构或发育性畸形。测量的正常值是 10～12mm（图 9-5）。

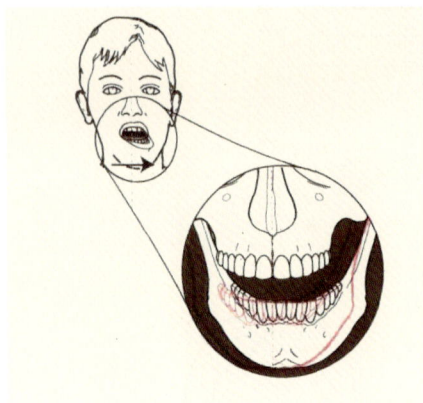

图 9-4　下颌骨侧方偏斜

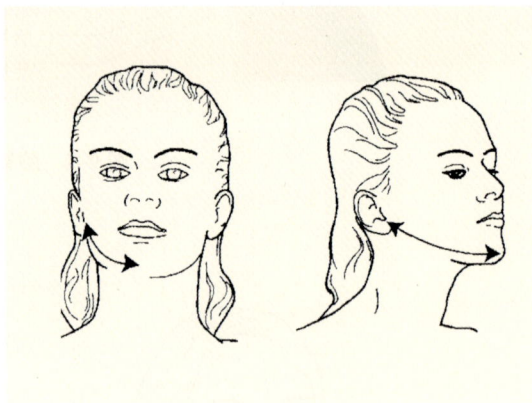

图 9-5　下颌骨测量

第二节 骨骼肌触诊

1. 颞肌

（1）与患者沟通交流，嘱其充分暴露脸部皮肤。

（2）检查者体位：坐或站在患者身体右侧。

（3）患者体位：坐或仰卧位，自然放松。

（4）肌肉附着点：起自颞窝，肌束呈扇形向下汇聚通过颧弓的深面，止于下颌骨的冠突。

（5）先通过观察描述大概位置。

（6）肌肉收缩产生的动作：上提下颌骨，后部纤维可向后拉下颌骨。

（7）触诊手摆放位置：颞窝。

（8）患者主动做的动作：咬合咀嚼动作。

（9）触摸方向：向下滑动至颧弓、下颌骨的冠突。

（10）注意事项：咬合的动作需要上提下颌骨，所以能感受到肌肉收缩，下端肌肉深入到颧弓及下颌骨下方，不容易触诊。肌肉挛缩可能是头痛的原因（图9-6）。

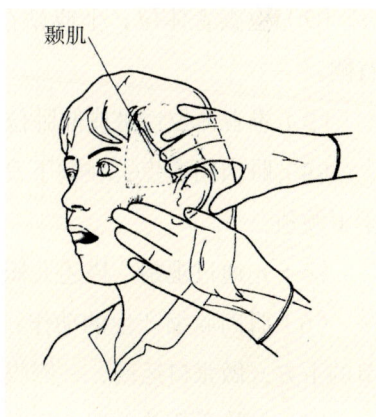

图 9-6 颞肌触诊

2. 翼内肌

（1）与患者沟通交流，嘱其充分暴露脸部皮肤。

（2）检查者体位：坐或站在患者身体右侧。

（3）患者体位：坐或仰卧位，自然放松。

（4）肌肉附着点：起自翼突窝，纤维方向同咬肌，止于下颌角内面的翼肌粗隆。

（5）先通过观察，描述大概位置。

（6）肌肉收缩产生的动作：收缩时上提下颌骨，并使其向前运动，一侧收缩可使下颌移向对侧。

（7）触诊手摆放位置：下颌角内面。

（8）患者主动做的动作：咬合咀嚼动作。

（9）触摸方向：向翼突窝方向滑动。

（10）注意事项：触摸翼内肌另一种方法为将手伸入口中，手指沿着下排牙齿的内表面触诊，直到后方的臼齿，然后在后方外侧按压，直到触诊到面颊部的内壁（图9–7）。

3. 翼外肌

（1）与患者沟通交流，嘱其充分暴露脸部皮肤。

（2）检查者体位：坐或站在患者身体右侧。

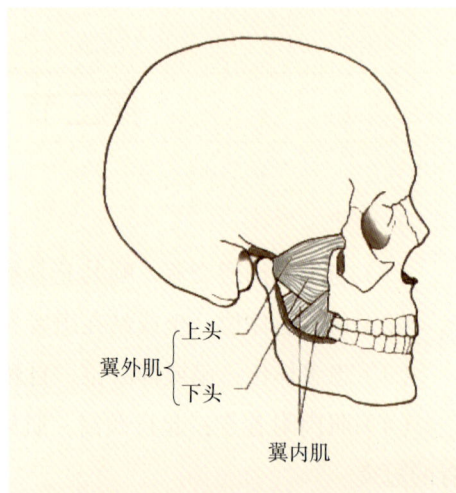

图9-7　翼内肌、翼外肌触诊

（3）患者体位：坐或仰卧位，自然放松。

（4）肌肉附着点：在颞下窝内，起自蝶骨大翼的下面和翼突的外侧，向后外止于下颌颈。

（5）先通过观察，描述大概位置。

（6）肌肉收缩产生的动作：两侧同时收缩，可使下颌头和关节盘向前至关节结节的下方，做张口运动，一侧收缩可使下颌移向对侧。

（7）触诊手摆放位置：戴上手套，将手放在患者嘴内上排牙齿的牙龈上方。

（8）患者主动做的动作：将下颌骨偏移到对侧。

（9）触摸方向：向下颌骨髁方向滑动。

（10）注意事项：患者在做下颌骨偏移到对侧时，要缓慢执行此动作，否则检查者的手会被夹在患者的下颌骨与上排牙齿之间。翼内肌与翼外肌对于触诊比较敏感，其中一个原因是因为这些肌肉表面只覆盖了一层薄薄的黏膜（图9–7）。

4. 咬肌

（1）与患者沟通交流，嘱其充分暴露脸部皮肤。

（2）检查者体位：坐或站在患者身体右侧。

（3）患者体位：坐或仰卧位，自然放松。

（4）肌肉附着点：长方形扁肌，起自颧弓的下缘和内面，纤维斜行向后下并止于咬肌粗隆。

（5）先通过观察，描述大概位置。

（6）肌肉收缩产生的动作：上提下颌骨。

（7）触诊手摆放位置：在颧弓上。

（8）患者主动做的动作：咬合咀嚼动作。

（9）触摸方向：指腹滑向下颌角。

（10）注意事项：咬肌在咀嚼的时候肉眼可见，位于浅层。也可以戴上手套，将食指放在口腔内脸颊及牙齿之间，拇指在嘴巴外侧，然后做咬合咀嚼动作（图9-8）。

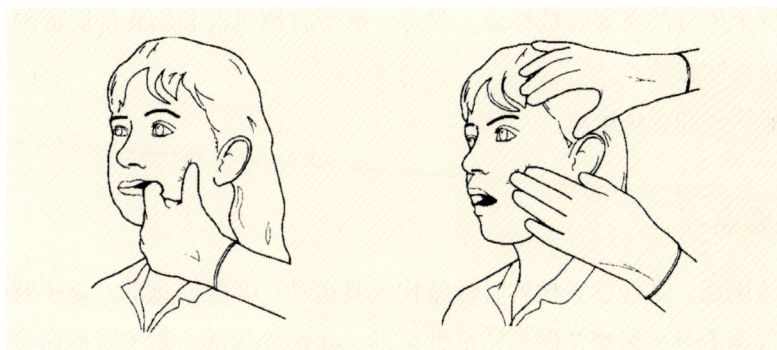

图 9-8　咬肌触诊

第十章　躯干部触诊

学习目的

1. 掌握躯干骨的重要骨性标志，颈部、躯干背侧肌群和胸腹部肌群附着点、肌腹及做出特征性运动。

2. 熟悉胸廓和脊柱运动。

学习要点

①触诊胸廓。②触诊脊柱各骨性结构及其运动。③触诊颈部、躯干背侧肌群和胸腹部肌群附着点、肌腹及做出特征性运动。④触诊颈部、躯干背侧肌群和胸腹部肌群相应运动。

第一节　骨与骨连结触诊

一、胸廓

1. 胸骨　位于胸廓前方正中线上，由上至下依次为胸骨柄、胸骨体及剑突。

2. 胸锁关节　胸骨的锁切迹与锁骨的胸骨关节面相连构成胸锁关节。触诊该位置时，以一指或多指同时触及胸骨柄、锁骨胸骨端，大幅度运动肩关节，促使锁骨运动，感受并确认胸锁关节位置；也可直接沿着胸骨柄向外和锁骨向内触及关节间隙。

3. Louis角（胸骨角）　胸骨柄与胸骨体之间形成转折向前隆起的角，平对第2肋。

4.肋角　从第 2 肋骨开始向下依次找到各肋骨，触诊不同呼吸运动时肋间隙变化；深吸气（胸式呼吸）时在锁骨上窝触摸第 1 肋上提动作；在仰卧位屈髋屈膝位，观察肋弓形态；在双侧肩前屈位观察肋弓变化。

二、脊柱

（一）颈椎

1.横突

（1）C_1 横突　于下颌角与颞骨乳突间隙可触及 C_1 横突，侧倾或者旋转头部以确认。在头中立位时，感受两侧差异，如大小、有无或空间位置差异。

（2）C_2 横突　C_1 横突稍向下，乳突后缘，可触及 C_2 横突。约与颞骨乳突尖水平。

其余横突可沿胸锁乳突肌后缘依次触及。

2.棘突　位于人体后正中线上。

（1）C_2 棘突　头中立位，沿枕骨下第一个明显骨性突起即是。

（2）C_6 棘突　颈胸交界处可触及连续隆起的棘突，其中之一于脊柱充分后伸时消失，而其下方棘突无明显变化，可定位为 C_6 棘突。触诊时应当仔细辨别。

（3）C_7 棘突　头前屈位，颈部最明显的隆起即是。

（二）胸椎

棘突　位于人体后正中线上，充分体前屈时可明显暴露。观察曲度是否平滑、有无侧屈、扭转。

（三）腰椎

仰卧位，被动屈髋 90°，触诊手四指并拢，平行于腹直肌外缘平脐水平，随呼吸缓慢向下，触诊到硬物止，向前正中线滑动指尖可触及腰椎。

三、骨连结

椎弓沟　手指扪触棘突，稍向外侧滑动手指，向深部扪触棘突与横突之间的凹陷（图 10-1）。

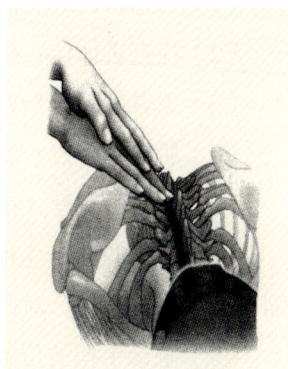

图 10-1　椎弓沟

第二节　骨骼肌触诊

一、颈部肌

（一）颈浅层肌

1. 颈阔肌

（1）与患者沟通交流，嘱其充分暴露颈部与上胸部皮肤。

（2）检查者体位：坐或站在患者身体右侧。

（3）患者体位：坐或仰卧位，上肢自然放松。

（4）肌肉附着点：胸大肌上部和三角肌的筋膜到下颌骨的下缘。

（5）先通过观察，描述大概位置。

（6）肌肉收缩产生的动作：双侧收缩：前屈头颈部。

（7）触诊手摆放位置：颈前皮肤。

（8）患者主动做的动作：降下唇并用力皱眉。

（9）触摸方向：向下滑动至下颌和胸部之间。

（10）注意事项：做惊讶、惊恐的表情时，可观察到几条纵向排列的条索，为该肌腹收缩的特征性表现，并可于该区域触诊到该肌纤维。抗阻做开口、颈椎屈曲、侧屈或旋转，可体会到收缩强度的改变。

2. 胸锁乳突肌

（1）与患者沟通交流，嘱其充分暴露颈部与上胸部皮肤。

（2）检查者体位：坐或站在患者身体右侧。

（3）患者体位：坐或仰卧位，上肢自然放松。

（4）肌肉附着点：胸骨柄与锁骨的内侧 1/3 至同侧颞骨乳突及上项线外侧 1/2。

（5）先通过观察，描述大概位置。

（6）肌肉收缩产生的动作：双侧收缩：屈曲颈部、后伸头和上部颈椎，单侧收缩：侧屈头和颈部，对侧旋转。

（7）触诊手摆放位置：胸锁关节的上方。

（8）患者主动做的动作：头向对侧旋转并向同侧微侧屈。

（9）触摸方向：向下滑动至颞骨乳突外侧面、上项线外侧。

（10）注意事项：胸锁乳突肌的胸骨头通常比锁骨头明显。如果无法看到锁骨头，可以在胸骨的外侧触诊到。

（二）颈部中层肌

即舌骨上肌和舌骨下肌。

（1）与患者沟通交流，嘱其充分暴露颈部与上胸部皮肤。

（2）检查者体位：坐或站在患者身体右侧。

（3）患者体位：坐或仰卧位，上肢自然放松。

（4）肌肉附着点附着区域

1）舌骨下肌

胸骨舌骨肌：胸骨到舌骨。

胸骨甲状肌：胸骨到甲状软骨。

甲状舌骨肌：甲状软骨到舌骨。

肩胛舌骨肌：肩胛骨上缘到舌骨（一条中央肌腱附着到锁骨）。

2）舌骨上肌

二腹肌：颞骨上的乳突切迹到下颌骨（一条中央肌腱附着到舌骨）

茎突舌骨肌：颞骨的茎突到舌骨。

下颌舌骨肌：舌骨到下颌骨的内表面。

颏舌骨肌：舌骨到下颌骨的内表面。

（5）先通过观察，描述大概位置。

（6）肌肉收缩产生的动作：上提舌骨（舌骨上肌）、下拉舌骨（舌骨下肌）。

（7）触诊手摆放位置：舌骨上、下方。

（8）患者主动做的动作：做吞咽动作。

（9）触摸方向：向上滑动至下颌骨，向下滑动至胸骨。

（10）注意事项：舌骨最前端仅位于甲状软骨上切迹上方凹陷处，向两侧可触及其体部，其中舌骨小脚不易辨别，舌骨大脚可于末端触及。触诊中不可暴力。可于舌骨上至下颌下缘间或甲状软骨下至胸骨柄间触诊。

（三）颈部深层肌

1. 头长肌与颈长肌

（1）与患者沟通交流，嘱其充分暴露颈部皮肤。

（2）检查者体位：坐在患者头端，一手稍固定患者头部。

（3）患者体位：仰卧位，上肢自然放松。

（4）肌肉附着点：头长肌起于第 3～6 颈椎横突前结节，止于枕骨大孔前方咽结节；颈长肌分三束：竖肌束、上斜肌束、下斜肌束。竖肌束起于第 2 颈椎至第 3 胸椎椎体前外侧，止于第 4～7 颈椎横突前结节；上斜肌束起于寰椎前弓（第 1 颈椎前外侧），止于第 3～6 颈椎横突前结节；下斜肌束起于第 1～3 胸椎椎体前外侧，止于第 5～7 颈椎横突前结节。

（5）先通过观察，描述大概位置。

（6）肌肉收缩产生的动作：前屈、侧曲和同侧旋转头颈部。

（7）触诊手摆放位置：胸锁乳突肌处。

（8）患者主动做的动作：轻轻抵抗屈颈。

（9）触摸方向：向内侧滑动手指尖至胸锁乳突肌和气管之间的间隙。

（10）注意事项：该肌位于颈深层前方，其浅层有颈动脉三角、气管及食管等不宜大力或长时间按压的组织器官。触诊过程中须反复观察受试者不适表现，如发现应及时终止操作。

2. 斜角肌

（1）与患者沟通交流，嘱其充分暴露颈部与上胸部皮肤。

（2）检查者体位：坐或站在患者身体右侧。

（3）患者体位：仰卧位，上肢自然放松。

（4）肌肉附着点：前斜角肌：第 1 肋骨到第 3～6 颈椎的横突；中斜角肌：第 1 肋骨到第 2～7 颈椎的横突；后斜角肌：第 2 肋骨到第 5～7 颈椎的横突。

（5）先通过观察，描述大概位置。

（6）肌肉收缩产生的动作：双侧收缩：屈曲头颈部；单侧收缩：侧屈和同侧旋转头颈部。

（7）触诊手摆放位置：锁骨上方，胸锁乳突肌后缘与斜方肌上束前缘之间。

（8）患者主动做的动作：做一个迅速而短暂的深吸气。

（9）触摸方向：向下滑动手指尖至细长、线状的斜角肌纤维，沿着斜角肌的纤维触及其在第 1 肋和第 2 肋上的止点。

（10）注意事项：触诊斜角肌必须谨慎，因为臂丛神经及锁骨下动脉位于前斜角肌和中斜角肌之间。

二、躯干背侧肌

（一）躯干背侧肌浅层

1. 斜方肌

（1）与患者沟通交流，嘱其充分暴露头、项与上背部皮肤。

（2）检查者体位：坐或站在患者身体后方。

（3）患者体位：俯卧位，上肢自然放松。

（4）肌肉附着点：枕骨粗隆、上项线内侧 1/3、项韧带及第 7 颈椎到第 12 胸椎的棘突到锁骨的外侧 1/3、肩峰及肩胛冈。

（5）先通过观察，描述大概位置。

（6）肌肉收缩产生的动作：上部纤维：上提和上回旋肩胛骨；中部纤维：后缩肩胛骨；下部纤维：下拉和上回旋肩胛骨。

（7）触诊手摆放位置：锁骨的外侧 1/3、肩峰及肩胛冈。

（8）患者主动做的动作：肩关节外展 90°，肩胛骨后缩，上部纤维伴随上提肩胛骨，下部纤维伴随下降肩胛骨。

（9）触摸方向：沿着三个不同纤维方向对肌腹进行触诊：枕骨方向向上触诊，上部胸椎水平触诊，下部胸椎向下触诊。

（10）注意事项：胸椎充分挺直，肩关节外展外旋 90°，屈肘 90°，前臂旋后，握紧拳，拇指向后，上肢绷紧，可于背部上半暴露出全部斜方肌轮廓。该方法为健美运动中常见展示方法。

2. 背阔肌

（1）与患者沟通交流，嘱其充分暴露腰以上区域。

（2）检查者体位：坐或站在患者身体后方。

（3）患者体位：坐或俯卧位，上肢自然放松。

（4）肌肉附着点：第 7 胸椎到第 5 腰椎的棘突，骶正中嵴和骶骨后面（借助胸腰筋膜）到肱骨小结节嵴。

（5）先通过观察，描述大概位置。

（6）肌肉收缩产生的动作：内收、伸展及内旋肩关节。

（7）触诊手摆放位置：下背部、肩胛骨下角两侧。

（8）患者主动做的动作：手臂伸直，肩关节后伸，交替收缩和放松背阔肌。

（9）触摸方向：从外侧向肩胛骨下角方向触诊。

（10）注意事项：触诊方法：方法一，扩胸后拉（坐位或站立，背充分挺直，肩关节外展90°以上外旋，抗阻下拉）时，可于肩胛骨下角内侧下方触及特征性肌腹收缩；方法二，胸椎充分挺直，肩关节外展90°、外旋90°，屈肘90°，前臂旋后，握紧拳，拇指向后，上肢绷紧，可于背部上半暴露出全部背阔肌轮廓。

3. 肩胛提肌

（1）与患者沟通交流，嘱其充分暴露腰以上区域。

（2）检查者体位：坐或站在患者身体后方。

（3）患者体位：坐或俯卧位，上肢自然放松。

（4）肌肉附着点：第1～4颈椎横突到肩胛骨上角内侧缘。

（5）先通过观察，描述大概位置。

（6）肌肉收缩产生的动作：上提和下回旋肩胛骨；伸展、侧屈、同侧回旋颈部。

（7）触诊手摆放位置：上部颈椎横突。

（8）患者主动做的动作：抵抗肩胛骨上提。

（9）触摸方向：沿着肩胛提肌的肌腹追踪至肩胛骨。

（10）注意事项：长期头前引的人群可触及肩胛骨上角酸痛感，多因此肌肉劳损所致。

4. 菱形肌

（1）与患者沟通交流，嘱其充分暴露背部腰以上区域。

（2）检查者体位：坐或站在患者身体后方。

（3）患者体位：坐或俯卧位，上肢自然放松。

（4）肌肉附着点：第7颈椎到第4胸椎的棘突到肩胛骨内缘。

（5）先通过观察，描述大概位置。

（6）肌肉收缩产生的动作：后伸、上提和下回旋肩胛骨。

（7）触诊手摆放位置：放在肩胛骨高度上的脊柱及肩胛骨上。

（8）患者主动做的动作：后缩肩胛骨。

（9）触摸方向：沿肩胛骨内侧。

（10）注意事项：其大部分被较强大的斜方肌覆盖，不易触诊，仅在肩胛骨内侧缘下部、斜方肌下束外缘与背阔肌近端上缘间有一小三角区可触及。

（二）躯干背侧肌中层

竖脊肌群

（1）与患者沟通交流，嘱其充分暴露尾骨以上区域。

（2）检查者体位：坐或站在患者身体后方。

（3）患者体位：俯卧位，上肢自然放松。

（4）肌肉附着点：上项线、全部棘突、横突、肋角。

（5）先通过观察，描述大概位置。

（6）肌肉收缩产生的动作：使躯干、头颈的脊椎关节伸直、侧屈和向同侧旋转。

（7）触诊手摆放位置：腰椎两侧。

（8）患者主动做的动作：伸直躯干、头颈。

（9）触摸方向：从骨盆附着处向上滑动。

（10）注意事项：三条肌束自棘突连线、关节突关节连线至肋角连线依次排列为棘肌、最长肌和髂肋肌。嘱受试者俯卧位，躯干后伸以暴露竖脊肌群轮廓，并用笔描记出其边缘。嘱受试者俯卧位，躯干后伸并配合单侧侧屈，可比较出双侧竖脊肌差异。

（三）躯干背侧肌深层

枕骨下肌群

（1）与患者沟通交流，嘱其充分暴露枕颈区域。

（2）检查者体位：坐于患者头端。

（3）患者体位：仰卧位，上肢自然放松。

（4）肌肉附着点：头后大直肌：第 2 颈椎棘突到枕骨下项线的外侧 1/2 处；头后小直肌：第 2 颈椎的后结节到枕骨下项线的内侧 1/2 处；头上斜肌：第 1 颈椎横突上到枕骨上下项线之间；头下斜肌：第 2 颈椎棘突尖到第 1 颈椎横突的下后部。

（5）先通过观察，描述大概位置。

（6）肌肉收缩产生的动作：枕骨下肌肉在寰枕关节处伸展及使颈部往前位移。

（7）触诊手摆放位置：第 2 颈椎棘突的上方。

（8）患者主动做的动作：轻轻转动眼球，或者头部轻微后伸。

（9）触摸方向：向下外侧滑动手指至枕下区和椎弓沟。

（10）注意事项：一般来说，要触诊枕骨下肌群的最佳时刻是当它们放松时。这些肌肉位于深层，要触诊及区分都具有挑战性。如果位于浅层的肌肉较松弛，且枕下肌群较紧绷时，它会比较容易触诊得到。寰枕关节前后倾：仰卧位，颈椎与躯干共轴充分旋转到一侧，低头和仰头。寰枕关节侧倾：坐位，双手同时触及双侧 C_2 横突，嘱患者来回侧倾头部，感受双侧乳突变化。寰枢关节旋转：仰卧位，被动最大屈颈，旋转头部，此时主要为该关节旋转；也可以坐位，双手同时触及双侧 C_2 横突，嘱患者来回旋转头部，感受双侧乳突与同侧 C_2 横突位置变化。

三、胸部肌群

1. 胸大肌

（1）与患者沟通交流，嘱其暴露胸部。

（2）检查者体位：坐或站在患者身体右侧。

（3）患者体位：仰卧位或坐位。

（4）肌肉附着点：锁骨的内侧半部、胸骨及第 1 ～ 6 肋骨的肋软骨前面，以及腹直肌鞘前壁上部到肱骨的肱二头肌沟外唇。

（5）先通过观察，描述大概位置。

（6）肌肉收缩产生的动作：近端固定：肩关节前屈、内收、内旋及水平内收，肩关节伸展（由前屈位到解剖位）；远端固定：拉引躯干向上臂靠拢，或提肋辅助吸气。

（7）触诊手摆放位置：腋前线下半部。

（8）患者主动做的动作：肩关节前屈和内收。

（9）触摸方向：向内和向下滑动至胸骨、锁骨。

（10）注意事项：胸大肌位于浅层，在肌肉发达的人身上，可以清楚地看到。在触摸时要与三角肌前束区别开来。

2. 胸小肌

（1）与患者沟通交流，嘱其暴露胸部。

（2）检查者体位：坐在患者身体右侧。

（3）患者体位：仰卧位或坐位，手放在腰背部。

（4）肌肉附着点：第 3～5 肋骨前面到肩胛骨的喙突。

（5）先通过观察，描述大概位置。

（6）肌肉收缩产生的动作：近端固定：肩胛骨前伸、下回旋；远端固定（肩胛骨固定）：上抬第 3～5 肋骨。

（7）触诊手摆放位置：肩胛骨喙突的下方。

（8）患者主动做的动作：手及手臂下压到床上。

（9）触摸方向：向肋骨方向触诊。

（10）注意事项：当要求被触摸者手及手臂下压到床上，主要是做肩胛骨下回旋的动作，诱发胸小肌的收缩，坐位时候手及手臂直接往后推。

3. 前锯肌

（1）与患者沟通交流，嘱其暴露胸背部。

（2）检查者体位：坐在患者身体右侧。

（3）患者体位：仰卧位，肩关节前屈 90°。

（4）肌肉附着点：第 1～9 肋骨的前方外侧面到肩胛骨整个内缘及肩胛骨下角。

（5）先通过观察，描述大概位置。

（6）肌肉收缩产生的动作：近端固定（肋骨固定）：肩胛骨前伸、上回旋，上半部纤维上抬肩胛骨，下半部纤维下压肩胛骨；远端固定，协助用力吸气。

（7）触诊手摆放位置：胸廓壁的外侧，腋窝下方。

（8）被触摸者主动做的动作：肩胛骨前伸。

（9）触摸方向：向肩胛骨方向触诊。

（10）注意事项：触诊前锯肌上半部纤维必须要缓慢地深入到胸廓，为了更容易触诊到上半部纤维，可以将肩关节前屈到 135°，触诊下半部纤维时肩关节前屈 45°。前锯肌及肩胛下肌都位于肩胛骨与胸廓间，触诊前锯肌，要将指腹放在胸廓上。

4. 肋间内肌与肋间外肌

（1）与患者沟通交流，嘱其暴露胸背部。

（2）检查者体位：坐在患者身体后方。

（3）患者体位：侧卧位。

（4）肌肉附着点：从肋骨到上一根肋骨（在肋间隙内）。

（5）先通过观察，描述大概位置。

（6）肌肉收缩产生的动作：参与呼吸，躯干侧屈，肋间外肌使躯干向对侧旋转，肋间内肌使躯干向同侧旋转。

（7）触诊手摆放位置：躯干外侧的肋间隙。

（8）患者主动做的动作：深呼吸。

（9）触摸方向：肋骨之间。

（10）注意事项：深呼吸会使肋间隙更宽，更容易触诊，肋间内肌与肋间外肌很难区分开。

5. 膈肌

（1）与患者沟通交流，嘱其暴露胸腹部。

（2）检查者体位：坐在患者身体右边。

（3）患者体位：仰卧位，髋关节、膝关节屈曲。

（4）肌肉附着点：从第6～12肋骨内面、胸骨的剑突和第1～3腰椎体、第2腰椎横突起始，肌纤维向中央移行，止于中心腱。

（5）先通过观察，描述大概位置。

（6）肌肉收缩产生的动作：参与呼吸，稳定躯干，维持腹内压。

（7）触诊手摆放位置：手指往内侧弯曲，勾起前侧肋骨的下缘。

（8）被触摸者主动做的动作：深呼吸。

（9）触摸方向：前方及后方两侧的肋骨。

（10）注意事项：髋关节、膝关节屈曲可以使腹肌放松，更容易触诊到膈肌。当触诊的手指勾起前侧胸廓的下缘，要求被触摸者深吸气，然后慢慢呼出，当被触摸者呼气的时候，将指尖轻柔且稳定缓慢地朝胸廓下方和深处弯曲勾起，感受胸廓内侧面的膈肌。

四、腹部肌群

1. 腹直肌

（1）与患者沟通交流，嘱其暴露腹部。

（2）检查者体位：坐或站在患者身体右侧。

（3）患者体位：仰卧位，膝关节下放一条毛巾或者小枕头。

（4）肌肉附着点：耻骨、髂嵴和耻骨联合到胸骨剑突和第5～7肋骨、肋软骨。

（5）先通过观察，描述大概位置。

（6）肌肉收缩产生的动作：近端固定，骨盆后倾；远端固定，双侧收缩脊柱前屈，单侧收缩脊柱侧屈。

（7）触诊手摆放位置：稍微偏离腹部中线处。

（8）患者主动做的动作：稍微屈曲躯干。

（9）触摸方向：向下滑动至胸骨剑突与耻骨联合之间。

（10）注意事项：腹直肌位于浅层，在肌肉发达的人身上，可以清楚地看到。当沿着腹直肌往下触诊将要到达耻骨时，可以采用手掌的尺侧面以 45°角向下按压，触摸耻骨。

2. 腹外斜肌

（1）与患者沟通交流，嘱其暴露腹部。

（2）检查者体位：坐或站在患者身体右侧。

（3）患者体位：仰卧位，膝关节下放一条毛巾或者小枕头。

（4）肌肉附着点：第 5 ～ 12 肋骨到耻骨、腹股沟韧带、髂嵴前部和腹白线。

（5）先通过观察，描述大概位置。

（6）肌肉收缩产生的动作：近端固定，双侧收缩骨盆后倾，单侧收缩骨盆上提、转向同侧；远端固定，双侧收缩脊柱前屈，单侧收缩脊柱侧屈、转向对侧；维持腹内压。

（7）触诊手摆放位置：腹部前外侧，在髂嵴和肋骨下方之间。

（8）患者主动做的动作：躯干转向对侧。

（9）触摸方向：向下滑动至髂嵴和向上滑动至肋骨下缘。

（10）注意事项：当要求患者躯干转向对侧时，尽可能减少患者躯干屈曲，否则腹内外斜肌同时收缩，会干扰触摸手感，但是想真正地将腹内外斜肌区别出来是很困难的。

3. 腹内斜肌

（1）与患者沟通交流，嘱其暴露腹部。

（2）检查者体位：坐或站在患者身体右侧。

（3）患者体位：仰卧位，膝关节下放一条毛巾或者小枕头。

（4）肌肉附着点：腹股沟韧带外侧半、髂嵴和胸腰筋膜到第 10 ～ 12 肋骨的内面、耻骨内侧肌线、腹白线。

（5）先通过观察，描述大概位置。

（6）肌肉收缩产生的动作：近端固定，双侧收缩骨盆后倾，单侧收缩骨盆上提、转向对侧；远端固定，双侧收缩脊柱前屈，单侧收缩脊柱侧屈、转向同侧；维持腹内压。

（7）触诊手摆放位置：腹部前外侧，在髂嵴和肋骨下方之间。

（8）患者主动做的动作：躯干转向同侧。

（9）触摸方向：向下滑动至腹白线和髂嵴外侧之间。

（10）注意事项：当要求患者躯干转向同侧时，尽可能减少患者躯干屈曲，否则腹内外斜肌同时收缩，会干扰触摸手感，但是想真正地将腹内外斜肌区别出来是很困难的。

4. 腹横肌

（1）与患者沟通交流，嘱其暴露腹部。

（2）检查者体位：坐或站在患者身体右侧。

（3）患者体位：仰卧位，膝关节下放一条毛巾或者小枕头。

（4）肌肉附着点：胸腰筋膜、第7～12肋骨的内面、腹股沟韧带外侧和髂嵴到腹白线。

（5）先通过观察，描述大概位置。

（6）肌肉收缩产生的动作：维持腹内压，协助完成排便、分娩、呕吐和咳嗽等生理功能；辅助呼气；维持腰椎稳定。

（7）触诊手摆放位置：手掌放在髂嵴缘。

（8）患者主动做的动作：发出像蛇一样的咝咝声。

（9）触摸方向：向上滑动至髂嵴和胸廓下缘之间。

（10）注意事项：腹横肌位于腹肌的最深层，所以很难摸到，在髂嵴和胸廓下缘之间相对最薄，所以触摸手的位置放在这里，只能感受到肌肉收缩。腹横肌也称"解剖承重带"，当抬举重物时，强有力、功能良好的腹横肌就像一条宽腰带，能防止腰椎受到损伤。

5. 腰方肌

（1）与患者沟通交流，嘱其暴露腰背部。

（2）检查者体位：坐或站在患者身体后方。

（3）患者体位：侧卧位，髋关节屈曲90°，双下肢叠在一起。

（4）肌肉附着点：第12肋骨的下内侧和第1腰椎～第4腰椎的横突到髂嵴后内侧。

（5）先通过观察，描述大概位置。

（6）肌肉收缩产生的动作：近端固定，双侧收缩骨盆前倾，单侧收缩骨盆上提；远端固定，双侧收缩脊柱后伸，单侧收缩脊柱侧屈；吸气时下拉和固定第12肋。

（7）触诊手摆放位置：手掌放在第12肋和髂骨之间，竖脊肌外侧缘。

（8）患者主动做的动作：轻微骨盆上提。

（9）触摸方向：向上滑动至胸廓。

（10）注意事项：腰方肌位于竖脊肌的深层，而且竖脊肌很厚，因此触摸时要从竖脊肌的外侧边缘，向内侧施加压力。触摸时配合患者呼吸，而且要稳定缓慢地施加压力，减少患者不舒服的感觉。

6. 髂腰肌

（1）与患者沟通交流，嘱其暴露腹部。

（2）检查者体位：坐或站在患者身体右侧。

（3）患者体位：仰卧位，屈曲髋关节与膝关节。

（4）肌肉附着点：腰大肌从第12胸椎～第5腰椎的横突、椎体及相应椎间盘外侧到股骨小转子，髂肌从髂窝到股骨小转子。

（5）先通过观察，描述大概位置。

（6）肌肉收缩产生的动作：近端固定，双侧收缩骨盆前倾，单侧收缩髋关节屈曲、外旋；远端固定，双侧收缩脊柱前屈，单侧收缩脊柱侧屈、转向对侧。

（7）触诊手摆放位置：腰大肌放在腹壁的前外侧，大约在髂前上棘和肚脐连线的中点，腹直肌外侧缘，髂肌放在髂窝。

（8）患者主动做的动作：髋关节屈曲。

（9）触摸方向：向上滑动至腰椎体外侧，压到腰肌的肌纤维后，可以来回弹拨此管状肌肉，向下到股骨小转子。

（10）注意事项：触摸时要求患者深呼吸，当患者吐气时，慢慢地以倾斜的角度朝向脊椎下压，吸气时保持不动，当触诊结束以后，随着被触摸者呼吸慢慢将手抬离患者腹部。

第十一章　上肢部触诊

学习目的

掌握上肢骨骼的组成及一般生物学特征，运动时上肢部骨骼的时空改变及其触诊方法，上肢带肌和自由上肢肌的附着点、肌腹及做出特征性运动，周围神经各分支（正中神经、尺神经、桡神经）体表投影及常见卡压点，为今后学习其他专业课打下坚实的基础。

学习要点

①上肢部骨骼的一般生物学特性及其研究方法。②上肢部骨骼的位置与形态、功能。③上肢部骨骼及其相关结构的触诊与辨别。④触诊上肢带肌、上肢肌附着点、肌腹及做出特征性运动。⑤触诊上肢带肌、上肢肌相应运动。⑥描画周围神经各分支（正中神经、尺神经、桡神经）体表投影。⑦触诊周围神经各分支（正中神经、尺神经、桡神经）的常见卡压点。

第一节　骨与骨连结触诊

一、上肢带骨

（一）锁骨

从胸骨柄上界向两侧触诊，可轻易触及锁骨全长，感受锁骨的横"S"形状。注意：在触诊前，应仔细观察患者的前胸部，很多人的锁骨突出于体表，可帮助触诊。

（二）肩胛骨

1.肩胛冈　在肩峰与肩胛骨内侧缘之间，其全长均可被触及，部分人甚至可以看到。肩胛冈内侧狭窄，向外侧逐渐扩大，形成了肩峰的上面。

2.肩胛下角　一般位于第7肋和第8肋后外侧，将手掌平贴在胸廓上，向肩胛骨滑动，可以轻易触及肩胛下角。注意：观察双侧肩胛下角的位置，比较其是否不同。

3.肩胛骨内、外侧缘　虎口打开，将虎口卡在肩胛下角处，拇指和食指可以轻易触及内、外侧缘的下部。上部由于肌肉覆盖，难以触及。

4.喙突　临近锁骨下窝，在锁骨前缘中外1/3连接处的下方约3cm处可触及喙突。注意：喙突较深，故触诊时感觉并不清晰，只是隐隐感到下方有硬物感，但不能分清边界；且下方是臂丛神经，触诊时应小心，以避免损伤。

5.肩峰　从上面看，肩峰呈四边形，并向内后面延续为肩胛冈。检查者的手指从锁骨前缘经肩锁关节向外，就可触及肩峰。在此，肩峰前缘形成一条长约1.5cm的线。继续向后外侧触诊，肩峰延续为肩胛冈。

二、上肢自由骨

（一）肱骨

1.大结节　从上面看，肱骨大结节从前部一直延续至外侧。其前部被三角肌覆盖，因此难以触及。可选择三角肌较不发达者，取卧位，以便更易触诊。触诊时，四指在前，拇指朝内，拇指位于肩峰外侧稍低处，用拇指和四指在三角肌纤维之间抓住大结节。其外部刚好位于肩峰下，正常人肩峰和大结节之间的间隙很小，故用手指从肩部正上方向外侧滑至上臂外侧的过程中，难以区分肩峰和大结节。但是，若患者存在肩关节脱位或半脱位，就很容易区分二者。故仔细体会正常人的这种感觉。

2.小结节　在喙突的外侧可触及一个微小的突起，即肱骨小结节，位置较深，不易触及。

3.结节间沟　结节间沟垂直向下行走，当上肢自然下垂，掌心朝前时，结节间沟在腋窝平面处大约位于上臂正中间，水平方向触诊时，可感受到该处深部质地稍软。注意：①由于结节间沟内部是肱二头肌长头腱，表面还有韧带覆盖，因此并不会有明显凹陷感。②结节间沟内侧的骨性突起就是小结节，而外侧的骨性突起是大结节，这是触诊大、小结节的方法。

4. 内上髁　在肘横纹上方的内侧，可触及一个较大的骨性突出，即肱骨内上髁。

5. 外上髁　在肘横纹上方的外侧，可触及一个较大的骨性突出，即肱骨外上髁。也可以用拇指和食指分别放在肱骨中部的内外两侧，向下滑动，靠近肘关节时可感受到内外侧各有一个明显的骨性突起，位于内侧的是内上髁，位于外侧的是外上髁。

注意：长骨两端的膨大常需要触诊。一个简单的方法是，从长骨的中部，沿着长骨两侧向其上下两端触诊，感受到的第一个明显骨性突起往往就是长骨两端的膨大。

6. 三角肌粗隆　三角肌粗隆在体表难以触及，但可以大致定位在肱骨外侧正中间的位置。

7. 尺神经沟　在肱骨内上髁的后面可触及一浅沟即尺神经沟。触诊时应轻柔，否则尺神经受到压迫，会导致前臂甚至手的内侧有刺痛或麻木感。

8. 鹰嘴窝　患者屈肘，从鹰嘴向上触诊，可轻易触及凹陷的鹰嘴窝。伸肘时，鹰嘴窝消失。

（二）桡骨

1. 桡骨头　嘱患者伸肘，可在肱骨外上髁下方（肘横纹下外侧）触及纽扣状的桡骨头侧面。嘱患者旋转前臂，可以感到桡骨头在原位置进行转动。

2. 桡骨全长　从桡骨头开始，稍向后方一点，向下触诊，可触及桡骨全长。

3. 桡骨茎突　桡骨下端有一向外侧的明显骨性突起，即桡骨茎突，因常突出于体表，易被观察到。

（三）尺骨

1. 尺骨鹰嘴　可以在肘关节后方轻易看到并触及膨大的尺骨鹰嘴，尤其是在屈肘位。

2. 尺骨全长　从尺骨鹰嘴向下，在前臂的后部触诊，可以轻易触及尺骨的全长。

3. 尺骨茎突　尺骨下端有一向内侧的明显骨性突起，可轻易观察并触及，即尺骨茎突。

（四）腕骨

1. 豌豆骨　在腕横纹远端的内侧，可轻易观察并触及突出的豌豆骨。

2. 手舟骨　手舟骨从掌面、桡侧面和背面均可触及。掌面，在腕横纹远端的外侧，可轻易触及甚至观察到突出的手舟骨。桡侧面，先触及桡骨茎突，继续向远端触诊，直至感觉不清（桡骨茎突尖），继续向远端触诊，又可以触及清楚的骨性结构，这就是手舟骨，尺偏、桡偏时，可以感到桡骨保持固定不动，而手舟骨随着腕部的运动而运动。背面，观察到手背外侧的鼻烟窝，在此感受到一关节间隙，其近端是桡骨，远端就是手舟骨。

注意：鼻烟窝为位于手背外侧部的浅凹，在拇指充分外展并后伸时明显。

3. 头状骨　头状骨紧贴第 3 掌骨基底部，位于腕关节背面中间一浅凹内，触诊时并不明显。但从第 3 掌骨的背面向近端触诊，当无法清楚触及第 3 掌骨，并已位于浅凹内时，就可定位头状骨。注意：有些骨骼并不能直接触及，但如果能明确定位其临近的骨性标志，那么就可轻易推断出目标骨骼的位置。头状骨的触诊就是这个情况。使用这个方法尝试定位大多角骨、三角骨等腕骨。

（五）掌骨和指骨

1. 掌骨　掌骨是典型的长骨，掌面由于肌肉和其他组织的覆盖难以触诊，但背面靠近体表，很容易被触及，甚至被观察到掌骨全长。此外，第 1 掌骨和第 5 掌骨的侧面没有其他结构遮挡，也易于触及。

2. 指骨　与掌骨类似，需要从手指的背面和侧面进行触诊，除末端指骨外，其余指骨全长均可触及。

三、肩复合体

在进行关节触诊前，请先仔细体会滑囊关节的触感。组成滑囊关节的两个骨骼的顶端，由于关节运动受力会比较膨大，故触诊起来就好像是垂直触诊并排放在一起的手指一样——两个膨大之间有一浅凹。而且当关节运动时，可以感到浅凹两侧的骨骼有相对运动。

1. 胸锁关节　从锁骨向中间触诊，可较容易地感受到靠近胸骨处有一浅凹，即胸锁关节。将指腹横跨关节，上臂轻微活动就可感受到胸骨和锁骨之间存在相对运动。

2. 肩锁关节　从锁骨中部向外侧触诊，靠近肩峰处也可感觉到一浅凹，即肩锁关节。将指腹横跨关节，上臂轻微活动就可感受到肩胛骨和锁骨之间存在相对运动。

3. 肩胛胸廓关节　正常情况下，肩胛骨平贴在胸廓上。但很多人由于肩部肌肉力量不平衡，常会出现肩胛骨不能平贴胸廓的情况。若肩胛骨较突出，可用肉眼观察。若观察不清，可将手掌平放在肩胛骨上感受一下。

4. 盂肱关节　由于三角肌的覆盖，盂肱关节不易触诊。从喙突向外侧触诊，能感受到深方有一纵向的凹陷，然后肩关节做内外旋运动，可以感受到凹陷的内侧骨性结构几乎不动，而外侧的骨骼明显旋转，则该凹陷就是盂肱关节。

四、肘与前臂

1. 肱尺关节　从肱骨内上髁向下触诊，可感受到一凹陷，即肱尺关节。

2. 肱桡关节　在肱骨外上髁和桡骨小头之间触诊，可触及一凹陷，即肱桡关节。

注意：①肘部前方皮肤有一明显的皱褶，屈肘时更明显，这就是肘横纹，即肱尺关节和肱桡关节在体表的投影。②上臂固定不动，屈伸肘关节时，可感受到近端的肱骨固定不动，而远端的桡骨或尺骨随着肘关节的运动而运动。

3. 桡尺关节　桡尺近端关节由于前臂肌肉覆盖难以触及，但是桡尺远端关节可在前臂远端的前面和后面触及。

五、腕

桡腕关节　在手腕的外侧面，桡骨茎突尖和手舟骨之间可触及一浅凹，这就是桡腕关节面。此外，屈腕时，前臂前面靠近腕部的位置一般会出现 2 条完整的横纹，称为腕横纹。其中远端腕横纹就是桡腕关节在体表的投影。

六、手

1. 腕掌关节　触诊腕掌关节应在手背侧，先触诊掌骨，然后向近端触诊，出现浅凹或者无法清楚触及掌骨，即为腕掌关节。拇指的腕掌关节由于运动较多，比较好触诊。

2. 掌指关节　从背面触诊时，可稍过伸掌指关节，由掌骨向远端或者由近节指骨向近端触诊均可，可触及一浅凹，屈伸近节指骨，可感受到掌骨和近节指骨有相对运动。从掌面看，当屈曲掌指关节后，手掌靠近手指位置会出现一条明显得的横纹，称为远端掌横纹，即掌指关节在体表的投影。

3. 指间关节　指间关节从背面很容易触诊，屈曲指间关节到90°，沿着指骨向远端触诊，越过指骨头就是指间关节，但要注意，指间关节间隙的浅凹并不明显。从掌面看，屈指时可看到屈曲处有横纹，即指横纹，这就是指间关节在体表的投影。

第二节　骨骼肌触诊

一、上肢带肌

1. 三角肌

（1）与患者沟通交流，嘱其暴露躯干上部和上肢。

（2）检查者体位：坐或站在患者身体右侧。

（3）患者体位：坐位，双手放在身体两侧。

（4）肌肉附着点：锁骨外侧 1/3、肩胛冈、肩峰、三角肌粗隆。

（5）先通过观察，描述大概位置。

（6）肌肉收缩产生的动作：近端固定时，前部肌束收缩使上臂屈、水平内收和内旋；中部肌束收缩使上臂外展；后部肌束收缩使上臂伸、水平外展和外旋。

（7）触诊手摆放位置：肩峰。

（8）患者主动做的动作：三角肌前、中部纤维：触诊手扪及肩峰，用手掌沿肌腹向下触诊，继续触摸肌腹至肱骨外侧中部；三角肌后部纤维：患者俯卧，双臂平放两侧，检查者用指腹扪及肩胛冈，沿肩胛冈向外扪及肩峰，向三角肌粗隆的远侧扪及三角肌肌腹。

（9）触摸方向：三角肌前、中部纤维：检查者将阻力手置于上臂前部和外侧，被检者水平向前推肩部、外展肩关节同时抵抗检查者相反的阻力；三角肌后部纤维：检查者用右手加阻力于上臂的后下部，嘱患者肩关节外展90°，肘关节屈曲，并且水平向后伸上臂同时对抗阻力。

（10）注意事项：三角肌覆盖了肩关节，两者之间被肩峰下滑液囊分开；肩峰下滑液囊位于三角肌中部纤维和大结节之间，因此，肩峰下滑膜囊发炎易引起三角肌的压痛，肩关节的环状运动能引起疼痛。

2. 冈上肌、冈下肌

（1）与患者沟通交流，嘱其暴露躯干上部及肩部。

（2）检查者体位：坐或站在患者身体右侧。

（3）患者体位：俯卧位或坐位，两手放于身体两侧。

（4）肌肉附着点：肩胛骨冈上窝、冈下窝，肱骨大结节。

（5）先通过观察，描述大概位置。

（6）肌肉收缩产生的动作：冈上肌：外展肩关节。冈下肌：外旋、内收、伸展、水平外展肩关节。

（7）触诊手摆放位置：冈上肌：冈上窝；冈下肌：冈下窝。

（8）患者主动做的动作：冈上肌：肩关节外展同时对抗阻力；冈下肌：肩关节外旋同时对抗阻力。

（9）触摸方向：冈上肌：沿着冈上肌的肌腱扪及肱骨大结节；冈下肌：沿着冈下肌肌腱向上外方扪及肱骨头周围，直至肱骨大结节。

（10）注意事项：冈上肌和冈下肌均参与组成"肌腱袖"，支配冈上肌的肩胛上神经如果在穿过肩胛上切迹时受限，则可以测试出冈上肌功能异常。肱骨大结节的上面是冈上肌肌腱的附着点，在冈上肌肌腱炎时，触及此点会引起或加剧疼痛。

3. 小圆肌、大圆肌

（1）与患者沟通交流，嘱其暴露躯干上部。

（2）检查者体位：坐或站在检查床右侧。

（3）患者体位：坐位或俯卧位，双手自然放于身体两侧。

（4）肌肉附着点：肩胛骨的上外侧缘，肱骨结节；肩胛骨的下外侧缘，肱骨结节间沟的内侧唇。

（5）先通过观察，描述大概位置。

（6）肌肉收缩产生的动作：小圆肌：上臂外旋、内收、伸展和水平外展肩关节；大圆肌：上臂内收、伸展和内旋。

（7）触诊手摆放位置：小圆肌：拇指扪及肩胛骨外侧缘，向内上方移动拇指扪及小圆肌，在冈下窝下方找到小而圆的肌腹；大圆肌：拇指定位肩胛骨外侧缘，在肩胛骨外侧缘的下外侧扪及肌腹。

（8）患者主动做的动作：检查者用一手支持患者臂部（肩关节外展 90°，肘关节屈曲 90°），患者前臂旋前置于检查者的臂部。检查者左手食指和中指触诊位于三角肌后部肌束间的肩胛骨外侧缘，患者抵抗肩关节外旋；检查大圆肌时，将手置于患者臂部内侧面抵抗患者肩部后伸。

（9）触摸方向：沿肩胛骨外侧缘，向上外方肱骨头周围，再至肱骨大结节。

（10）注意事项：嘱患者克服阻力极力外旋肩关节，如肱骨大结节出现疼痛，表明冈下肌或小圆肌肌腱发炎或功能异常；如触诊肱骨结节间沟的内侧唇出现疼痛，表明大圆肌的功能不足或肌腱发炎（图 11-1）。

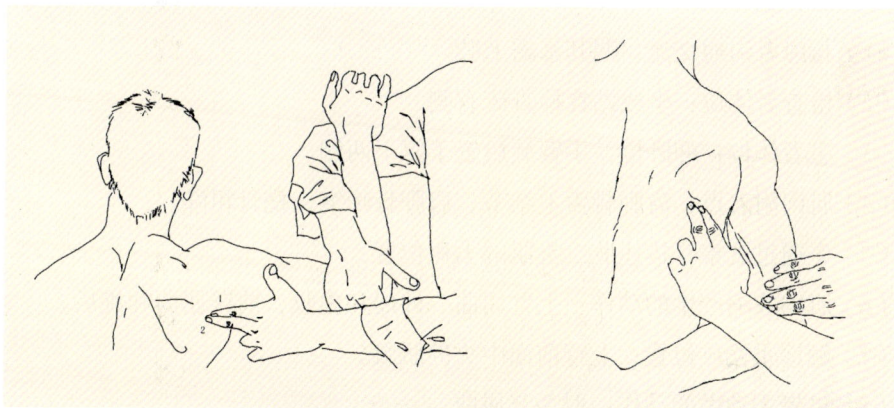

图 11-1　触诊大圆肌、小圆肌

4. 肩胛下肌

（1）与患者沟通交流，嘱其暴露躯干上部。

（2）检查者体位：坐或站在检查床右侧。

（3）患者体位：俯卧位，手臂置于两旁。

（4）肌肉附着点：肩胛下窝、肱骨小结节。

（5）肩胛下肌位于肩胛下窝。

（6）肌肉收缩产生的动作：上臂内旋。

（7）触诊手摆放位置：肩胛骨的前面。

（8）患者主动做的动作：上臂内旋。

（9）触摸方向：沿肩胛骨内缘滑动。

（10）注意事项：触诊时要缓慢轻柔，配合深呼吸。肩胛下肌损伤时，触压小结节会引起疼痛，使上臂内旋可以测试此肌的肌力低下或疼痛。另一种触诊手法：患者侧卧，上臂旋内，手背置于骶尾部，检查者左手向下、向内和向后推肩胛骨，右手越过前锯肌触诊肩胛骨的内侧部（图 11-2）。

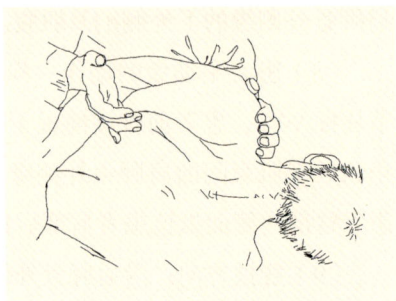

图 11-2　触诊肩胛下肌

二、上臂肌

（一）前群肌

1. 肱二头肌

（1）与患者沟通交流，嘱其暴露上肢。

（2）检查者体位：坐或站在检查床右侧。

（3）患者体位：仰卧位，手臂旋后置于躯干两侧。

（4）肌肉附着点：肩胛骨盂上结节、肩胛骨喙突、桡骨粗隆。

（5）先通过观察，描述肱二头肌的大概位置。

（6）肌肉收缩产生的动作：上臂屈曲、外展和内收，前臂屈曲和旋后。

（7）触诊手摆放位置：上臂前面中央的肌腹。

（8）患者主动做的动作：肘关节屈曲。

（9）触摸方向：向肩胛骨盂上结节、肩胛骨喙突、桡骨粗隆方向分别滑动。

（10）注意事项：检查者拇指扣及上臂前面中央的肌腹，在肩关节与肘关节之间中部夹肌腹，患者屈肘和前臂旋后抗阻可确定肱二头肌的位置。为了区分肱二头肌长、短头的肌腹，检查者用一只手以轻微的压力对抗患者屈肘的运动（患者前臂旋后位），另外一只手压向患者上臂前面近端 1/3 处，向肘部、内侧下行，即可找到分割肱二头肌长、短头的沟，屈伸肘部使肱二头肌连续收缩、放松，有助于找到此沟。

2. 喙肱肌

（1）与患者沟通交流，嘱其暴露上肢。

（2）检查者体位：坐或站在检查床右侧。

（3）患者体位：坐位，肩关节外展 90°并外旋，肘关节屈曲 90°。

（4）肌肉附着点：肩胛骨喙突、肱骨体中 1/3 内侧面。

（5）先通过观察，描述大概位置。

（6）肌肉收缩产生的动作：上臂屈曲和内收。

（7）触诊手摆放位置：上臂近端 1/2 处的内侧。

（8）患者主动做的动作：水平内收。

（9）触摸方向：向喙突方向滑动。

（10）注意事项：触诊时要轻柔、谨慎，因为肱动脉、正中神经、尺神经、肌皮神经都位于喙肱肌附近。

3. 肱肌

（1）与患者沟通交流，嘱其暴露上肢。

（2）检查者体位：坐或站在检查床右侧。

（3）患者体位：仰卧位，前臂旋前。

（4）肌肉附着点：肱骨前面远侧半、尺骨粗隆和冠突。

（5）肌肉收缩产生的动作：屈肘。

（7）触诊手摆放位置：肱骨前面远侧半（肱二头肌后方）。

（8）患者主动做的动作：前臂旋前时，患者对抗阻力屈曲肘关节。

（9）触摸方向：向尺骨粗隆和冠突方向滑动。

（10）注意事项：阻力不能太大，否则其他肌肉也会收缩，触摸难度加大。

（二）后群肌

1. 肱三头肌

（1）与患者沟通交流，嘱其暴露上肢。

（2）检查者体位：坐或站在检查床右侧。

（3）患者体位：俯卧，手臂置于体侧并旋前。

（4）肌肉附着点：肩胛骨的盂上结节；肱骨干后部的近侧半，桡神经沟的上方；肱骨干后部的远侧半，桡神经沟的下方；尺骨鹰嘴。

（5）先通过观察，描述大概位置。

（6）肌肉收缩产生的动作：上臂后伸和外展，前臂在肘关节保持伸直。

（7）触诊手摆放位置：鹰嘴突。

（8）患者主动做的动作：抗阻伸肩和伸肘。

（9）触摸方向：拇指和其他手指沿肌腹向肩部触诊，在三个肌头合并成马蹄形的部位钳夹或定位肌腹，顺着内、外侧头扪至肱骨附着处，沿肱三头肌长头扪至三角肌下部和肩胛骨。

（10）注意事项：当肱三头肌肌腱炎时，触压可引起肌腱在尺骨鹰嘴附着点的一处或多处疼痛，对抗肘关节后伸运动可引起疼痛。

2. 肘肌

（1）与患者沟通交流，嘱其暴露上肢。

（2）检查者体位：坐或站在检查床右侧。

（3）患者体位：仰卧位，手臂取中立位。

（4）肌肉附着点：肱骨外上髁后面、尺骨鹰嘴外侧面、尺骨骨干近端后面。

（5）先通过观察，描述大概位置。

（6）肌肉收缩产生的动作：伸肘关节。

（7）触诊手摆放位置：肱骨外上髁。

（8）患者主动做的动作：抗阻伸肘。

（9）触摸方向：向后方远端鹰嘴滑动。

（10）注意事项：肘肌把鹰嘴固定于外上髁，这可以防止尺骨在前臂旋前和旋后时从鹰嘴窝中脱出。

三、前臂肌

（一）前臂肌前群浅层

1. 肱桡肌

（1）与患者沟通交流，嘱其暴露一侧上肢。

（2）检查者体位：坐在患者一侧，面向患者。

（3）患者体位：取坐位且手臂放松，肘关节屈曲，前臂处于中立位，手放在大腿上。

（4）肌肉附着点：肱骨外上髁上缘的近端1/3到桡骨茎突的底部外侧。

（5）先通过观察，描述大概位置。

（6）肌肉收缩产生的动作：肱桡肌收缩可屈肘，使前臂由旋前位或旋后位，旋转成中立位。

（7）触诊手摆放位置：前臂前方外侧的近端；支撑手放在患者前臂前方的远端。

（8）患者主动做的动作：被检查侧上肢做肘关节屈曲并保持前臂中立位，感觉肱桡肌的收缩。

（9）触摸方向：沿着肌纤维的方向垂直肌纤维拨动，感受肌肉收缩。

（10）注意事项：肘关节的三条主要屈肌为肱二头肌、肱肌及肱桡肌，在肘关节处抵抗阻力屈曲时可以触诊到。不一样的地方是前臂的姿势，触诊肱二头肌时，前臂必须完全旋后，触诊肱肌时，前臂必须完全旋前，触诊肱桡肌前臂中立位。

2. 腕屈肌群（桡侧腕屈肌、尺侧腕屈肌、掌长肌）

（1）与患者沟通交流，嘱其暴露一侧上肢。

（2）检查者体位：坐在患者一侧，面向患者。

（3）患者体位：坐位，手臂放松，肘关节屈曲，前臂旋后，手放在大腿上。

（4）肌肉附着点：此三条肌肉都经由屈肌总腱附着到肱骨的内上髁，尺侧腕屈肌也附着在近端2/3的尺骨上，远端桡侧腕屈肌止在第2掌骨底，掌长肌止在手掌皮下的掌腱膜，尺侧腕屈肌止在豌豆骨、第5掌骨底。

（5）先通过观察，描述大概位置。

（6）肌肉收缩产生的动作：三条肌肉收缩使腕关节屈曲；桡侧腕屈肌在腕关节处将手部向桡侧偏移；尺侧腕屈肌在腕关节处将手部向尺侧偏移。

（7）触诊手摆放位置：前臂前方的远端；支撑手放在患者手上。

（8）患者主动做的动作：被检查侧上肢做腕关节屈曲，检查者支撑手给予适当阻力；单独触诊桡侧腕屈肌，需要患者腕关节向桡侧偏移并抵抗阻力；触诊尺侧腕屈肌时，需要患者腕关节向尺侧偏移并抵抗阻力；触诊掌长肌时，患者手呈杯状。

（9）触摸方向：沿着肌纤维的方向垂直肌纤维拨动，感受肌肉收缩。

（10）注意事项：并不是所有人都可以找到掌长肌；在检查过程中，检查者一定注意不要将阻力施加到手指上面，因为指深屈肌与指浅屈肌收缩会使上述的三条肌腱更加难以辨认；尺侧腕屈肌触诊检查还可以通过在小指掌指关节处主动执行小指的外展动作，因为在该动作中，尺侧腕屈肌需要通过收缩来稳定豌豆骨。

3. 旋前圆肌

（1）与患者沟通交流，嘱其暴露一侧上肢。

（2）检查者体位：坐位且面向患者。

（3）患者体位：坐位且手臂放松，肘关节屈曲，前臂处于中立位，手放在患者大腿上。

（4）肌肉附着点：肱骨内上髁和尺骨冠突，止于桡骨外侧面中部。

（5）先通过观察，描述大概位置。

（6）肌肉收缩产生的动作：近端固定时，肌肉收缩可使前臂旋前；肌肉收缩协助屈曲肘关节。

（7）触诊手摆放位置：前臂前方的近端；支撑手放在患者前臂前方的近端，腕关节近端。

（8）患者主动做的动作：前臂旋前，并屈曲肘关节。

（9）触摸方向：沿着肌纤维的方向垂直肌纤维拨动，感受肌肉收缩。

（10）注意事项：当患者前臂旋前抵抗阻力时，支撑手给予轻柔且稳定的握力，如果只握住患者的皮肤，其下方的桡尺骨依然可以移动，这样会导致前臂旋前失败，患者也会不舒服；旋前圆肌的肌腹的近端位于前臂浅层，易触到，而远端位于肱桡肌深面，不易被触及。

（二）前臂肌前群深层

1. 屈指肌群（指浅屈肌、指深屈肌）

（1）与患者沟通交流，嘱其暴露一侧上肢。

（2）检查者体位：坐在侧边，且面向患者。

（3）患者体位：坐位且手臂放松，肘关节屈曲，前臂处于旋后位，手放在患者大腿上。

（4）肌肉附着点：指浅屈肌起自肱骨内上髁、桡骨上半部前面，止于第 2～5 指中节指骨底两侧；指深屈肌自尺骨近侧端前面及骨间膜上部，止于第 2～5 指远节指骨底前面。

（5）先通过观察，描述大概位置。

（6）肌肉收缩产生的动作：指浅屈肌收缩，屈腕关节、掌指关节及第 2～5 指近侧指间关节，最主要的作用是屈曲第 2～5 指近端指间关节；指深屈肌收缩，屈曲第 2～5 指远端指间关节、掌指关节和腕关节。

（7）触诊手摆放位置：前臂内侧的近端；支撑手放在患者近端指间关节。

（8）患者主动做的动作：指浅屈肌：屈曲第 2～5 掌指关节及近端指间关节；指深屈肌：屈曲第 2～5 指远端指间关节、掌指关节和腕关节。

（9）触摸方向：沿着肌纤维的方向垂直肌纤维拨动，感受肌肉收缩。

（10）注意事项：触诊指深屈肌时，可将尺骨的尺侧边缘当成一个标记，在其上向前滑落就会触诊到指深屈肌。

2. 拇长屈肌

（1）与患者沟通交流，嘱其暴露一侧上肢。

（2）检查者体位：坐在侧边，且面向患者。

（3）患者体位：坐位且手臂放松，肘关节屈曲，前臂处于旋后位，手放在患者大腿上。

（4）肌肉附着点：桡骨上端前面及附近的骨间膜至拇指远节指骨底掌面。

（5）先通过观察，描述大概位置。

（6）肌肉收缩产生的动作：屈拇指指关节和掌指关节、屈肘、屈腕。

（7）触诊手摆放位置：前臂前方的远端处，靠近桡侧腕屈肌肌腱。

（8）患者主动做的动作：拇指的指间关节屈曲。

（9）触摸方向：沿着肌纤维的方向垂直肌纤维拨动，感受肌肉收缩。

（10）注意事项：触诊拇长屈肌最佳的姿势是嘱患者屈拇指的指间关节，若患者在腕关节及掌指关节处屈曲，拇指的其他肌肉也会收缩，因此会减少拇长屈肌的收缩，位于鱼际的肌群收缩，会使区分拇长屈肌的难度增加。

3. 旋前方肌

（1）与患者沟通交流，嘱其暴露一侧上肢。

（2）检查者体位：坐在侧边，且面向患者。

（3）患者体位：坐位且手臂放松，肘关节屈曲，前臂处于旋后位，手放在患者大腿上。

（4）肌肉附着点：自尺骨远端的前面至桡骨远端的前面。

（5）先通过观察，描述大概位置。

（6）肌肉收缩产生的动作：前臂旋前。

（7）触诊手摆放位置：前臂远端的前方桡侧。

（8）患者主动做的动作：前臂旋前。

（9）触摸方向：当感受到旋前方肌后，朝着尺骨附着处触诊。

（10）注意事项：正中神经、尺神经、桡动脉、尺动脉位于手腕的前方，因此，触诊时要谨慎小心。

（三）前臂肌后群浅层

1. 桡侧伸肌群（桡侧腕长伸肌、桡侧腕短伸肌）

（1）与患者沟通交流，嘱其暴露一侧上肢。

（2）检查者体位：坐在侧边，且面向患者。

（3）患者体位：坐位且手臂放松，肘关节屈曲，前臂处于中立位，手放在患者大腿上。

（4）肌肉附着点：桡侧腕长伸肌起自肱骨外上髁的后面至第2掌骨底背侧；桡侧腕短伸肌起自肱骨外上髁的后面，止于第3掌骨底背侧。

（5）先通过观察，描述大概位置。

（6）肌肉收缩产生的动作：近端固定时，使腕关节伸，参与桡腕关节外展及肘关节伸。

（7）触诊手摆放位置：检查者利用拇指及食指去捏挤被检查侧的桡腕伸侧肌群。

（8）患者主动做的动作：触诊桡侧腕长伸肌时，患者于腕关节背伸并向桡侧偏移；触诊桡侧腕短伸肌时，患者握拳且手部在腕关节处屈曲。

（9）触摸方向：当感受到桡侧腕伸肌，继续朝着桡侧腕伸肌的远端肌腱去触诊，并且垂直拨动肌肉。

（10）注意事项：区分桡侧腕长伸肌和桡侧腕短伸肌两块肌肉的肌腹是有难度的，其中一个方法是按照部位来区分，另外，还可以嘱患者做轻柔至中度的手指屈曲的动作（比如：握拳）。此举会让桡侧腕短伸肌收缩，而桡侧腕长伸肌则不会出现收缩，手指的屈曲会使桡侧腕短伸肌远端的肌腱可以触诊到，且可以肉眼观察到。

2. 指伸肌群（指伸肌、小指伸肌）

（1）与患者沟通交流，嘱其暴露一侧上肢。

（2）检查者体位：坐位，且面向患者。

（3）患者体位：坐位且手臂放松，肘关节屈曲，前臂处于完全旋前位，手放在患者大腿上。

（4）肌肉附着点：指伸肌起自肱骨外上髁，止于第2～5指的中节及远节指骨背面；小指伸肌起自肱骨外上髁，止于小指的中节及远节指骨背面。

（5）先通过观察，描述大概位置。

（6）肌肉收缩产生的动作：近端固定时，指伸肌参与前臂、腕、第2～5指中节、远节指骨伸展；小指伸肌参与小指中节、远节指骨伸展。

（7）触诊手摆放位置：前臂近端后方的中央，支撑手放在手指的后面。

（8）患者主动做的动作：指伸肌参与前臂、腕、第2～5指中节、远节指骨伸展；小指伸肌参与小指中节、远节指骨伸展。

（9）触摸方向：告知患者将第2～5指掌指关节及指间关节处伸展，去感受指伸肌及小指伸肌的收缩。如果需要，可以利用支撑手抵抗手指的外展，并且继续朝着这两条肌肉肌腱远端附着处，去垂直拨动肌肉纤维。

（10）注意事项：如果要求患者一次伸一个手指，就可以很容易分辨出每个手指的伸指肌。但是要区分指伸肌和小指伸肌是十分困难的，因为二者会产生相同的动作。

3. 尺侧腕伸肌

（1）与患者沟通交流，嘱其暴露一侧上肢。

（2）检查者体位：坐位，且面向患者。

（3）患者体位：坐位且手臂放松，肘关节屈曲，前臂处于完全旋前位，手放在患者大腿上。

（4）肌肉附着点：起自肱骨外上髁、前臂筋膜及肘关节囊，止于第 5 掌骨底。

（5）先通过观察，描述大概位置。

（6）肌肉收缩产生的动作：近端固定时，使桡腕关节伸，参与手关节内收。

（7）触诊手摆放位置：尺骨骨干的后方，支撑手放在位于指头近端的手部尺侧。

（8）患者主动做的动作：在腕关节处使手伸展并向尺侧偏移，在肘关节处使前臂伸展。

（9）触摸方向：向近端朝着外上髁及往远端第 5 掌根处触诊。

（10）注意事项：当患者在腕关节处向尺侧偏移时，要确保手指是放松的，如果手指处于伸展状态，指伸肌会收缩，使得尺侧腕伸肌的触诊变得更加困难。

（四）前臂肌后群深层

1. 旋后肌

（1）与患者沟通交流，嘱其暴露一侧上肢。

（2）检查者体位：坐位，且面向患者。

（3）患者体位：坐位且手臂放松，肘关节屈曲，前臂处于中立位，手放在患者大腿上。

（4）肌肉附着点：起自肱骨外上髁、前臂筋膜及肘关节囊，止于第 5 掌骨底。

（5）先通过观察，描述大概位置。

（6）肌肉收缩产生的动作：使前臂肌旋后。

（7）触诊手摆放位置：触诊的手指在前臂上挤捏桡侧肌群，支撑手放在前臂的远端，就在腕关节的近端处。

（8）患者主动做的动作：在桡尺关节处使前臂旋后。

（9）触摸方向：使用轻柔但稳定的力量朝着桡骨的旋后肌附着处陷入，嘱患者将前臂旋后抵挡阻力且去感受旋后肌的收缩，继续朝着旋后肌的近端附着处去触诊，且在患者交替收缩和放松旋后肌时去感觉肌肉的收缩。

（10）注意事项：当抵抗患者旋后时，利用支撑手轻柔且稳稳地紧握前臂，不然只会握住患者的皮肤，前臂下方的骨仍然可以活动，这会使得前臂旋后抵抗阻力的动作失败且患者也会感觉不舒服。

2. 深层远端肌群（拇长展肌、拇短伸肌、拇长伸肌、示指伸肌）

（1）与患者沟通交流，嘱其暴露一侧上肢。

（2）检查者体位：坐位，且面向患者。

（3）患者体位：坐位且手臂放松，肘关节屈曲，前臂处于旋前位，手放在患者大腿上，拇指伸展。

（4）肌肉附着点：拇长展肌起于桡骨、尺骨的背面和前臂骨间膜，止于第 1 掌骨底外侧；拇短伸肌起自桡、尺骨背面和骨间膜，止于拇指近节指骨底；拇长伸肌起自桡、尺骨背面和骨间膜，止于拇指远节指骨底；示指伸肌起自桡、尺骨背面和骨间膜，止于示指的近端指间关节及远端指节的后面。

（5）先通过观察，描述大概位置。

（6）肌肉收缩产生的动作：拇长展肌在腕掌关节处将拇指外展、后伸，在腕掌关节处将手部向桡侧偏移；拇短伸肌在腕掌关节处将拇指外展、后伸，在掌指关节处使拇指伸展；拇长伸肌在腕掌关节、掌指关节及指间关节处将拇指伸展，在腕关节处将手部往桡侧偏移；示指伸肌在掌指关节及指间关节处将示指伸展，在腕关节处将手部伸展。

（7）触诊手摆放位置：手腕后方的桡侧。

（8）患者主动做的动作：在腕掌关节将拇指主动伸展。

（9）触摸方向：一旦定位出肌腱后，回到其肌腹近端附着处去单独触诊每一条肌肉，当患者交替收缩及放松肌肉来伸展拇指时，垂直拨动肌肉；触诊示指伸肌时，首先在手部的后方定位出其远端肌腱，嘱患者在腕掌关节及指间关节处将示指伸展，继续向近端触诊示指，当患者交替收缩及放松肌肉时，垂直拨动肌肉。

（10）注意事项：拇长展肌及拇短伸肌的远端肌腱彼此接近，这两条肌腱位于肱桡肌远端的浅层，可用指甲轻柔地分开。

四、手部固有肌群

（一）鱼际肌群

拇短展肌、拇短屈肌、拇对掌肌

（1）与患者沟通交流，嘱其暴露一侧上肢。

（2）检查者体位：坐位，且面向患者。

（3）患者体位：坐位。

（4）肌肉附着点：拇短展肌起于腕横韧带远端的桡侧半、大多角骨嵴和舟骨结节，止于拇指近节的指骨底；拇短屈肌起自屈肌支持带远侧缘，桡侧腕屈肌腱鞘和大多角骨结节，深头起于头状骨，屈肌支持带止于拇指近节指骨底桡侧；拇对掌肌起于屈肌支持带及大多角骨，止于第 1 掌骨桡侧。

（5）先通过观察，描述大概位置。

（6）肌肉收缩产生的动作：拇短展肌近端固定后，在腕掌关节处将拇指外展及伸展，在掌指关节处将拇指屈曲，在指间关节处将拇指伸展；拇短屈肌近端固定后，在腕掌关节处将拇指屈曲，在掌指关节处将拇指屈曲；拇对掌肌在腕掌关节处将拇指对掌（屈曲、内转及外展）。

（7）触诊手摆放位置：拇短展肌触诊放在患者鱼际肌隆起的外侧；拇短屈肌触诊放在鱼际肌隆起的最内侧；拇对掌肌触诊时将手指弯曲并绕着拇指掌骨。

（8）患者主动做的动作：触诊拇短展肌在腕掌关节处，患者做拇指外展的动作；触诊拇短屈肌在腕掌关节处，患者做拇指屈曲的动作；触诊拇对掌肌，患者将拇指与小指对掌。

（9）触摸方向：拇短展肌由肌肉附着的近端到远端进行触诊；在鱼际肌放松时去触诊拇对掌肌。

（10）注意事项：拇对掌肌是鱼际肌群中最难触诊与区分的肌肉。首先，它位于最深层的鱼际肌群中；其次，对掌动作在马鞍关节处合并了拇指的外展及屈曲的动作，当拇对掌肌收缩时，较为浅层的拇外展肌及拇短屈肌也会一直收缩。

（二）小鱼际肌群

小指展肌、小指屈肌、小指对掌肌

（1）与患者沟通交流，嘱其暴露一侧上肢。

（2）检查者体位：坐位，且面向患者。

（3）患者体位：坐位。

（4）肌肉附着点：小指展肌起自屈肌支持带及豌豆骨，止于小指近节指骨底内侧；小指短屈肌起自屈肌支持带及钩骨，止于小指近节指骨底内侧；小指对掌肌起自屈肌支持带及钩骨，止于第 5 掌骨内侧。

（5）先通过观察，描述大概位置。

（6）肌肉收缩产生的动作：小指展肌近端固定后，在掌指关节及腕掌关节处将小指外展，在近端及远端的指间关节处将小指伸展；小指短屈肌近端固定后，在掌指关节及腕掌关节处将小指屈曲；小指对掌肌在腕掌关节处将拇指对掌。

（7）触诊手摆放位置：小指展肌触诊，手指放在患者小鱼际肌隆起的内侧；小指屈肌触诊，手指放在小鱼际肌隆起的外侧；小指对掌肌触诊，手指放在小鱼际隆起的最外侧。

（8）患者主动做的动作：触诊小指展肌在掌指关节处，患者做小指外展的动作；触诊小指短屈肌在掌指关节处，患者做小指屈曲的动作；触诊小指对掌肌，患者将小指与拇指对掌。

（9）触摸方向：小指展肌往远端指骨基底部进行触诊；在鱼际肌放松时去触诊拇对掌肌。

（10）注意事项：小指外展肌位于小鱼际隆起的浅层很容易被触诊到，在触诊小指屈肌时，只活动掌指关节，并且施加的阻力为轻度到中度的阻力，否则指长屈肌也会参与收缩。

第三节　神经触诊

臂丛

1. 正中神经

（1）与患者沟通交流，嘱其暴露上肢。

（2）检查者体位：坐在患者身体右侧。

（3）患者体位：仰卧位。

（4）先通过观察，描述大概位置。

（5）正中神经体表投影：由发自臂丛内侧束和外侧束的两个根合成，经肱二头肌内侧沟（与肱动脉伴行）到肘窝前方，沿前臂前面中线，指浅、深屈肌之间，经腕管入手掌。

（6）常见卡压点

1）旋前圆肌（旋前圆肌综合征）。

2）腕管：腕管是由腕横韧带及腕骨形成的一个管道。腕管长 2 ～ 2.5cm（平均 2cm），宽约 2.5cm。其上方为腕横韧带，桡侧附着在舟骨结节、大多角骨嵴，尺侧附着在豆骨和钩骨钩（腕管综合征）（图 11-3）。

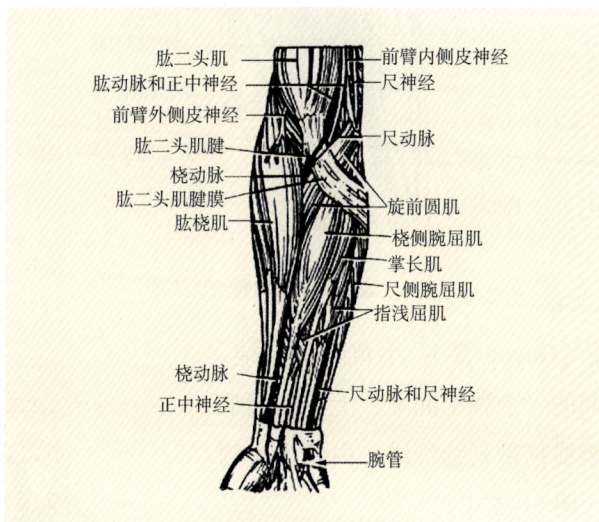

图 11-3　正中神经

2. 尺神经

（1）与患者沟通交流，嘱其暴露上肢。

（2）检查者体位：坐在患者身体右侧。

（3）患者体位：仰卧位。

（4）先通过观察，描述大概位置。

（5）尺神经体表投影：由内侧束发出，经肱二头肌内侧沟（伴肱动脉）下行到肱骨内上髁后方的尺神经沟，在前臂前面的尺侧部（伴行在尺动脉内侧），行于尺侧腕屈肌深面，经豌豆骨桡侧到手掌内侧部。

（6）常见卡压点

1）肘管：是由尺侧腕屈肌肱骨头、尺骨鹰嘴头之间的纤维性筋膜组织（弓状韧带）和肱骨内上髁后沟围成的骨性纤维性鞘管组成，前壁为内上髁，外侧壁为肘关节内侧的尺肱韧带，内侧壁是尺侧腕屈肌两头间的纤维性筋膜组织（图 11-4）。

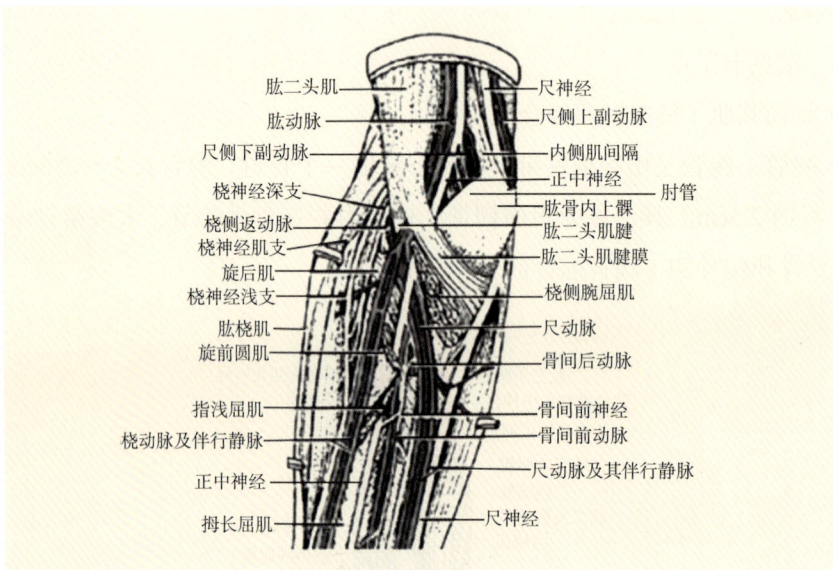

图 11-4　肘管

2）腕尺侧管（Guyon 管）：小鱼际的近端，豌豆骨和钩骨之间的一个狭窄间隙，上方为腕掌侧韧带，下方为腕横韧带延续纤维，内侧为尺侧腕屈肌和豌豆骨（图 11-5）。

3. 桡神经

（1）与患者沟通交流，嘱其暴露上肢。

（2）检查者体位：坐在患者身体右侧。

（3）患者体位：仰卧位。

（4）先通过观察，描述大概位置。

（5）桡神经体表投影：起自后束，沿肱三头肌深面到外上髁前方，分成两支：浅支沿前臂前面桡侧部（伴行在桡动脉外侧）到手背的皮下；深支穿旋后肌至前臂后面，在前臂后群肌之间穿行。

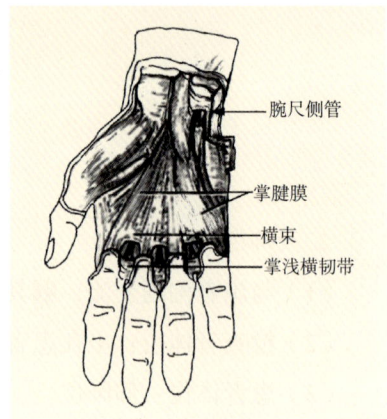

图 11-5　腕尺侧管

（6）常见卡压点

1）腋臂角：在肱骨颈和肱骨干上端的内侧（上臂桡神经卡压症）。

2）肱骨肌管：上臂的外侧，桡神经从后转向外侧内部（上臂桡神经卡压症）。

3）臂外侧肌间隔：桡神经在穿出臂外侧肌间隔的部位，肱骨外上髁上约 10cm（图 11-6）。

4）Frohse 弓：旋后肌下方（骨间后神经卡压症）。

5）桡管：在肱骨外上髁下方，偏内侧 2～3cm（图 11-7）。

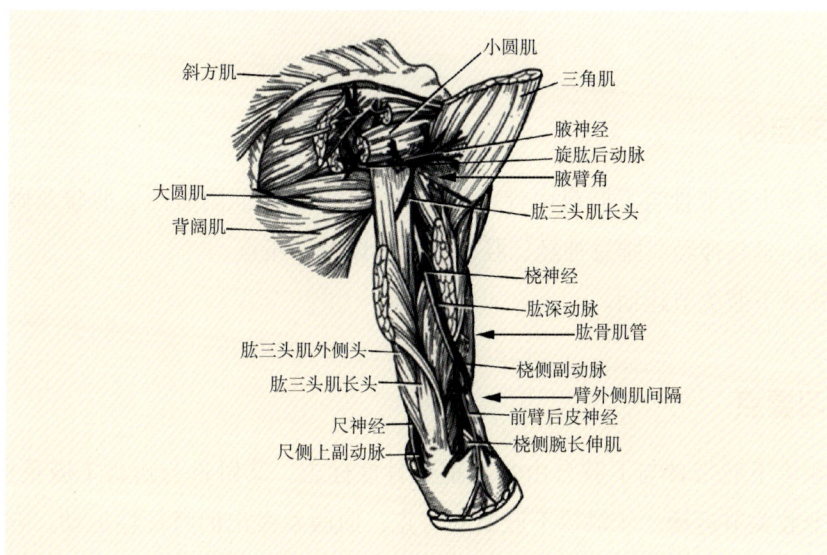

图 11-6　上臂桡神经卡压症

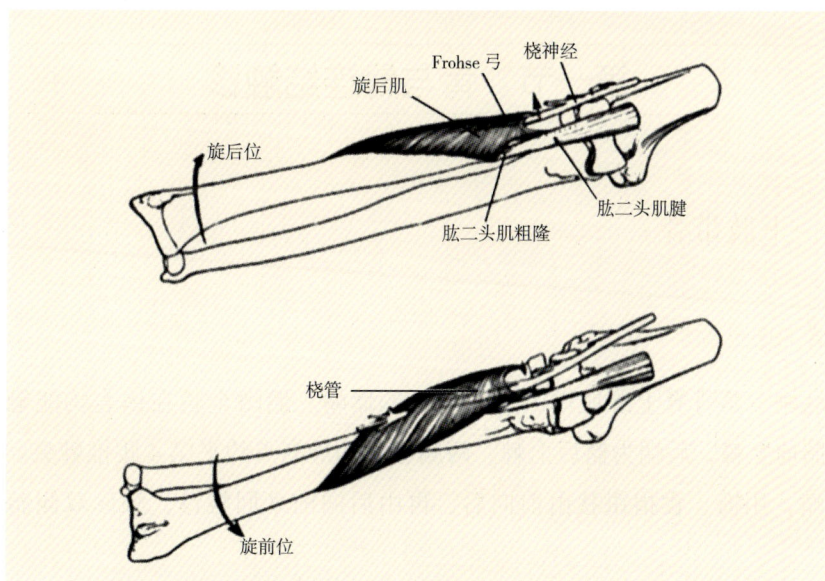

图 11-7　桡管综合征

第十二章　下肢部触诊

学习目的

1. 掌握下肢带骨与下肢自由骨重要骨性标志，下肢肌附着点、肌腹及做出的特征性运动，坐骨神经、腓总神经、胫神经走行以及卡压点。

2. 熟悉下肢关节运动。

学习要点

①触诊下肢带骨与下肢自由骨的重要骨性标志。②触诊与辨析下肢重要关节。③触诊下肢关节运动。④触诊下肢肌附着点、肌腹及做出的特征性运动。⑤触诊下肢肌相应运动。⑥触诊坐骨神经、腓总神经、胫神经卡压点。

第一节　骨与骨连结触诊

一、下肢带骨

髋骨

1. 髂嵴　髂骨翼上缘肥厚，形成弓形的髂嵴。髂嵴全长在体表均能触及，其前端为髂前上棘，后端为髂后上棘。两侧髂嵴的最高点约平第4腰椎棘突。为感受整个髂嵴，用拇、食指钳状由前向后、再由后向前来回触诊，触诊双侧髂嵴是否等高。

2. 髂前上棘　拇指沿髂嵴向前下方移动，髂嵴转折处的骨性隆起即为髂前上棘，是缝匠肌附着处，也是测量下肢长度的体表标记之一。

3. 髂结节　髂嵴前外侧骨突。从髂前上棘向后上方 5 ～ 7cm 处，髂嵴较厚且向外突出，为髂结节，是骨髓穿刺常用的部位，用拇、食指钳状触诊并感受髂结节的厚度。

4. 髂前下棘　位于髂前上棘下方 1 ～ 2cm 处。患者仰卧位被动屈髋屈膝 90°，检查者手指位于髂前上棘下端或大腿前正中线顶端，于被观察者主动伸膝时可触及肌腱（股直肌）隆起，该肌腱末端即为髂前下棘。

5. 髂后上棘　患者取俯卧位；检查者拇指沿着髂嵴向内后方触到的骨性隆起即为髂后上棘，两侧髂后上棘连线约平 S_2 棘突。

6. 髂后下棘　髂后上棘的后方约两横指处可触及一薄锐突起，即为髂后下棘。沿骶骨外侧缘至其与髂骨的连接处也可以触及。

7. 髂窝　髂骨翼内面的浅窝，为大骨盆的侧壁，可于坐位或仰卧位屈膝屈髋，在髂嵴腹侧触及髂窝的边缘。

8. 耻骨上支　耻骨位于小腹下部、大腿上部内侧，髋骨的前下部，左右各一，对称分布，左右耻骨借耻骨联合相连。耻骨由耻骨体和耻骨支构成，耻骨体构成髋臼前下部，耻骨体向前内伸出耻骨上支，检查者可两手手指呈钩状，分别置于耻骨联合外侧两侧耻骨上支。

9. 耻骨结节　耻骨联合上方骨突，由肚脐下行触及紧靠前正中线的骨突即为耻骨结节，为腹股沟韧带及腹直肌附着处。

10. 坐骨结节　中立坐位，骨盆与座椅接触之骨突；坐骨体与坐骨支移行处的骨性隆起。患者取俯卧位，检查者拇指由大腿后正中线向头端滑动触及的明显骨突即为坐骨结节。患者侧卧位或仰卧位时，屈曲髋关节，可触及臀部中央的骨性隆起为坐骨结节。坐骨结节处有滑囊，发生坐骨结节滑囊炎时，坐骨结节处可有压痛。

11. 坐骨大切迹　坐骨体构成髋臼的后下部，体向后下延伸为坐骨支，其后下为粗大的坐骨结节。体的后缘有一尖锐骨突称坐骨棘，坐骨棘与髂后下棘之间的骨缘呈弧形凹陷，叫做坐骨大切迹。坐骨棘与髂后下棘之间，俯卧位，绷紧臀部，于臀后外侧肌肉凹陷处向前可触及骨性曲面。

二、下肢自由骨

（一）股骨

1. 股骨大转子　患者仰卧位，下肢稍外展，在髋关节外展时所形成的皮肤凹陷处即可触及股骨大转子。这种姿势时周围肌肉最松弛，有利于触诊股骨大转子的不同部分，同时感受髋关节内外旋转时大转子的位置变化。大转子处有滑囊，发生大转子滑囊炎时，大转子处可有压痛。

2. 股骨小转子　患者仰卧位，屈髋屈膝并外旋髋关节，检查者左手支撑患者小腿外侧，右手拇指可在股骨近端内侧内收肌群与股直肌间凹陷处触及较硬的股骨小转子。

3. 股骨内、外侧髁　拇指与其余四指分开呈抓握状，沿股骨干向股骨远端移动，在股骨下端，可摸到内外侧各有一向后的椭圆形骨突，分别为股骨内、外侧髁。

4. 股骨内、外上髁　股骨内、外侧髁上角为股骨内、外上髁。

5. 收肌结节　股骨远端内侧，股骨内上髁上方。拇指沿股骨内侧向下滑，所触及的第 1 个骨突，为大收肌附着处。

6. 股骨粗线　患者俯卧位，屈膝 90°，于大腿后正中线股二头肌与半膜肌、半腱肌肌腱深部可触及股骨粗线。此处可通过旋转胫骨感受两侧肌肉交替运动。

（二）髌骨

1. 髌骨上缘　检查者拇指置于髌骨上缘，当患者主动伸膝时，可感受到股四头肌腱的紧张及髌骨的上移。

2. 髌骨下缘　检查者拇指置于髌骨下缘，可感受到髌骨下缘与胫骨结节之间的凹陷。双侧拇指及食指置于髌骨四周，上下左右推动髌骨可触及髌骨的边界，并感受髌骨的活动度。

（三）胫骨、腓骨

1. 胫骨内外侧髁　胫骨上端内外侧的骨性突起。

2. 胫骨粗隆　胫骨近端前面一粗糙的骨性隆起，位于髌骨下缘 4 横指处，为髌韧带附着处。该处位置表浅，容易触摸。

3.胫骨前嵴　胫骨体的前缘特别锐利，即胫骨前嵴，由皮肤表面可以摸到。

4.胫骨内侧面　表面无肌肉覆盖，可用食指及中指指腹并列自上而下触及全长。

5.鹅足腱　在胫骨内侧髁表面可触及，是缝匠肌、股薄肌、半腱肌三块肌肉肌腱附着处。

6.腓骨小头　其位置表浅，极易触及。膝关节外下方、小腿外侧上端摸到的膨大部分即为腓骨小头。

7.外踝　踝外侧，腓骨远端外侧骨突。其位置表浅，极易触及。

8.内踝　踝内侧，胫骨远端内侧骨突。其位置表浅，极易触及。

（四）踝、跗、趾

1.距骨　检查者拇指置于舟骨结节与内踝之间，另一手将患者足外翻，拇指下方可触到距骨，跗骨窦中也可触及部分距骨。

2.跟骨结节　跟骨体的后部为肥厚粗涩的跟骨结节，是跟腱附着处，也是足底跖筋膜附着处。

3.骰骨　第5跖骨粗隆上内方凹陷处可触及骰骨。骰骨呈四方形，位于中足外侧，后面接跟骨，前面接第4、5跖骨，下面有一圆形隆起称骰骨粗隆。

4.第5跖骨　足外侧中部，检查者拇指沿第5跖趾关节向近端滑动可触及第5跖骨，在中足部外侧、第5跖骨基底部的骨性突起为第5跖骨粗隆，是腓骨短肌附着处。

5.足舟骨　内踝前下方较大的骨性突起为舟骨结节，其下方有胫骨后肌肌腱通过。

6.第1跖骨　沿足内侧第1跖趾关节向近端触摸，可触到第1跖骨。

7.楔骨　第1～3楔骨由内至外排列，顺次逐渐减小。

8.内侧纵弓　由跟骨、距骨、舟骨3块楔骨和内侧的3块跖骨连接构成，弓的最高点为距骨头。

9.外侧纵弓　由跟骨、骰骨和外侧的2块跖骨连接构成，弓的最高点在骰骨。

10.横弓　由骰骨、3块楔骨和跖骨连接构成。弓的最高点在中间楔骨，横弓呈半穹窿形，其足底的凹陷朝内。

三、骨盆

1. 骶髂关节 患者取俯卧位或站立位，检查者由髂后下棘向尾骨方向触摸。骶髂关节属于平面关节，运动幅度很小。

2. 耻骨联合 由两侧耻骨联合面借纤维软骨构成的耻骨间盘连接而成。耻骨联合的活动甚微，通常情况下有极小量的运动。拇指从肚脐开始向下触摸，5～7个横指距离后所触摸到的质硬的结构即为耻骨联合。加压可感觉到耻骨联合相对应的耻骨间盘。

3. 骨盆的运动 骨盆作为一个运动环节，借腰骶关节和脊柱相连，借髋关节和脊柱相连。因此，骨盆可以借这些关节为支点，进行前倾、后倾、侧倾、旋转及环转活动。

四、髋关节

髋关节较深，不易触及。观察髋关节的屈、伸、展、收、内旋、外旋、环转运动。

五、膝关节

1. 髌股关节 患者仰卧位，膝关节伸直位保持松弛，检查者双侧拇指及食指分别置于髌骨内、外侧缘，左右推动髌骨，手指指腹可感觉髌骨内、外侧缘与股骨之间的关节间隙。

2. 内侧胫股关节 患者半屈膝位，检查者拇指置于髌韧带内侧，向上向内可触及胫骨股骨关节间隙、股骨内侧髁，继续向内侧向后方移动可触及收肌结节；移动拇指向下可触及内侧胫骨平台。

3. 外侧胫股关节 患者半屈膝位，检查者拇指由髌韧带外侧向上触诊股骨外侧髁，向下触诊外侧胫股平台。

4. 膝关节间隙 患者仰卧位屈膝90°，检查者双手拇指置于膝关节前面，其余四指置于膝关节后方，拇指从髌韧带两侧向侧方滑动触诊膝关节间隙；同时，可借由按压软组织来触诊内、外侧半月板。

5. 内侧副韧带 即股骨内侧髁到胫骨内侧的带状韧带。患者仰卧位屈髋屈膝，先外旋小腿使该韧带紧张，而后检查者向内推患者的膝关节（足在检查台上勿动），增加内侧副韧带的紧张度，更易触及该韧带。

6. **外侧副韧带** 即股骨外侧髁到腓骨头的索状韧带。患者仰卧位，屈髋屈膝并外旋髋关节，检查者一手放在患者膝关节内侧，从内向外施加压力，使外侧韧带紧张更易触及。

7. **髌韧带** 即髌骨下缘到胫骨粗隆的宽大韧带，检查者拇指置于髌骨下缘与胫骨粗隆之间，当患者主动伸膝时，可感觉到髌韧带的紧张，并可清楚触摸到髌韧带的边界。

8. **膝关节运动** 膝关节为椭圆－滑车关节，具有两个基本轴的运动，即屈、伸、内旋、外旋，但以屈伸运动为主。坐位或仰卧位，以膝关节中心为轴心，股骨大转子和外侧髁连线为固定臂，腓骨小头与外踝的连线为移动臂，完全伸展时角度为0°，正常活动度为0°～130°。髌骨活动度：上下左右推动髌骨，感受髌骨的活动度。做膝关节屈伸运动，触诊周围结构，感受并观察相邻结构与关节间隙的位置变化。

六、踝与足

1. **胫腓远端关节** 胫腓两骨之间的连接紧密，下端借胫腓前后韧带构成坚强的韧带连接。为微动关节，远端腓骨相对运动与踝关节体位及受力方式有关。

2. **距上关节（即距骨小腿关节、踝关节或胫距关节）** 检查者拇指与食指在胫腓骨下端分别触及内外踝，可发现外踝低于内踝、外踝相对于内踝靠前。手指由外踝向足侧端触摸，可触及一凹陷，即跗骨窦。

3. **距腓前韧带** 走行为外踝前方到距骨颈部外侧面。注意使患者的足处于内收、旋后、轻微跖屈位，更有利于触诊此韧带。

4. **踝关节** 近似单轴的屈戌关节，可完成跖屈、背伸、内翻、外翻、内收、外展。观察踝关节运动时相邻结构与关节间隙的位置变化。

5. **跗跖关节** 检查者左手食指指腹置于骰骨前外侧部及第5跖骨底，可感受骰骨与第5跖骨关节间隙，右手使第5跖骨头上下运动，可感受关节间隙的变化。左手食指向内侧稍移动，可感受骰骨与第4跖骨关节间隙。继续向足内侧面移动约1横指，即可触及外侧楔骨与第3跖骨的关节间隙。触诊中间楔骨和第2跖骨底关节间隙时，继续向足内侧移动约1横指，食指朝向足后面，触诊时注意，相对于其他楔骨，中间楔骨前缘最凹陷。沿第1跖骨内侧缘向近端滑动，可触及第1跗跖关节，通过运动第1跖骨头可感受关节间隙的变化。

6. 跖趾关节 检查者拇指沿足内侧末端向近端滑动，触及的第 1 个隆起处为第 1 跖趾关节。检查者双手固定足趾使其尽量跖屈，可暴露趾骨头的关节面；使足趾尽量背屈时，可从足底感受跖骨头的关节面。

7. 趾间关节 趾间关节较表浅，较易触及。触诊时，检查者可两手分别固定组成趾间关节的两节趾骨，远端手可带动趾间关节做屈伸运动。

七、其他

1. 下肢长度测量

（1）方法一：患者仰卧位，下肢伸展，以身体中线为标准，将左右下肢置于相同位置。测量髂前上棘至内踝尖的长度。

（2）方法二：患者仰卧位，下肢伸展，以身体中线为准尽量使左右下肢的位置一致，测量肚脐至内踝的长度。

若双下肢不等长，需进一步检查双侧胫骨、股骨是否等长。患者仰卧位，屈髋屈膝，双足贴于床面，观察双侧膝关节是否等高。若较短的一侧膝关节位置较低，提示胫骨较短。若较长的一侧膝关节向前方突出，则提示股骨较短。

2. 下肢力线 下肢力线即下肢机械轴，指经过髋关节中心、膝关节中心和踝关节中心的轴线，与股骨解剖轴线夹角在 5°～10°。

测量股骨解剖轴线与胫骨解剖轴线在膝关节中心处形成的向外侧的夹角，此夹角平均约 174°，该角度过大或过小提示膝内翻或膝外翻。

3. Q 角 从髂前上棘到髌骨中点连线代表股四头肌牵拉力线，从髌骨中点到胫骨结节连线与股四头肌牵拉力线相交之角即为 Q 角。正常 Q 角，男性为 10°～15°，女性为 12°～18°，Q 角越大，使髌骨外移分力越大。

第二节　骨骼肌触诊

一、下肢带肌

（一）下肢带肌前群

1. 髂腰肌 髂腰肌由腰大肌和髂肌构成。

腰大肌：

（1）与患者沟通交流，嘱其暴露腹部。

（2）检查者体位：面对患者，站在一侧。

（3）患者体位：仰卧位。

（4）肌肉附着点：第 12 胸椎至第 5 腰椎横突、椎体及相应椎间盘外侧到股骨小转子。

（5）先通过观察，描述大概位置。

（6）肌肉收缩产生的动作：近端固定，使髋关节屈曲和外旋；远端固定，一侧收缩，使脊柱向同侧侧屈，两侧同时收缩，使脊柱前屈、骨盆前倾。

（7）触诊手摆放位置：触诊手指尖扣及髂前上棘，阻力手放置于大腿前侧近端。

（8）患者主动做的动作：轻微抵抗屈曲髋关节，并放松地深呼吸。

（9）触摸方向：从髂前上棘向内上方滑动手指，当患者吐气时，慢慢地以倾斜的角度向腰椎方向下压，重复该动作，直至触及紧张收缩的肌肉，深处至腰椎体外侧。

（10）注意事项：腹主动脉位于此区，应由外向内触诊，以免压迫此结构，若手触及一强大的动脉搏动时，请将手向外移动。

髂肌：

（1）与患者沟通交流，嘱其暴露腹部。

（2）检查者体位：面对患者，站在一侧。

（3）患者体位：侧卧位。

（4）肌肉附着点：髂窝至股骨小转子。

（5）先通过观察，描述大概位置。

（6）肌肉收缩产生的动作：近端固定，使髋关节屈曲和外旋；远端固定，两侧同时收缩，使骨盆前倾。

（7）触诊手摆放位置：触诊手指尖扣及髂前上棘，阻力手放置于大腿前侧近端。

（8）患者主动做的动作：轻微抵抗屈曲髋关节，并放松地深呼吸。

（9）触摸方向：从髂前上棘沿髂骨前面向内下方深处滑动，当患者呼气时，弯曲的手指缓慢深入髂窝，触及扇形的纤维。

（10）注意事项：腹部器官位于此区，应由外向内触诊，手指从外侧勾向肠管后方，以免压迫某些器官而导致疼痛。

2. 梨状肌

（1）与患者沟通交流，嘱其尽可能暴露骨盆周围皮肤。

（2）检查者体位：面对患者，站在一侧。

（3）患者体位：俯卧位，屈膝90°。

（4）肌肉附着点：起于骶骨前侧面，至股骨大转子上缘。

（5）先通过观察，描述大概位置。

（6）肌肉收缩产生的动作：近端固定，使髋关节外展和外旋；远端固定，一侧收缩使骨盆向对侧回旋，两侧同时收缩使骨盆后倾。

（7）触诊手摆放位置：触诊手指尖扣及骶骨外侧缘，阻力手放置于小腿远端。

（8）患者主动做的动作：轻微抵抗外旋髋关节。

（9）触摸方向：沿骶骨外侧界向股骨大转子滑动，当患者外旋髋关节时，可触及收缩的梨状肌。沿着梨状肌继续向外触诊，到股骨大转子上方边界。

（10）注意事项：坐骨神经位于梨状肌肌腹附近，为避免压迫神经，应沿斜形的肌纤维触诊。

（二）下肢带肌后群

1. 臀大肌

（1）与患者沟通交流，嘱其尽可能暴露骨盆周围皮肤。

（2）检查者体位：面对患者，站在一侧。

（3）患者体位：俯卧位。

（4）肌肉附着点：髂骨翼外面后部，骶、尾骨背面及骶结节韧带至股骨的臀肌粗隆和髂胫束。

（5）先通过观察，描述大概位置。

（6）肌肉收缩产生的动作：近端固定，髋关节伸展、外旋，上部肌束使髋关节外展，下部肌束使髋关节内收；远端固定，一侧收缩使骨盆向对侧回旋，两侧同时收缩使骨盆后倾。

（7）触诊手摆放位置：触诊手指尖扣及骶骨外缘，阻力手放置于大腿后部。

（8）患者主动做的动作：轻微抵抗伸展髋关节。

（9）触摸方向：从骶骨外缘向外侧和远端滑动至大转子，沿其汇合于髂胫束的方向触诊，触诊到位于浅层的、丰厚的肌纤维。

（10）注意事项：臀大肌是臀部后侧最主要的肌肉，但是没有覆盖整个臀部，臀中肌位于浅层的外上方，因此，臀大肌务必要向外侧和下方触诊。

2. 臀中肌和臀小肌

（1）与患者沟通交流，嘱其尽可能暴露骨盆周围皮肤。

（2）检查者体位：面对患者，站在一侧。

（3）患者体位：侧卧位。

（4）肌肉附着点：起于髂骨外面，臀中肌止于股骨大转子外侧面，臀小肌止于股骨大转子前缘。

（5）先通过观察，描述大概位置。

（6）肌肉收缩产生的动作：近端固定，一侧收缩使髋关节外展，一侧前部肌束收缩使髋关节屈曲和内旋，一侧后部肌束收缩使髋关节伸展和外旋；远端固定，一侧臀中肌收缩使骨盆向同侧侧倾，一侧前部肌束收缩使骨盆向同侧回旋，两侧前部肌束同时收缩使骨盆前倾，一侧后部肌束收缩使骨盆向对侧回旋，两侧后部肌束收缩使骨盆后倾。

（7）触诊手摆放位置：触诊手指尖扪及髂嵴中间的下方，阻力手放置于大腿外侧面。

（8）患者主动做的动作：触诊中间肌纤维，患者轻微抵抗外展髋关节；触诊前方肌纤维时，患者轻微抵抗屈曲和内旋髋关节；触诊后方肌纤维时，患者轻微抵抗伸展和外旋髋关节。

（9）触摸方向：触诊中间肌纤维时，沿髂嵴中间下方至股骨大转子方向；触诊前部肌纤维时，将触诊的手放于临近髂前上棘的外后方，向股骨大转子方向触及止点；触诊后部肌纤维时，触诊手放于臀中肌后上方，向股骨大转子方向触及止点。

（10）注意事项：臀小肌位于臀中肌深层，收缩产生的动作与臀中肌相同，触诊时较难区分臀中肌和臀小肌。

3. 股方肌

（1）与患者沟通交流，嘱其尽可能暴露骨盆周围皮肤。

（2）检查者体位：面对患者，站在一侧。

（3）患者体位：俯卧位，屈膝90°。

（4）肌肉附着点：坐骨结节外侧至股骨大小转子之间。

（5）先通过观察，描述大概位置。

（6）肌肉收缩产生的动作：近端固定，一侧收缩使髋关节外旋、内收；远端固定，一侧收缩使骨盆向对侧回旋。

（7）触诊手摆放位置：触诊手指尖扪及坐骨结节外侧缘，阻力手放置于小腿远端。

（8）患者主动做的动作：轻轻抵抗外旋髋关节。

（9）触摸方向：从坐骨结节外侧缘，指尖向外侧和远端向股骨大转子滑动。

（10）注意事项：检查者的阻力手不宜施加过大的阻力，否则浅层的臀大肌收缩影响触诊股方肌。

4. 闭孔内肌、闭孔外肌、上孖肌、下孖肌　由于闭孔内肌、闭孔外肌、上孖肌、下孖肌位于梨状肌和股方肌之间，既小且深，触诊时难以将这些小肌肉区分开，因此常整体触诊。其触诊方式同梨状肌和股方肌，要求患者抵抗轻到中等阻力以外旋髋关节，在梨状肌和股方肌之间感受这些深层外旋肌的收缩。

二、大腿肌

（一）大腿肌前外侧群

1. 股四头肌

（1）与患者沟通交流，嘱其暴露下肢。

（2）检查者体位：面对患者，站在一侧。

（3）患者体位：仰卧位，大腿平放床面，小腿悬垂于床边；或在膝关节下方垫一枕头（或泡沫轴等），使膝关节处于微屈位。

（4）肌肉附着点：股直肌起于髂前下棘和髋臼上缘；股中间肌起于股骨体前外侧；股内侧肌起于股骨转子间线内下方至股骨粗线内侧唇；股外侧肌起于股骨转子间线外上部至股骨粗线外侧唇。四头向下移行为一个肌腱，包绕髌骨的前面和两侧，向下延续为髌韧带，止于胫骨粗隆。

（5）先通过观察，描述大概位置。

（6）肌肉收缩产生的动作：近端固定，一侧股四头肌收缩使小腿在膝关节处伸展，其中股直肌可使髋关节屈曲；远端固定，一侧股四头肌收缩使大腿在膝关节处伸展，两侧股直肌同时收缩可使骨盆前倾。

（7）触诊手摆放位置：触诊手放在大腿的上方前侧，阻力手放置于小腿前侧面。

（8）患者主动做的动作：轻微抵抗阻力手以伸直膝关节，触诊股直肌时须同时屈曲髋关节。

（9）触摸方向：①触诊股直肌时，沿髂前下棘和髌骨做一虚拟直线，沿着这条虚线触诊股直肌。患者抗阻伸膝、屈髋时，可触及收缩的股直肌纤维。②触诊股内侧肌时，患者伸直膝关节，在大腿内侧靠近髌骨近端处，股直肌和缝匠肌之间，可触及股内侧肌。③触诊股外侧肌时，患者伸直膝关节，在大腿前外侧靠近髌骨近端处，可触及股外侧肌的收缩，继续向大腿外侧和后外侧，可触及股外侧肌的斜形纤维。

（10）注意事项：在大腿近端，股直肌位于阔筋膜张肌和缝匠肌之间，这两条肌肉均可作为定位股直肌的标志。在大腿远端，股内侧肌位于浅层，易于触诊，在大腿近端，股直肌位于深层，较难触诊；股中间肌位于深层，较难触诊。

2. 缝匠肌

（1）与患者沟通交流，嘱其尽可能暴露下肢。

（2）检查者体位：面对患者，站在一侧。

（3）患者体位：仰卧位，髋关节外旋、屈膝（或将一侧足踝搭在另一侧腿上）。

（4）肌肉附着点：髂前上棘至胫骨粗隆内侧面。

（5）先通过观察，描述大概位置。

（6）肌肉收缩产生的动作：近端固定，一侧收缩可使该侧髋关节屈曲、外旋，膝关节屈曲、内旋；远端固定，两侧同时收缩使骨盆前倾。

（7）触诊手摆放位置：触诊手放置于髂前上棘下方内侧，阻力手放置于大腿远端外侧。

（8）患者主动做的动作：轻轻抵抗屈曲和外旋髋关节。

（9）触摸方向：从髂前上棘下方，沿大腿内侧的中间触及缝匠肌的带状肌纤维，继续向下于胫骨内侧触及止点。

（10）注意事项：在大腿近端，缝匠肌的内侧边界形成股骨三角的外侧边界。股骨三角内含淋巴结、股神经、股动脉和股静脉，为避开这些结构，应触诊腹股沟褶皱的外侧。

3. 阔筋膜张肌

（1）与患者沟通交流，嘱其尽可能暴露下肢。

（2）检查者体位：面对患者，站在一侧。

（3）患者体位：仰卧位。

（4）肌肉附着点：起于髂嵴前外侧缘、髂前上棘，向下移行于髂胫束，止于胫骨外侧髁。

（5）先通过观察，描述大概位置。

（6）肌肉收缩产生的动作：近端固定，一侧收缩使髋关节屈曲、外展、内旋；远端固定，一侧收缩使骨盆向同侧侧倾，两侧同时收缩使骨盆前倾。

（7）触诊手摆放位置：触诊手放置于髂前上棘下方外侧，阻力手放置于大腿远端前内侧。

（8）患者主动做的动作：轻轻抵抗内旋和屈曲髋关节。

（9）触摸方向：在患者内旋和屈曲髋关节时，于髂前上棘的下方外侧触及阔筋膜张肌的收缩，并沿着其走行向外下方向大腿外侧滑动，触及其远端在髂胫束的附着处，其在髂胫束处变得较厚和光滑。

（10）注意事项：位于阔筋膜张肌和缝匠肌近端附着处之间的肌肉为股直肌，为方便辨别股直肌和阔筋膜张肌，可将小腿下垂出床沿，只需伸直膝关节便可辨认出股直肌。

（二）大腿肌后侧群

1. 股二头肌、半腱肌、半膜肌

（1）与患者沟通交流，嘱其暴露下肢。

（2）检查者体位：面对患者，站在一侧。

（3）患者体位：俯卧位，膝关节微屈。

（4）肌肉附着点：股二头肌长头起于坐骨结节，短头起于股骨粗线外侧唇，两头合并以长腱止于腓骨头。半腱肌、半膜肌以扁薄腱起自坐骨结节，半腱肌止于胫骨粗隆内侧面，半膜肌止于胫骨内侧髁的后内侧面。

（5）先通过观察，描述大概位置。

（6）肌肉收缩产生的动作：近端固定，一侧腘绳肌收缩使该侧髋关节伸展，一侧股二头肌收缩使膝关节屈曲和外旋，一侧半腱肌、半膜肌收缩使膝关节屈曲和内旋；远端固定，一侧腘绳肌收缩使该侧大腿在膝关节处屈曲，两侧同时收缩使骨盆后倾。

（7）触诊手摆放位置：触诊手放置于坐骨结节下方，阻力手放置于小腿远端。

（8）患者主动做的动作：轻轻抵抗屈曲膝关节，触诊股二头肌的同时外旋膝关节，触诊半腱肌、半膜肌的同时内旋膝关节。

（9）触摸方向：触诊坐骨结节的下方，在被检者屈曲膝关节时感受腘绳肌的收

缩。继续向外下方沿着股二头肌走行触诊腘窝近端外侧面的股二头肌肌腱。重复此步骤，从坐骨结节沿着内侧向下触诊腘窝近端内侧面的半腱肌、半膜肌肌腱。

（10）注意事项：股二头肌和半腱肌、半膜肌在大腿近端相邻，较难分辨，可以旋转膝关节来区分。膝关节外旋时，紧张收缩的为股二头肌；股二头肌肌腹的正前方为股外侧肌，可以屈曲与伸直膝关节来辨别二者的边界（屈曲膝关节时，股二头肌收缩紧张）。

2. 腘肌

（1）与患者沟通交流，嘱其暴露膝关节。

（2）检查者体位：面对患者，站在一侧。

（3）患者体位：俯卧位，膝关节微屈。

（4）肌肉附着点：股骨外侧髁至胫骨近端后面。

（5）先通过观察，描述大概位置。

（6）肌肉收缩产生的动作：近端固定，膝关节屈曲、胫骨内旋；远端固定，股骨外旋。

（7）触诊手摆放位置：触诊手放置于胫骨近端后方内侧，阻力手放置于小腿远端。

（8）患者主动做的动作：轻轻抵抗将膝关节屈曲、胫骨内旋。

（9）触摸方向：触诊手指弯曲触压胫骨近端内侧后方，并要求患者内旋膝关节，感受腘肌的收缩。沿着腘肌的走行朝股骨外侧髁触诊，于腓肠肌深处触诊腘肌的附着点。

（10）注意事项：为便于患者正确做出胫骨内旋动作，在触诊前，可先将患者胫骨内旋，让其体会胫骨内旋感，然后要求其主动执行动作。

（三）大腿肌内侧群

1. 耻骨肌

（1）与患者沟通交流，嘱其暴露大腿近端部。

（2）检查者体位：面对患者，站在一侧。

（3）患者体位：仰卧位。

（4）肌肉附着点：耻骨上支至股骨耻骨肌线。

（5）先通过观察，描述大概位置。

（6）肌肉收缩产生的动作：近端固定，一侧收缩使该侧髋关节内收、屈曲；远端固定，两侧同时收缩使骨盆前倾。

（7）触诊手摆放位置：触诊手放在近端大腿的上方前侧，阻力手放在大腿远端前内侧面。

（8）患者主动做的动作：轻轻抵抗将髋关节内收、屈曲。

（9）触摸方向：触诊手从耻骨上支向外侧及远侧滑动至缝匠肌，在髂腰肌和内收肌之间，沿耻骨肌下行纤维触诊。

（10）注意事项：定位耻骨肌时，可先找到长收肌肌腱，向外上侧滑动即可定位到耻骨肌。

2. 长收肌

（1）与患者沟通交流，嘱其暴露大腿近端部。

（2）检查者体位：面对患者，站在一侧。

（3）患者体位：仰卧位。

（4）肌肉附着点：耻骨上支至股骨粗线内侧唇中部。

（5）先通过观察，描述大概位置。

（6）肌肉收缩产生的动作：近端固定，一侧收缩使该侧髋关节内收、屈曲；远端固定，两侧同时收缩使骨盆前倾。

（7）触诊手摆放位置：触诊手放在近端大腿的上方前侧，阻力手放在大腿远端前内侧面。

（8）患者主动做的动作：轻轻抵抗将髋关节内收、屈曲。

（9）触摸方向：沿耻骨从外侧向内侧触诊，直到触摸到一条突出的肌腱，即长收肌的肌腱。沿长收肌走行触诊到其在股骨粗线处的附着点。

（10）注意事项：长收肌内侧边界形成股骨三角的内侧界，股骨三角内有股神经、动脉和静脉，触诊时应注意。

3. 短收肌

（1）与患者沟通交流，嘱其暴露大腿近端部。

（2）检查者体位：面对患者，站在一侧。

（3）患者体位：仰卧位。

（4）肌肉附着点：耻骨下支至耻骨肌线和股骨粗线内侧唇中部。

（5）先通过观察，描述大概位置。

（6）肌肉收缩产生的动作：近端固定，一侧收缩使该侧髋关节内收、屈曲；远端固定，两侧同时收缩使骨盆前倾。

（7）触诊手摆放位置：触诊手放在近端大腿的上方前侧，阻力手放在大腿远端前内侧面。

（8）患者主动做的动作：轻轻抵抗将髋关节内收、屈曲。

（9）触摸方向：在长收肌和股薄肌之间，沿短收肌下行纤维触诊。

（10）注意事项：短收肌大部分位于其他内收肌深层，只有下部可在长收肌和股薄肌之间触诊到。

4. 大收肌

（1）与患者沟通交流，嘱其暴露大腿近端部。

（2）检查者体位：面对患者，站在一侧。

（3）患者体位：仰卧位。

（4）肌肉附着点：耻骨下支、坐骨支和坐骨结节至股骨粗线的内侧唇、股骨内侧髁上线和收肌结节。

（5）先通过观察，描述大概位置。

（6）肌肉收缩产生的动作：近端固定，一侧收缩使该侧髋关节内收，其上部纤维可使髋关节屈曲，下部纤维可使髋关节伸展；远端固定，两侧同时收缩使骨盆后倾。

（7）触诊手摆放位置：触诊手放在大腿近端内侧，阻力手放在大腿远端前内侧。

（8）患者主动做的动作：轻轻抵抗将髋关节内收。

（9）触摸方向：大收肌位于股薄肌和半腱肌、半膜肌之间，在此区域沿着大收肌下行纤维，向大腿内侧的中部触诊。

（10）注意事项：大收肌位于大腿内侧股薄肌和半腱肌、半膜肌之间的深处，因此，通常需要温和而稳定地下压才能触诊到。

5. 股薄肌

（1）与患者沟通交流，嘱其暴露大腿近端部。

（2）检查者体位：面对患者，站在一侧。

（3）患者体位：仰卧位。

（4）肌肉附着点：耻骨下支至胫骨粗隆内侧。

（5）先通过观察，描述大概位置。

（6）肌肉收缩产生的动作：近端固定，一侧收缩使该侧髋关节内收、屈曲，膝关节屈曲和内旋；远端固定，两侧同时收缩使骨盆前倾。

（7）触诊手摆放位置：触诊手放在近端大腿内侧，阻力手放在大腿远端前内侧。

（8）患者主动做的动作：轻轻抵抗将髋关节内收和屈曲。

（9）触摸方向：先找到长收肌近端肌腱，向内侧稍微移动，即为股薄肌，沿股薄肌走行向远端触诊。

（10）注意事项：若要在大腿远端区分股薄肌和缝匠肌，可利用外展和内收髋关节动作。缝匠肌使大腿外展，股薄肌使大腿内收。

三、小腿肌

（一）前群

1. 胫骨前肌

（1）与患者沟通交流，嘱其充分暴露小腿及足部。

（2）检查者体位：坐或站在患者检查侧。

（3）患者体位：仰卧位。

（4）肌肉附着点：起自胫骨外侧髁、胫骨干上 2/3 骨面、骨间膜和小腿深筋膜，止于内侧楔骨和第 1 跖骨基底部。

（5）先通过观察，描述大概位置。

（6）肌肉收缩产生的动作：近端固定，使足在踝关节处背屈（伸）和足内翻；远端固定，使小腿以踝关节为轴向前，向足背方向靠近。

（7）触诊手摆放位置：触诊手定位于胫骨体，并向外滑动到胫骨前肌。

（8）患者主动做的动作：①嘱患者主动足背伸，触诊感受胫骨前肌肌腹紧张。②在患者足背伸时，顺着肌腹向远端滑动，感受紧张的条索状的肌腱，并可继续向下触诊至其止点内侧楔骨处。

（9）触摸方向：沿着肌肉纤维、肌腱方向或垂直拨动，感受其收缩时的紧张。

（10）注意事项：嘱患者交替背屈、跖屈踝关节，感受肌肉、肌腱的收缩。

2. 踇长伸肌

（1）与患者沟通交流，嘱其充分暴露小腿及足部。

（2）检查者体位：坐或站在患者检查侧。

（3）患者体位：仰卧位。

（4）肌肉附着点：起自腓骨干中段前面和骨间膜，止于踇趾远节趾骨底。

（5）先通过观察，描述大概位置。

（6）肌肉收缩产生的动作：近端固定，伸踇趾、足背伸、足内翻；远端固定，使小腿在踝关节处前倾。

（7）触诊手摆放位置：触诊手定位于足背内侧及踝部。

（8）患者主动做的动作：①嘱患者主动伸踇趾，可看到并轻易触诊到沿足背至踇趾的肌腱；②顺着肌腱滑向踝部，感受肌腱的紧张。

（9）触摸方向：由远端至近端触诊；沿着肌腱方向或垂直拨动，感受其收缩时的紧张。

（10）注意事项：注意触诊踇趾至踝关节处的肌腱全长，并区分胫骨前肌、踇长伸肌及趾长伸肌的肌腱。

3. 趾长伸肌

（1）与患者沟通交流，嘱其充分暴露小腿及足部。

（2）检查者体位：坐或站在患者检查侧。

（3）患者体位：仰卧位。

（4）肌肉附着点：起自胫骨、腓骨上端和骨间膜前面，止于第 2～5 趾中节和远节趾骨底。

（5）先通过观察，描述大概位置。

（6）肌肉收缩产生的动作：近端固定，伸第 2～5 趾跖趾关节、足背屈、足外翻；远端固定，使小腿在踝关节处前倾。

（7）触诊手摆放位置：触诊手定位于足背及踝部。

（8）患者主动做的动作：①嘱患者主动伸第 2～5 趾，可看到并轻易触诊到沿足趾至踝部的 4 条肌腱；②顺着肌腱滑向踝部，感受肌腱的紧张；③继续沿近端滑动，在胫骨前肌和腓骨肌之间探查趾长伸肌肌腹。

（9）触摸方向：由远端至近端触诊；沿着肌腱方向或垂直拨动，感受其收缩时的紧张。

（10）注意事项：注意触诊足趾至踝关节处的肌腱全长，并区分胫骨前肌、踇长伸肌及趾长伸肌的肌腱。

（二）外侧群

腓骨长肌、腓骨短肌

（1）与患者沟通交流，嘱其充分暴露小腿及足部。

（2）检查者体位：坐或站在患者检查侧。

（3）患者体位：侧卧位。

（4）肌肉附着点：腓骨长肌起自腓骨头及腓骨外侧面上 2/3 处，止于内侧楔骨和第 1 跖骨底跖面；腓骨短肌起自腓骨长肌稍下方，止于第 5 跖骨粗隆。

（5）先通过观察，描述大概位置。

（6）肌肉收缩产生的动作：近端固定，使足外翻，并协助足在踝关节处跖屈；远端固定，使小腿在踝关节处向后。

（7）触诊手摆放位置：一手放于腓骨头，另一手放于外踝进行定位。

（8）患者主动做的动作：①嘱患者交替做足外翻及内翻，检查者在上述两点定位之间感受腓骨肌群的收缩；②顺着肌腹滑向远端，至外踝后方感受肌肉收缩时肌腱的紧张。

（9）触摸方向：在腓骨头及外踝之间，沿着肌腹方向或垂直拨动，感受其收缩时的紧张。

（10）注意事项：需患者交替主动运动，感受肌肉收缩时的紧张感。

（三）后群

1. 小腿三头肌

（1）与患者沟通交流，嘱其充分暴露小腿及足部。

（2）检查者体位：坐或站在患者检查侧。

（3）患者体位：站立位或俯卧位。

（4）肌肉附着点：腓肠肌内、外侧头分别起自股骨内、外上髁后面，比目鱼肌位于腓肠肌深面，起自比目鱼肌线、胫骨近端后面和腓骨头后面，二者经跟腱止于跟骨。

（5）先通过观察，描述大概位置。

（6）肌肉收缩产生的动作：近端固定，使足在踝关节处跖屈，腓肠肌还可使小腿在膝关节处屈曲；远端固定，使小腿在踝关节处后倾。

（7）触诊手摆放位置：触诊手定位在小腿后面肌性膨隆。

（8）患者主动做的动作：①患者站立位时，嘱其在双手扶住椅子的情况下跷脚（用足趾站立），可在小腿后面近端明显看到、触诊到腓肠肌椭圆形的两个头，沿两个头向近端膝关节内、外侧髁滑动，感受内、外侧头，沿两个头远端滑动，探查腓肠肌周围膨出的比目鱼肌肌腹，继续感受远端的跟腱；②俯卧位时，嘱患者膝关节屈曲 90°，放松时感受腓肠肌柔软的肌腹，进而嘱患者抗阻跖屈足，此时可分离出比目鱼肌，在小腿远端明显感受到比目鱼肌收缩。

（9）触摸方向：在小腿后面两侧，先定位腓肠肌肌腹的两头，进而向近端或远端触诊探查；沿着肌腹方向或垂直拨动，感受其收缩时的紧张。

（10）注意事项：患者膝关节屈曲 90°且主动跖屈时，可分离比目鱼肌。

2. 胫骨后肌、跗长屈肌、趾长屈肌

（1）与患者沟通交流，嘱其充分暴露小腿及足部。

（2）检查者体位：坐或站在患者检查侧。

（3）患者体位：仰卧位、俯卧位或侧卧位。

（4）肌肉附着点：胫骨后肌起自胫、腓骨上端后面和骨间膜，止于舟骨粗隆、楔骨及其邻近跖骨底；跗长屈肌起自腓骨中段后面，止于跗趾远节趾骨底；趾长屈肌起自胫、腓骨上端后面和骨间膜，止于第 2～5 远节趾骨底。

（5）先通过观察，描述大概位置。

（6）肌肉收缩产生的动作：近端固定，使足在踝关节处内翻、跖屈；跗长屈肌和趾长屈肌还可屈足趾；远端固定，使小腿在踝关节处后倾。

（7）触诊手摆放位置：定位于内踝处。

（8）患者主动做的动作：①由内踝向近端及后方滑入胫骨体后面与跟腱之间的区域，触诊该区域内的肌腱，向远端滑动探查肌腱；②嘱患者足趾交替屈伸，感受不同肌腱的移动。

（9）触摸方向：沿着肌腱方向或垂直拨动，感受其收缩时的紧张。

（10）注意事项：小腿深层肌触诊时不易区分，应结合足趾的动作，仔细感受肌腱的变化。

足固有肌不做触诊要求。

第三节　神经触诊

一、腰丛

1. 股外侧皮神经

（1）与患者沟通交流，嘱其暴露腹股沟部及下肢。

（2）检查者体位：坐在患者身体右侧。

（3）患者体位：仰卧位。

（4）先通过观察，描述大概位置。

（5）股外侧皮神经体表投影：①腹股沟部：髂耻连线（髂前上棘与耻骨结节的连线）上，髂前上棘内侧 1～1.5cm；②大腿部（股外侧皮神经上部）：髂髌连线上 1/3（髂前上棘与髌骨外缘最突出点的连线）内、外侧 0.5cm 范围内。

（6）常见卡压点：①髂前上棘内侧下方 1～1.5cm 处穿出腹股沟韧带处；②髂前上棘下方 3～5cm 穿过阔筋膜处。

2. 股神经

（1）与患者沟通交流，嘱其暴露腹股沟部及下肢。

（2）检查者体位：坐在患者身体右侧。

（3）患者体位：仰卧位。

（4）先通过观察，描述大概位置。

（5）股神经体表投影：腹股沟韧带的中点之后有股动脉穿过，在此处可触及股动脉的搏动，在此向外 1cm 为股神经传出腹股沟韧带处，由此垂直向下 5cm 线段即为股神经的体表投影。

（6）常见卡压点：腹股沟韧带的中点外 1cm 处。

3. 隐神经

（1）与患者沟通交流，嘱其暴露下肢。

（2）检查者体位：坐在患者身体右侧。

（3）患者体位：仰卧位。

（4）先通过观察，描述大概位置。

（5）隐神经体表投影：隐神经主干相当于从膝关节内侧，沿胫骨内侧缘的后方至足内踝前上方的连线。髌下支从膝关节内侧至髌骨内侧缘下方。

（6）常见卡压点：隐神经髌下支穿缝匠肌及深筋膜处，即股骨内侧髁最高点稍下方。

二、骶丛

1. 坐骨神经

（1）与患者沟通交流，嘱其暴露臀部及下肢。

（2）检查者体位：坐在患者身体右侧。

（3）患者体位：俯卧位。

（4）先通过观察，描述大概位置。

（5）坐骨神经体表投影：出盆腔的投影点在髂后上棘至坐骨结节连线中点外侧 2～3cm 处。坐骨神经干的体表投影位置为股骨大转子与坐骨结节连线的中、内 1/3 交点至股骨内、外侧髁之间中点的连线。

（6）常见卡压点：位于小骨盆的后壁，呈三角形，起自第 2～5 骶椎前侧面，神经纤维向外集中，经坐骨大孔出小骨盆，止于股骨大转子顶端（梨状肌综合征）。

2. 腓总神经

（1）与患者沟通交流，嘱其暴露下肢。

（2）检查者体位：坐在患者身体右侧。

（3）患者体位：侧卧位或俯卧位。

（4）先通过观察，描述大概位置。

（5）腓总神经体表投影：从腘窝上角，经股二头肌内侧缘至腓骨头下后方做一连线，即为腓总神经的体表投影。

（6）常见卡压点：腓管，即指腓骨长肌纤维与腓骨颈所形成的骨纤维隧道。腓总神经经过腘窝外侧沟后，在腓骨头的后外侧下行，在腓骨头颈交界部开始与腓骨骨膜相贴，并进入腓管（图 12-1）。

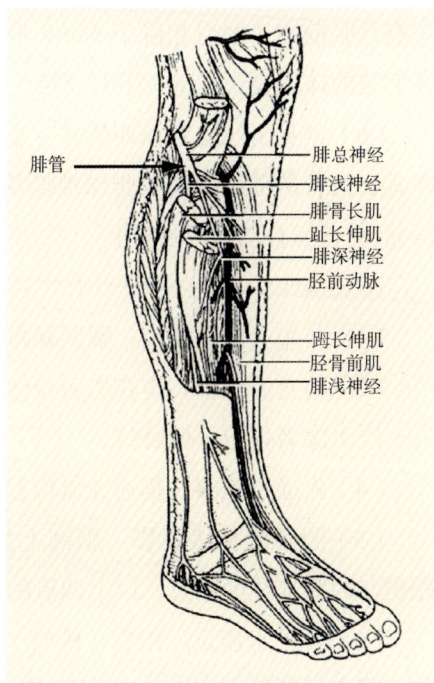

图 12-1　腓管

腓管 —— 腓总神经
腓浅神经
腓骨长肌
趾长伸肌
腓深神经
胫前动脉
拇长伸肌
胫骨前肌
腓浅神经

3. 腓浅神经

（1）与患者沟通交流，嘱其暴露下肢。

（2）检查者体位：坐在患者身体右侧。

（3）患者体位：侧卧位或仰卧位。

（4）先通过观察，描述大概位置。

（5）腓浅神经体表投影：自腓骨颈外侧自腓总神经分出后，沿腓骨长、短肌之间下降，在小腿中、下 1/3 处穿深筋膜浅出为皮支，继续下行至足背及足趾，分布于小腿外侧、足背和第 2～5 趾背侧皮肤。

（6）常见卡压点：主要在小腿中下 1/3 穿出深筋膜处。

4. 腓深神经

（1）与患者沟通交流，嘱其暴露下肢。

（2）检查者体位：坐在患者身体右侧。

（3）患者体位：仰卧位或侧卧位。

（4）先通过观察，描述大概位置。

（5）腓深神经体表投影：腓骨头下内侧为一点，足背横纹上，姆长肌腱内缘为一点，胫前点（胫骨粗隆下 5cm，胫骨前缘外 2cm）为一点，三点连线为腓深神经在下肢的体表投影，继续下行至第 1、2 趾背面。

（6）常见卡压点：前跗管是一扁平的骨纤维管道，位于下伸肌支持带和覆盖于距骨、舟骨的筋膜之间。腓深神经及其分支和足背动脉在姆长伸肌、趾长伸肌肌腱深面纵行通过此骨纤维管道。

5. 胫神经

（1）与患者沟通交流，嘱其暴露下肢。

（2）检查者体位：坐在患者身体右侧。

（3）患者体位：俯卧位。

（4）先通过观察，描述大概位置。

（5）胫神经体表投影：腘窝上角、腘窝下角，小腿后正中线上、中 1/3 交点，跟腱与内踝连线的中点，以上四点的连线即为胫神经的体表投影。

（6）常见卡压点：跗管（踝管）指被屈肌支撑带（旧称撕裂韧带）覆盖的跟骨与内踝之间的纤维骨性隧道（图 12-2）。

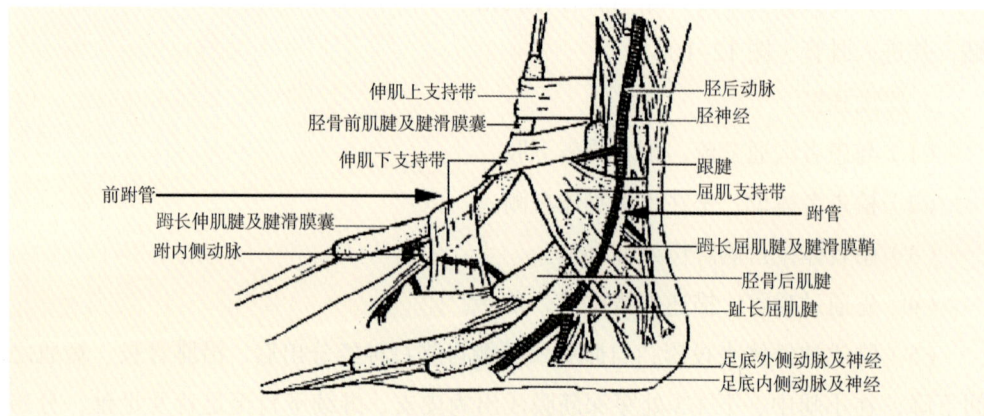

图 12-2　跗管

6. 趾足底总神经

（1）与患者沟通交流，嘱其暴露足底。

（2）检查者体位：坐在患者身体足底侧。

（3）患者体位：俯卧或仰卧。

（4）先通过观察，描述大概位置。

（5）趾足底总神经体表投影（足底内侧神经分支部分）：在足底，内踝直下与足底内侧缘的交点，与第 2 足趾末端内侧缘的连线上，其近侧 1/3 与远侧 2/3 的交点与第 1、2 趾蹼、第 2、3 趾蹼及第 3、4 趾蹼的连线，即为趾足底总神经的体表投影。其近侧 1/3 为足底内侧神经投影；其近侧 1/3 与远侧 2/3 的交点和第 3、4 趾蹼连线的中点，为足底内、外侧神经交通支交汇点。

（6）常见卡压点：①第 3、4 趾间隙；②第 2、3 趾间隙。